臨地・校外実習のための

特定給食管理運営事例集

〈編集〉芦川修貳　田中　寬　藤井　茂

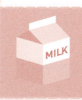

学建書院

執 筆 (50音順)

芦川	修貳	北海道文教大学
伊澤	正利	文教大学
今泉	博文	北海道文教大学
宇和川	小百合	東京家政大学
金子	裕美子	北海道文教大学
塩見	好人	元ヤマハライフサービス（株）
篠原	能子	元駒沢女子大学
鈴木	幸子	東京都立北療育医療センター
須永	将弘	独立行政法人国立病院機構渋川医療センター
関口	紀子	東京家政大学
高崎	裕代	北海道文教大学
高橋	美恵子	独立行政法人国立病院機構相模原病院
田中	寛	東京家政大学
田中	信晴	服部栄養専門学校
調所	勝弘	昭和女子大学
登坂	三紀夫	和洋女子大学
永井	豊	華学園栄養専門学校
野原	健吾	帝京平成大学
府川	則子	女子栄養大学
藤井	茂	国際学院埼玉短期大学
藤井	駿吾	北海道文教大学
山合	かよ子	板橋区立板橋第七小学校

改訂の序

　最近の「衛生行政報告例（厚生労働省）」による全国の特定給食施設数は約88,000施設，その他の給食施設（食数が特定給食施設の規模に満たない施設）が約38,000施設，合計約126,000施設となっています．このうち，1名以上の管理栄養士または栄養士が配置されている施設は，特定給食施設で約65%，その他の給食施設で55%となっています．

　一方，（一社）全国栄養士養成施設協会の「平成28年度管理栄養士及び栄養士課程卒業生の就職実態調査の結果」によれば，卒業生総数約20,000名のうち栄養士業務の就職者数は約12,000名，栄養士業務以外の業務の就職者数が約6,000名，未就職者などが約2,000名となっています．

　また，栄養士業務の就職先種別では，病院等医療機関が2,930名，工場・事業所が2,526名，児童福祉施設が1,770名，介護保険施設が1,568名およびそれ以外の給食施設が940名で，合計9,734名（栄養士業務就職者の81%）が特定給食施設等給食施設に就職しています．特定給食施設やその他の給食施設は，管理栄養士・栄養士養成施設卒業生の60%が栄養士業務に就職したうち，80%以上が特定給食施設等に進路を決めるなど，管理栄養士免許・栄養士免許を活かした最大の就職先となっています．

　一方，特定給食施設では，有為な管理栄養士・栄養士を目指す学生を臨地・校外実習生として受け入れ，給食管理・運営の現場で実務指導を行っています．管理栄養士・栄養士養成施設の学生にとって臨地・校外実習は，特定給食施設における管理栄養士・栄養士業務の実際に触れる貴重な機会となっています．限りある実習期間で実施される臨地・校外実習を有意義なものとするためには，事前に特定給食施設の実態をしっかり把握しておくことが大切です．このような準備学習は，多忙な業務を遂行しながらご指導くださる先輩に対する実習生のマナーといってよいでしょう．

　今回の「特定給食施設 給食管理事例集」の改訂では，給食経営管理関連法令の改定などに対応させるとともに，臨地・校外実習の対象となる施設が少ない児童福祉施設を割愛するなど思い切った見直しを行い，書名も新たに「臨地・校外実習のための特定給食管理運営事例集」としました．特定給食施設における臨地・校外実習が効果的に実施できるよう，実習生が実習に出かける前の準備学習用教材として，特定給食施設および管理栄養士・栄養士業務の実態の取りまとめに努めました．これまでに数多くの実習生を受け入れ，実務指導に豊富な経験を有する管理栄養士などによって，各特定給食施設の運営状況などが具体的に記述されております．記述に当たっては，給食管理業務の基本的な事項とともに，それぞれの施設の特徴が紹介できるように心がけました．

　終わりに，本書の改訂に当たって多大なご支援・ご協力を賜りました株式会社学建書院のご厚意に感謝の意を表します．

編集者一同

2018年7月

はじめに

　平成15年4月末日をもって50年以上の永きに渡り，わが国栄養士業務の根幹となってきた栄養改善法（昭和27年法律第248号）がその使命を終え廃止されました．そして，同年5月1日新たに21世紀の健康・栄養施策推進の礎となる健康増進法（平成14年法律第103号）が施行されました．

　一方，健康増進法の制定に先立ち，50余年栄養士の資格を規定してきた栄養士法（昭和22年法律第245号）の改正が行われ，新たに管理栄養士・栄養士の資格を規定する法律（平成12年法律第38号）として，平成14年4月1日に施行されたところです．

　21世紀初頭は，管理栄養士・栄養士にとってはその身分と業務を規定する新栄養士法並びに健康増進法の施行に示されるとおり，大きな曲がり角を通過したといえるでしょう．ちなみに，管理栄養士・栄養士として第一線で活躍している諸氏にあっても，また，これから管理栄養士・栄養士資格の取得を目指している方々にも，新たな制度の理解と適切な対応が求められています．

　現在，もっとも多くの管理栄養士・栄養士が活躍している場は，産業給食，学校給食，福祉施設給食及び病院等医療機関の入院時食事療養などの給食施設です．従来，一定規模以上の給食施設を栄養改善法では「集団給食施設」として取り扱ってきましたが，健康増進法では「特定給食施設」と規定されました．そこで，有為な管理栄養士・栄養士の養成を目指して各養成施設では，臨地実習並びに校外実習等を「特定給食施設」の協力のもとに実施しています．

　管理栄養士及び栄養士業務に，直に触れる貴重な機会である臨地実習並びに校外実習等をより有意義なものとするためには，事前に「特定給食施設」の状況をしっかり把握しておく必要があります．これは，多忙な仕事をこなしながらご指導下さる先輩に対するマナーでもあります．

　本書は，「特定給食施設」での臨地実習並びに校外実習等が効果的に実施できるよう，実習生が事前に理解しておく必要がある給食管理業務の紹介を主目的として編集しました．豊富な実習生を受入れ・指導の経験を有する現場の管理栄養士等が，各施設の給食管理業務の実態を具体的に記述したものです．記述に当たっては，給食管理の基本とともに各施設の特色ある業務が紹介できるよう心掛けました．

　また，本書は前述したような目的で編集したものではありますが，「特定給食施設」における給食管理業務を担当されている管理栄養士及び栄養士の方々にも他施設の状況を参考にした業務改善が図られれば幸いに存じます．

　終わりに，本書の発刊に当たって多大なご尽力を賜りました学建書院のご厚意に感謝の意を表します．

編者一同

平成16年1月

もくじ

第1章　産業給食

総論
1　産業給食の特徴　2
2　栄養・食事管理業務　2
3　品質・調理管理業務　5

施設事例（A施設）
1　施設の概要　8
2　給食の運営形態と関連組織　8
3　施設・設備　9
4　給食管理業務　11
5　衛生管理業務　20

施設事例（B施設）
1　施設の概要　28
2　給食の運営形態と関連組織　28
3　施設・設備　33
4　栄養・食事管理業務　33
5　品質・調理管理業務　35
6　衛生管理の状況　39
7　栄養指導　40

臨地・校外実習における学習課題とポイント（例）　42

第2章　学校給食

総論
1　学校給食の特徴　44
2　学校給食の運営と現状　45
3　栄養・食事管理業務　48
4　衛生管理　52
5　学校給食衛生管理者　58

施設事例（A 施設）

1	施設の概要	61
2	給食の運営形態と関連施設	61
3	施設・設備	64
4	栄養・食事管理業務	65
5	品質・調理管理業務	72
6	衛生・安全管理の状況	76
7	栄養指導および食育の推進	76

施設事例（B 施設）

1	施設の概要	81
2	給食関連組織	81
3	給食管理業務	82
4	食物アレルギーへの対応	94
5	食に関する指導	97

臨地・校外実習における学習課題とポイント（例）　　100

第3章　高齢者福祉施設給食

総論

1	高齢者福祉施設給食の特徴	102
2	栄養・食事管理業務	103
3	衛生管理	106

施設事例（A 施設）

1	施設の概要	108
2	給食の運営形態	108
3	栄養・食事管理業務	109
4	品質・調理管理業務	119
5	衛生管理	119
6	栄養指導	122

施設事例（B 施設）

1	施設の概要	124
2	給食の運営と関連組織	126
3	栄養・食事管理業務	129

臨地・校外実習における学習課題とポイント（例）　　133

第4章　入院時食事療養

総論
1. 入院時食事療養の概要　　136
2. 栄養部門の業務　　137
3. 栄養・食事管理業務　　139

施設事例（A施設）
1. 施設の概要　　147
2. 給食の運営と関連組織　　149
3. 施設・設備　　154
4. 栄養・食事管理業務　　154
5. 衛生管理　　158
6. 栄養食事指導　　160

施設事例（B施設）
1. 施設の概要　　161
2. 給食の運営形態と関連組織　　161
3. 施設・設備　　164
4. 栄養・食事管理業務　　164
5. 品質・調理管理業務　　171
6. 安全・衛生管理　　175
7. 栄養食事指導　　180

施設事例（C施設）
1. 施設の概要　　181
2. 給食の運営形態と関連組織　　181
3. 栄養・食事管理業務　　182
4. 品質・調理管理業務　　191
5. 安全・衛生管理　　196
6. 栄養食事指導　　198

臨地・校外実習における学習課題とポイント（例）　　200

参考資料
健康増進法（抄）　　204
健康増進法施行規則（抄）　　206
特定給食施設における栄養管理に関する
指導及び支援について　　207

第1章

産業給食

総　論

1　産業給食の特徴

　産業給食は，主として会社・工場などに勤務する従業員に対して，次に示すような広範で，多様な目的をもって運営されている．
　　① 必要な栄養量の確保による健康の保持・増進
　　② 勤労意欲を活性化させることによる作業能率の伸長と生産性の向上
　　③ 食事を適正価格で提供することによる利用者の経済負担の軽減
　　④ 身近なところで栄養的に優れた食事を提供することによる福利厚生
　　⑤ 同じ食事を一緒に食べることによる職場内人間関係の円滑化など
　旧来の運営形態による産業給食は，従業員の食事にかかる経済負担の軽減を主目的として運営されてきたため，レストランや食堂などに比べ食事の内容が栄養的ではあるが貧しいものとなるなど，概してサービスの脆弱さが指摘されてきた．しかし，最近になって給食に対する期待が，従業員の健康の保持・増進や福利厚生の面から見直されるようになり，利用者の経済的負担の軽減とともに食事に対する満足度の充実という観点から著しい改善が図られてきた．
　給食管理領域において産業給食で取り扱う範囲は，基本的にはオフィスなど会社における給食，工場など事業所における給食，会社・工場などに勤務する従業員のための寮における給食，これら従業員などを対象とした研修所などにおける給食，および協同組合などによる給食センターが該当する．
　しかし，施設種別の根拠法令に基づく病院などの医療機関における入院時食事療養，小・中学校などにおける学校給食，および各種の福祉施設給食などに該当しない給食施設の運営は，一般的に産業給食をよりどころにして取り扱われている．

2　栄養・食事管理業務

　特定給食施設における栄養計画には，「日本人の食事摂取基準」を用いる．その適用にあたっては，集団を多数の個人が集まったものとして捉えることを基本とする．しかし，実際には一人ひとりへの対応は困難であるので，求められる栄養素等の量を集約し，喫食者に適応する許容範囲での食事を提供する．給与栄養目標量は，ある1点のエネルギー量や栄養素量を設定するのではなく，摂取量の幅をもたせて設定することを原則としている．
　栄養計画の段階では，定期的に喫食者の栄養アセスメントを実施して，身体状況や栄養状態などを把握し，その結果を給食の内容に反映させることが重要である．

1）給与栄養目標量の設定

エネルギー量の設定においては，人員構成表と「日本人の食事摂取基準」掲載の推定エネルギー必要量から，喫食者の状況に対応する何段階かのエネルギー量を設定する．この段階は，推定エネルギー必要量の±200 kcal 程度を考慮に入れて，喫食者個々のエネルギー量がこの範囲のなかで収まるようにする．エネルギー量が決定したら，「日本人の食事摂取基準」を用いて各栄養素の給与栄養目標量を設定する．この際，推定平均必要量が示されている栄養素については，推奨量を充足し，耐容上限量に接近しない範囲で，また目標量に接近するように配慮する．

2）食品構成表の作成

食品構成は，設定した給与栄養目標量（栄養基準量）を満たすために，どの食品をどれくらい摂取すればよいかを示す目安である．各食品を栄養成分上の特徴に着目して群別に分類し，群別の使用量を設定して作成する．

食品構成表の作成には，次の2つの方法がある．

① 多くの研究業績などに基づいて理論的に作成していく．新たに給食を開始するとき，給食目的が大幅に変わるとき，および対象者の構成比率が著しく変わるときには，この方法によることになる．

② 過去数か月，あるいは年間の食品使用量の実績から作成する．一般的には広くこの方法が採用されている．実施献立表を用いて各食品の総使用量を求め，食品群別にまとめた1人1日当たりの数量（g）で設定される．

3）食品類別荷重平均成分表の作成

食品類別荷重平均成分表は，食品構成表の食品群内における各食品の使用比率（％）に基づいて，食品標準成分表を用いて栄養計算を行い，各食品群別に100 g 当たりの栄養量を取りまとめた表である．食品構成表の検討や栄養出納表の作成に用いられる．

食品類別荷重平均成分表は，新規に給食を開始する施設などで過去のデータが活用できないときには，各食品群を代表する何種類かの食品の成分値を用いて作成する方法と，過去の食品使用実績から作成する方法とがある．しかし，一般的には，都道府県などが公表している産業給食施設用食品類別荷重平均成分表を活用することが多い．

4）献立業務

（1）献立計画

日々の献立を検討する前に，施設の給食目的，施設長の給食運営方針，給食運営委員会などにおける協議の結果および喫食者からの要望などを考慮した，年間および期間（四半期，月間，週間など）の献立計画を作成する．

長期的な献立計画には，創立記念日や納涼会・運動会などのイベント，地域の行事

や歳時などを考慮する．また，週間など短期的な献立計画では，ごはん，パン，めんなどの主食，主菜に用いる肉，魚，卵，豆腐などの食材と，煮る，焼く，揚げる，炒めるなどの調理法を組み合わせて，バラエティ豊かな献立となるように作成する．

（2） 予定献立表の作成および決定

長期および短期的な献立計画に基づいて提供する料理の内容と食品の使用量を，喫食者1人当たりおよび施設全体について取りまとめたものが産業給食施設における献立表である．

1人当たりで取り扱う事項としては，料理名，食品名，使用量と純使用量，食品成分表を用いて算出した栄養素などの数値ならびに予定材料費などがある．施設全体で取り扱う事項としては，実施日，食数，各食品の総使用量などがある．施設によっては，調理の手順，調理法の要点，盛りつけ，使用食器なども記載されている．

● 予定献立表（案）の作成

給食実施日の半月から1か月程度前に，半月（2週間）または1か月程度の期間を単位として，前回使用したサイクルメニューの献立番号につづく献立番号を，イベントに伴う行事食や季節による禁止食品などを考慮して補正を行い，予定献立表（素案）をまとめる．素案を栄養士や調理師などによる献立会議で検討し，必要な見直しを行い，予定献立表（案）とする．

● 予定献立表の決定

予定献立表（案）は，部門管理者などの承認を経たのち，施設長の決裁を受けて予定献立表として決定される．

（3） 実施献立表の作成と保管

予定献立表の料理名，食品名，使用量などに変更が生じたときは，赤字で訂正する．使用量が10％以上増減した場合には，栄養量についても見直しを行い，赤字で訂正し実施献立表とする．また，訂正がない場合には，予定献立表がそのまま実施献立表となる．実施献立表は，給食業務の記録として1年以上保管する．

（4） 献立表による指示

特定給食施設における献立表は，施設長の決裁によって調理指示書としての性格をもつものである．決裁が済んだ予定献立表の写しを，給食部門の所定の場所に掲示するとともに，ミーティングなどの機会に献立説明を行う．とくに，新規に取り入れた料理や改善を図った調理法などは，栄養士および調理師などに確実に徹底しておく必要がある．

（5） 献立表の統制

献立表による指示どおりに調理作業が行われているかを作業状況の観察などにより確認し，行われていない場合にはその原因を排除するとともに，可能な限り献立表が生かされるように条件を整える．

（6） 栄養出納表の作成

栄養出納表は，提供した給食が給与栄養目標量（栄養基準量）を満たしていたか否かを判定するために作成する．また，食品構成表に従って献立表が作成されていたか，多様な食品を用いたバランスのよい献立となっていたかを判定する資料にも活用でき

る．

　給食の実施日ごとに，実施献立表に基づいて各食品類別の純給与量を栄養出納表に転記し，1か月間の累計を求め，給食実施日数で除して平均給与量を求める．次に，求めた平均給与量について，食品類別荷重平均成分表を用いて給与栄養量を算出する．
　一般的に，栄養出納表の様式および記入要領は，都道府県などが指導しているものを使用するか，都道府県指導の栄養出納表に準拠して取り扱われている．

（7）栄養管理報告書の作成および提出

　都道府県（保健所を設置する市または特別区）は，保健所をとおして特定給食施設に栄養管理報告書の提出を求めている．栄養管理報告書の様式および提出の時期などは，都道府県がそれぞれ定めているので，指導に従って適切に作成し提出する．
　東京都が産業給食施設における栄養管理状況を把握し，課題を発見するために提出を定めている報告書は「栄養管理報告書（給食施設）」である．同栄養管理報告書では，施設の種類，食事区分別1日平均食数および食材料費，給食従事者，利用者の状況，給与栄養目標量と給与栄養量および充足率，栄養指導の実施状況などが報告事項とされている．

5）給食関係調査

　特定給食施設における食事は，全量摂取されることを前提として栄養管理を行っている．全量摂取されることによって，健康の保持・増進や作業能率の向上などに役立つものである．そのためには，給食サービスに対する喫食者の希望・要望や意見などを適切に把握する取り組みが重要である．
　喫食者のニーズの把握には，嗜好調査，残食調査，料理の温度調査や塩分濃度調査，さらにはサイクルメニュー個々の献立の満足度調査など，給食サービスに関連するさまざまな調査が活用されている．各種調査の結果から，喫食者が求めている給食サービスのあり方を明確にするとともに，それを現実のものにするための方策を検討し，給食業務の改善につなげていくことが重要である．

3　品質・調理管理業務

1）発注業務

　通常，食材の発注は，魚介類，肉類，野菜類など冷凍庫や冷蔵庫に保管する食品と，米，乾物類，調味料など常温での保存が可能な棚などに保管する食品とを区別して取り扱っている．
　魚介類，肉類，野菜類などについては，給食実施日の1週間程度前に仮の給食予定数を設定し，予定献立表の1人当たりの食品使用量（純使用量＋廃棄量）を乗じて総使用量を算出する．一方，棚食品は納入日の3～4日前に同様の操作により総使用量を算出する．
　各食品の1日当たり（複数回納入が行われる施設では納入回数ごと）総使用量を

合算し，業者別に納品すべき量などを記入した発注書の発行により発注を行う．

魚介類，肉類，野菜類などでは，納品の前日（場合によっては2～3日前）に給食予定数を決定し，仮の給食予定数と比較を行い，差が生じた場合には発注量を変更する．

2）給食材料の検収

食材の納品時には，所定の検収場において量（重量または個数），鮮度・品質，異物混入の有無，賞味期限，品温（搬送中の温度管理を含む）などについて検品を行う．検品が済んだ食材は，専用の容器などに移し替え，所定の冷凍・冷蔵庫または食品保管庫の棚などに収納する．

検収の方法と記録などは，「大量調理施設衛生管理マニュアル」の規定に従って行われる．

3）調理作業の統制

給食目的を効率的，効果的に達成するためには，もっとも能率が上がる調理作業手順の検討が必要であり，目的と手段の均衡に努めながら作業の合理化を推進する．

調理作業の統制が適切に行われないと，給食の運営に大きな影響を来すことになりかねない．必要な従事者を確保して適材・適所に配置し，従事者の能力や調理技術に見合った業務を分担させる．また，調理作業の標準化を図ってマニュアルを作成するなど，効率的・効果的な業務の運営への取り組みが重要で，そのためにも日々調理作業の統制に力を注ぐ必要がある．

4）検　　食

特定給食施設における検食には，盛りつけが済んだ食事を点検するための検食と，提供した食事に起因する食中毒など衛生事故の原因究明のための検食（通常「保存検食」とよばれている）という，目的を異にする2つの検食がある．

（1）　食事点検のための検食

検食は，原則として盛りつけが済んで，配食が始まる前に施設長，給食管理者，調理従事者の代表などによって行われる．衛生事故の恐れがないか，栄養的に質と量は適切か，食費に見合った内容か，嗜好的に喫食者の満足が得られるか，味つけや切り方など調理法に問題はないかなど，実際に喫食して点検を行う．

とくに問題がなければ配食を開始し，小さな問題が生じた場合には手直しを行ってから，また，重大な問題では献立変更などの対応を行ってから配食を開始する．

検食者には，検食の結果を記録させ，検食簿などの簿冊にして保管する．検食簿は，毎月集計を行い，給食の改善を検討する資料として用いる．

（2）　衛生事故の原因究明のための検食（保存検食）

保存検食は，提供した食事が衛生的に取り扱われていたことを証明するためにも，また，不幸にして食中毒などの衛生事故を発生させてしまったときの原因究明のためにも，確実に実施しなければならない．

特定給食施設における保存検食は,「大量調理施設衛生管理マニュアル」の規定に従って, 食材および料理をそれぞれ 50 g 程度ずつ清潔な容器に入れて密封し, −20℃以下で 2 週間以上保存する.

5) 給食運営委員会

　喫食者の満足度が高い給食を運営していくためには, 喫食者と給食部門, さらには施設管理者間の良好なコミュニケーションの確保が不可欠である. 喫食者代表, 施設管理者代表, 給食部門管理者および給食業務従事者代表が一堂に会し, コミュニケーションを図る場として給食運営委員会が設置されている.

　産業給食においては, 喫食者の満足度を支配する条件が複雑で, 給食部門だけの努力で高い満足度を得ることは困難である. 給食運営委員会では, 定例開催して喫食者の満足度を高めながら円滑な給食運営の推進を目指し, 参加者が互いに連絡・調整を図る必要がある.

施設事例　A施設

1　施設の概要

　A施設（工場）における従業員を対象とした給食は，クライアントからの委託を受けた受託給食会社によって運営されている．以下の記述は，A施設（工場）の理解のもとで給食サービスを提供する立場にある受託給食会社の側から，給食運営の実態などについて取りまとめたものである．

　当工場は，30年ほど前，都市郊外の林に囲まれた自然環境に恵まれ，幹線道路に面したこの地に開設された．精密機械とその関連部品などの生産を主力としているため，立地条件には特別な配慮を必要としていた．開設当時は，精密機械の生産にはきわめて良好な立地条件であったが，都市中心部への通勤に便利な地域として注目されるようになり，近年では周辺の林が宅地開発され住宅街と接するようになってきた．

　当工場に勤務する従業員は約700名である．開設当初から工場の周辺には，昼食時の従業員を収容するだけの飲食店がなく，また，住宅が増えた現状にあってもその状況に変化はない．そこで従業員の昼食を確保するために，昼1回の給食を実施している．開設当初は，従業員に対する福利厚生サービスの一環として，直営方式による給食が運営されていたが，20年ほど前に経営の効率化を推進するため，労務委託方式に改められ現在にいたっている．

2　給食の運営形態と関連組織

1）給食の運営形態

　当工場における給食サービスは，受託給食会社によって一般的に「労務委託」とよばれる形態で運営されている．給食部門の人件費，施設・設備費および水・光熱費などは委託側の会社が負担し，材料費（給食費に相当）は喫食者の負担となっている．給食運営の実態は，食材料などの調達から食事の提供までを全面的に受託会社の責任において行われている．なお，受託会社では，このような給食運営方式を「補助金方式」（ほかに「管理方式」，「単価方式」がある）と規定している．

2）給食部門の位置づけと組織

　当工場（クライアント側）における給食部門の位置づけは，従業員に対する福利厚生サービスを取り扱っている厚生部門の所管となっている．給食運営にかかわる委託契約は，クライアント側の工場長と受託給食会社代表取締役とのあいだで締結され，当工場ならびに受託給食会社営業部の指揮・命令系統のもとに，受託給食会社（現地事業所）のチーフマネージャーが給食部門の責任者として管理を行っている．

当工場給食部門に配属されている受託給食会社の職員は，チーフマネージャー1名，アシスタントマネージャー1名（以上は管理栄養士），栄養士2名，調理師3名，調理補助3名（以上10名が正規職員），およびパート（夕食対応のパートを含む）・アルバイト13名の合計23名となっている（**図1-1**）.

　なお，正規職員の有給休暇が毎営業日1名程度の割合で組み込まれている（**表1-1**）.

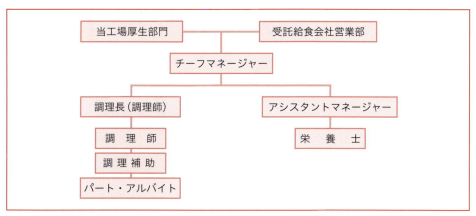

図1-1 ■ 給食部門の組織図

表1-1 ■ 職員の勤務体制

普通番	遅番	パート*	アルバイト
8：00〜18：00	9：30〜19：30	9：30〜14：00	8：00〜14：00
正規職員8名	正規職員1名	12名	1名

*パートには，遅番パート（16：30〜19：30）2名を含む

3 施設・設備

　給食施設は，工場敷地の南東角地に平屋建ての専用施設として設置されている．おもな施設の面積は，厨房約130 m^2，食堂ホール約450 m^2（収容定員300席），給食事務室・休憩室・更衣室約50 m^{2}および食品保管庫約20 m^{2}などとなっている．また，食堂ホールの一角には，受託会社が運営する売店が設置されている．

　給食部門（食堂ホール，厨房，給食事務室，休憩室・更衣室，食品保管庫，食器洗浄コーナーおよび売店など）の施設・設備を**図1-2**に示した．

　大量調理用設備としては，水圧式洗米機，ガス自動炊飯器，フードスライサー，合成調理器，蒸気回転釜，フライヤー，スチームコンベクションオーブン，焼き物機，ホットユニット，コールドユニット，自動食器洗浄機および食器消毒保管庫などが設置されている．

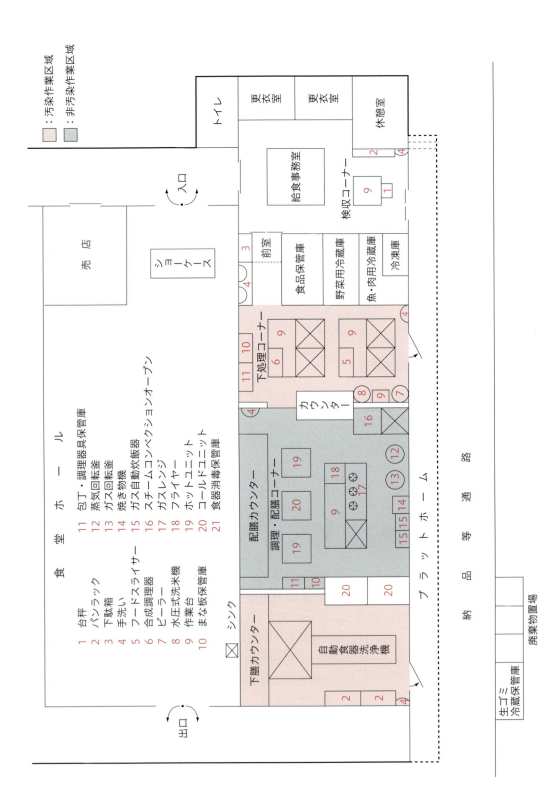

図 1-2 ■ 給食部門の施設・設備

3）給食規模（食数など）

　従業員のうち給食利用者は約600名で，残りの約100名は弁当持参または売店を利用している．昼休みは，12時15分から13時までで，この45分間に給食利用者にはほぼ2回転で対応している．一方，残業をする従業員のため，別に50〜100食の夕食を提供している．

　当工場における給食サービスの主体は，工場営業日の昼食である．毎年，労使交渉により営業日が決められるので，必ずしも土曜日・日曜日・祝日が休みになるわけではない．そのほか，製造ラインの保守などのため残業する従業員を対象とした営業日の夕食についても給食サービスを行っている．営業日の平均的な食数は，昼と夕合わせて650〜700食程度である（**表1-2**）．

表1-2　給食規模（食数）

	時　間	食　数（食）
昼　食	12：15〜12：55	600程度
夕　食	18：00〜18：45	50〜100
合　計		650〜700

4　給食管理業務

　当工場において，給与栄養目標量（栄養基準量）となる荷重平均食事摂取基準の算定から，予定献立表の作成，発注・検収，調理・供食，下膳・食器洗浄，営業報告書，栄養出納表および栄養管理報告書の提出にいたる給食管理業務は，チーフマネージャーの指揮のもとに栄養士および調理師などによって行われている．ここでは，受託給食会社における給食作業の流れを紹介するとともに，参考になると思われるいくつかの事項を取り上げて解説する．

1）当施設における給食作業の流れ

（1）栄養計画
　① 栄養基準量の設定（給与栄養目標量・荷重平均食事摂取基準）
　② 食品構成表の作成（食品類別荷重平均成分表）
　③ 給食材料費執行見込額の検討（食品類別荷重平均単価表）

（2）献立業務
　① 献立計画の設定
　② 予定献立表の作成（栄養基準量，食品構成表）
　③ 予定献立表の決定

（3）発注業務
　① 予定給食数の把握

② 総使用量の算出（予定献立表，予定給食数）
③ 発注（発注書）

(4) **検収業務**
① 納品書に基づく検品
② チェックと記録（大量調理施設衛生管理マニュアル）
③ 保存検食の確保（大量調理施設衛生管理マニュアル）
④ 容器の移し替えと冷蔵庫などでの保管

(5) **食品の払出し**
① 冷凍食品は冷凍庫から
② 生鮮食品は冷蔵庫から
③ 乾物および調味料などは食品庫から

(6) **実施献立表**
① 変更がないときは予定献立表＝実施献立表
② 変更があったときは予定献立表の赤字訂正＝実施献立表

(7) **調理作業**
① 食品の洗浄，消毒
② 仕込み
③ 非加熱調理（サラダ，酢の物，漬物など）
④ 加熱調理
⑤ 食器の準備

(8) **検食と盛りつけ**
① チェックと記録（検食簿）
② 盛りつけ

(9) **配食（カウンターサービス）**
食事の提供

(10) **下膳，食器洗浄業務**
① 下膳，残食の処理（残食量の計量と記録）
② 食器の洗浄，消毒
③ 食器の保管

(11) **営業報告書（収益）の作成**
① 在庫表，購入表など
② 売上げ表など

(12) **栄養出納表**
① 栄養出納表の作成（実施献立表）
② 実施献立表の保管

(13) **栄養管理報告書**
① 栄養管理報告書の作成（栄養出納表など）
② 栄養管理報告書の提出

(14) その他
① 給食運営委員会
② 業者選定
③ 給食関係調査など

2) 栄養基準量の算定

当工場における栄養基準量の算定は，毎年4月1日の人事異動が落ちつく4月下旬に，厚生部門の協力を得て全従業員を対象として実施する「生活時間調査（性別および年齢を含む）」に基づいて算出している．

「生活時間調査」の結果について，「日本人の食事摂取基準」に規定されている『身体活動レベルの分類（時間/日）』を用いて各人の身体活動レベルを判定する．これを性別および年齢階級別に一覧表にしたものが「喫食者構成表」である．2017年4月の「喫食者構成表」を例示した（**表1-3**）．

表1-3 ■ 喫食者構成表（記入例）

年齢（歳） \ 身体活動レベル	Ⅰ（低い）		Ⅱ（ふつう）		Ⅲ（高い）	
性別	男	女	男	女	男	女
18～29	34	32	36	0	0	0
30～49	197	56	149	11	0	0
50～69	89	6	90	0	0	0
小　計	320	94	275	11	0	0
合　計	700人					

次に，「荷重平均食事摂取基準量算定表」を作成する．年齢階級別，性別および身体活動レベル別の一覧表を作成し，「日本人の食事摂取基準」から各欄に該当するエネルギー，たんぱく質および脂質基準量を転記する．ただし，「日本人の食事摂取基準」においては，脂質食事摂取基準はエネルギー比率の幅（20～30％）で示されているので，中央値（25.0％）に相当するエネルギー量を求め，アトウォーターのエネルギー換算係数（脂質9 kcal/g）を用いてグラム（g）に換算する（**表1-4**）．

「荷重平均食事摂取基準量算定表」の人数欄に，「喫食者構成表」から各欄に該当する人数を転記し，エネルギー，たんぱく質および脂質食事摂取基準に乗じて，性，年齢，身体活動レベル別の総食事摂取基準量を算出する．次に，全年齢階級の総合計を求め，「喫食者構成表」の総人数で除して「荷重平均食事摂取基準量」を算定する．この「荷重平均食事摂取基準量」の端数処理を行って1人1日当たりの栄養基準量（給与栄養目標量）としている．

実際には，事前に設定してあるコンピュータソフトを用いて，画面上に人数を入力するだけで主要な栄養素などの荷重平均食事摂取基準量が算出できるようになっている（**表1-5**）．

表1-4 ■ 荷重平均食事摂取基準量算定表

年齢（歳）	性別	身体活動レベル	人数（人）①	「日本人の食事摂取基準」②			年齢階級別総食事摂取基準量（①×②）		
				エネルギー(kcal)	たんぱく質(g)	総脂質(g)	エネルギー(kcal)	たんぱく質(g)	総脂質(g)
18～29	男性	I II III		2,300 2,650 3,050	70	64 74 85			
	女性	I II III		1,750 2,050 2,350	60	49 57 65			
30～49	男性	I II III		2,250 2,650 3,050	70	56 66 76			
	女性	I II III		1,700 2,000 2,300	60	43 50 58			
50～69	男性	I II III		2,050 2,400 2,750	70	51 60 69			
	女性	I II III		1,650 1,950 2,200	60	41 49 55			
合　計				—	—	—			
1人1日当たり荷重平均食事摂取基準量									

注）たんぱく質は，喫食者の実態を考慮して「日本人の食事摂取基準」における推奨量を15％程度増量している．

算出した当施設の栄養基準量と，目標とする栄養比率を**表1-6，7**に示した．

3）食品構成表の作成

　設定した栄養基準量を適切に充足する予定献立表を作成することになるが，効率的，効果的に献立業務を行うために，栄養素などを量的に満足させるとともに，食品使用のバランスを容易に整える効果がある食品構成表を作成している．当施設では，前年の年間食品使用量の実績から各食品の総使用量を積算し，これを食品群別にとりまとめを行って1人1日当たりの重量（g）を算出している．各食品群の数値を一覧表にしたものが食品構成表である（**表1-8**）．

　作成した食品構成表の適否を判定するためには，「食品類別荷重平均成分表」を用いて栄養量の計算を行い，栄養基準量に対する過不足で評価する．同様に，栄養比率についても計算を行い，目標とする栄養比率の範囲内に納まっているかどうかによって評価を行っている（**表1-9**）．

　ただし，栄養基準量や食品構成の適否の評価は，1日を単位として行うことが望ましいとされていることから，本書で取り上げた「食品構成評価表」は1日当たりの数値で例示した．

　なお，「食品類別荷重平均成分表」の例として，東京都が保健所などを通じて特定給食施設指導に用いていた「食品類別荷重平均成分表（事業所用）」を**表1-10**に示

表1-5 荷重平均食事摂取基準量算定表

年齢(歳)	性別	身体活動レベル	人数(人)①	「日本人の食事摂取基準」② エネルギー(kcal)	たんぱく質(g)	総脂質(g)	年齢階級別総食事摂取基準量(①×②) エネルギー(kcal)	たんぱく質(g)	総脂質(g)
18～29	男性	I	34	2,300	70	64	78,200	2,380	2,176
		II	36	2,650		74	95,400	2,520	2,664
		III		3,050		85			
	女性	I	32	1,750	60	49	56,000	1,920	1,568
		II		2,050		57			
		III		2,350		65			
30～49	男性	I	197	2,250	70	56	443,250	13,790	11,032
		II	149	2,650		66	394,850	10,430	9,834
		III		3,050		76			
	女性	I	56	1,700	60	43	95,200	3,360	2,408
		II	11	2,000		50	22,000	660	550
		III		2,300		58			
50～69	男性	I	89	2,050	70	51	182,450	6,230	4,539
		II	90	2,400		60	216,000	6,300	5,400
		III		2,750		69			
	女性	I	6	1,650	60	41	9,900	360	246
		II		1,950		49			
		III		2,200		55			
合計			700	—	—	—	1,593,250	47,950	40,417
1人1日当たり荷重平均食事摂取基準量							2,276	68.5	57.7

注）たんぱく質は，喫食者の実態を考慮して「日本人の食事摂取基準」における推奨量を15%程度増量している．

| 1 | 昼食のみの場合 | 1日の栄養量の3/8 | 0.375 |
| 2 | 昼食・夕食の場合 | 1日の栄養量の6/8 | 0.75 |

表1-6 栄養基準量（例）

（昼食のみの場合）

栄養素等	エネルギー(kcal)	たんぱく質(g)	脂質(g)	炭水化物(g)	カルシウム(mg)	鉄(mg)	ビタミン A(μgRAE)	B_1(mg)	B_2(mg)	C(mg)	食塩相当量(g)	ナトリウム(mg)
給与栄養目標量	860	26	23	130	130	4	130	0.4	0.4	40	3.0	1,300

注）μgRAE：レチノール活性当量

表1-7 目標栄養比率

穀類エネルギー比率	50～60%
たんぱく質エネルギー比率	12～15%
脂質エネルギー比率	20～30%
炭水化物エネルギー比率	55～65%
動物性たんぱく質比率	40～50%

表 1-8 ■ 食品構成表（例）

食品群別		純使用量（g）	食品群別		純使用量（g）
穀類	米	125	肉類	生　　物	20
	パ ン 類	2		他 加 工 品	3
	め ん 類	4	卵　　類		20
	その他穀類	3	乳類	牛　　乳	10
いも類	じゃがいも	20		他 乳 類	4
	こんにゃく	5	野菜類	緑黄色野菜	40
砂　糖　類		10		漬　　物	3
菓　子　類		0		他野菜類	80
油類	動 物 性	0	果　実　類		10
	植 物 性	10	海　草　類		1
豆・大豆製品		20	調味料類	み　そ	10
魚介類	生　　物	20		その他	10
	塩蔵・缶詰	2	調理加工食品		5
	水産練り	3	合　　計（昼食のみの場合）		440

した．

また，**表 1-9** に示した「食品構成評価表」では，カルシウムの計算値が 250 mg 程度不足している．当施設における栄養管理は，喫食者が食事以外に牛乳 1 本（200 mL）程度を摂取することを前提としているため，牛乳 1 本程度の追加でほぼ栄養基準量を満たすことができる．

4）献立作成

当施設における献立業務は，一般的に行われている産業給食施設の献立業務と大きく変わるものではない．ここでは，献立作成を行う管理栄養士・栄養士によって引き継がれている具体的な注意事項をまとめておく．

（1）主菜について

① A定食，B定食およびC定食の洋風，和風，中華風の組み合わせを考える．
　　例◆A定食が洋風ならB定食は和風，C定食は中華風など
② A定食，B定食およびC定食に用いる食品の種類を考える．
　　例◆A定食が肉ならB定食は魚，C定食は豆腐など
③ A定食，B定食およびC定食に用いる調理法を考える．
　　例◆A定食が揚げ物ならB定食は焼き物，C定食は煮物など

（2）副菜について

使用材料，調理法および味つけなどが似ている料理を揃えない．
　　例◆スパゲッティイタリアンとマカロニソテーなど

（3）献立全体について

① 主菜となる食材の重複は避ける．
　　例◆鮭の塩焼きと鮭の西京焼きなど

表 1-9 食品構成評価表

食品群別		給与量(g)	エネルギー(kcal)	たんぱく質(g)	脂質(g)	炭水化物(g)	カルシウム(mg)	鉄(mg)	ビタミン A(μgRAE)	B_1(mg)	B_2(mg)	C(mg)	ナトリウム(mg)
穀類	米	330	1,175	20.1	3.0	254.4	17	2.6	0	0.26	0.07	0	3
	パン類	5	13	0.5	0.2	2.3	1	0.0	0	0.00	0.00	0	25
	めん類	10	17	0.5	0.1	3.3	1	0.1	0	0.02	0.01	0	7
	その他穀類	10	38	1.1	0.7	6.7	11	0.2	0	0.02	0.01	0	12
いも類	じゃがいも	50	41	0.8	0.1	9.4	5	0.2	1	0.05	0.02	15	1
	こんにゃく	15	1	0.0	0.0	0.4	7	0.1	0	0.00	0.00	0	2
砂糖類		27	96	0.0	0.0	24.8	1	0.0	0	0.00	0.00	1	1
菓子類													
油類	動物性												
	植物性	30	262	0.1	28.4	0.2	1	0.0	85	0.00	0.00	0	44
豆・大豆製品		60	80	5.7	4.2	4.7	74	1.2	0	0.07	0.06	0	6
魚介類	生物	50	73	11.2	2.7	0.1	9	0.5	21	0.05	0.08	0	54
	塩蔵・缶詰	5	12	1.3	0.4	0.7	12	0.1	0	0.00	0.01	0	69
	水産練り	10	12	1.2	0.2	1.3	3	0.1	0	0.00	0.01	0	78
肉類	生物	50	114	9.3	7.9	0.1	3	0.4	10	0.19	0.09	1	25
	他加工品	10	24	1.4	1.9	0.3	1	0.1	0	0.04	0.02	3	71
卵類		50	76	6.2	5.2	0.2	26	0.9	75	0.03	0.22	0	70
乳類	牛乳	30	20	1.0	1.1	1.4	33	0.0	12	0.01	0.05	0	12
	他乳類	10	7	0.2	0.0	1.5	6	0.0	0	0.00	0.01	0	3
野菜類	緑黄色野菜	100	32	1.3	0.2	7.1	41	1.0	769	0.07	0.09	23	14
	漬物	10	3	0.2	0.0	0.8	7	0.1	7	0.01	0.01	2	109
	他野菜類	220	51	2.4	0.2	11.2	62	0.7	20	0.07	0.07	37	13
果物類		30	18	0.2	0.1	4.7	3	0.1	21	0.02	0.01	5	1
海草類		3	2	0.2	0.0	0.8	11	0.2	10	0.00	0.01	0	70
調味料類	みそ	20	38	2.5	1.2	4.2	21	0.8	0	0.01	0.02	0	986
	その他	30	39	1.9	1.2	5.0	10	0.5	3	0.02	0.07	0	1,366
調理加工食品		13	33	0.9	1.9	3.1	3	0.1	3	0.02	0.01	2	40
合計		1,178	2,277	70.2	60.9	348.7	369	10.0	1,037	0.97	0.85	89	3,082
栄養基準量			2,300	70	60	360	600	10	600	1.1	1.1	100	3,000

穀類エネルギー比率	穀類エネルギー÷総エネルギー×100	54.6%
たんぱく質エネルギー比率	たんぱく質エネルギー÷総エネルギー×100	12.3%
脂質エネルギー比率	脂質エネルギー÷総エネルギー×100	24.1%
動物性たんぱく質比率	動物性たんぱく質÷総たんぱく質×100	43.4%
食塩相当量	ナトリウム÷1000×2.54	7.8 g

注) 食塩相当量が女性の目標量(7 g/日未満)を超えている.当施設利用者は男性が多いので,8 g/日未満で管理しているためである.なお,女性には盛りつけ量を少なくすることで,目標量を確保している.

② パン粉をつける揚げ物は,週に1回までとする.
③ かじきまぐろの照り焼きとみそ焼きは,交互に採用する.
④ 献立は,原則として4週間サイクルとする.
 例◆第1週　五目焼きそば
   第2週　かた焼きそば
   第3週　五目あんかけ焼きそば
   第4週　焼きうどん
⑤ 月の3週目にはイベントメニューを組み入れる.
⑥ 4週間のサイクル中に必ず新メニューを加える.

表1-10 食品類別荷重平均栄養成分表（事業所用・東京都）

(可食部100g当たり)

食品群名		エネルギー (kcal)	たんぱく質 (g)	脂質 (g)	炭水化物 (g)	食物繊維 (g)	カルシウム (mg)	鉄 (mg)	ナトリウム (mg)	ビタミン A (μgRAE)	ビタミン B₁ (mg)	ビタミン B₂ (mg)	ビタミン C (mg)
1. 穀類	米	356	6.1	0.9	76.6	0.5	5	0.8	1	0	0.08	0.02	0
	パン類	264	9.3	4.4	44.4	2.3	29	0.6	500	0	0.07	0.04	0
	めん類	166	5.3	0.9	31.1	1.5	13	0.5	66	0	0.05	0.02	0
	その他の穀類・堅果類	376	10.7	6.7	62.4	4.5	108	1.5	117	1	0.17	0.05	0
2. いも類	じゃがいも類	81	1.5	0.1	17.2	1.6	10	0.5	1	1	0.09	0.03	29
	こんにゃく類	5	0.1	0.0	0.1	2.3	47	0.4	10	0	0.00	0.00	0
3. 砂糖類		357	0.1	0.0	91.4	0.3	3	0.0	2	0	0.00	0.00	2
4. 菓子類		192	6.3	6.3	26.8	0.7	66	0.7	126	69	0.06	0.22	0
5. 油脂類	動物性	745	0.6	81.0	0.2	0.0	15	0.1	750	520	0.01	0.03	0
	植物性	873	0.2	94.6	0.6	0.0	3	0.0	147	284	0.00	0.01	0
6. 豆類	豆・大豆製品	133	9.5	7.0	5.1	2.7	123	2.0	10	0	0.12	0.10	0
7. 魚介類	生物	145	22.4	5.3	0.2	0.0	18	0.9	107	42	0.09	0.15	1
	塩蔵・缶詰	241	26.7	8.0	14.6	0.0	230	1.8	1,371	4	0.08	0.21	0
	水産練り製品	118	11.9	2.2	12.6	0.0	32	0.7	783	0	0.03	0.06	0
8. 肉類	生	225	18.6	15.5	0.1	0.0	5	0.7	49	17	0.37	0.17	2
	その他加工品	237	14.4	18.5	3.2	0.0	8	0.9	851	1	0.43	0.15	31
9. 卵類		151	12.3	10.3	0.3	0.0	51	1.8	140	150	0.06	0.43	0
10. 乳類	牛乳	67	3.3	3.8	4.8	0.0	110	0.0	41	39	0.04	0.15	1
	その他の乳類	85	1.9	0.1	18.9	0.0	62	0.0	31	0	0.01	0.07	0
11. 野菜類	緑黄色野菜	32	1.3	0.2	4.6	2.5	42	0.9	14	803	0.07	0.09	23
	漬物	33	1.5	0.1	4.9	2.7	66	0.7	1,085	75	0.10	0.06	16
	その他の野菜	23	1.2	0.1	3.5	1.6	29	0.3	6	9	0.03	0.03	17
12. 果実類		61	0.7	0.1	14.6	0.9	10	0.3	2	70	0.06	0.03	18
13. 海草類		70	6.7	0.8	12.2	14.3	372	5.7	2,328	339	0.18	0.35	12
14. 調味料類	みそ	191	12.6	5.9	17.0	4.8	105	4.1	4,931	0	0.03	0.10	0
	その他の調味料	131	6.3	3.9	16.1	0.5	32	1.6	4,552	9	0.05	0.13	1
15. 調理加工食品類		256	6.8	14.8	22.9	1.0	22	1.1	304	23	0.12	0.11	15

(平成13年9月)

表1-11 栄養出納表

年　月分　No.

食品構成 食品群名	1人1日当たり純使用量 (1, 2, 3) 食										合計	累計	平均給与量	エネルギー kcal	たんぱく質 g	脂質 g	炭水化物 g	食物繊維 g	微量栄養素					
	日	日	日	日	日	日	日	日	日	日									カルシウム mg	ナトリウム mg	ビタミンA μgRAE	ビタミンB₁ mg	ビタミンB₂ mg	ビタミンC mg
1. 穀類　米														④										
パン類																								
めん類																								
その他の穀類・堅果類																								
2. いも類　じゃがいも類																								
こんにゃく類																								
3. 砂糖類																								
4. 菓子類																								
5. 油脂類　動物性																								
植物性																								
6. 豆・豆製品　大豆製品																								
7. 魚介類　生物															⑤									
水産ねり製品																								
塩蔵・缶詰																								
8. 獣鳥肉類　生物																								
その他加工品																								
9. 卵類																								
10. 乳類　牛乳																								
その他の乳類																								
11. 野菜類　緑黄色野菜																								
漬物																								
その他の野菜																								
12. 果物類																								
13. 海草類																								
14. 調味料類　みそ																								
その他調味料																								
15. 調理加工食品類																								
合計														①	②	③	⑥							

① $\dfrac{基準栄養量(エネルギー)}{基準栄養量} \times 100 =$ ％　② $\dfrac{基準栄養量(たんぱく質)}{基準栄養量} \times 100 =$ ％　③ $\dfrac{基準栄養量に対する給与栄養量の比率}{基準栄養量(脂質)} \times 100 =$ ％

穀類エネルギー比 $\dfrac{④}{①} \times 100 =$ ％　脂質エネルギー比 $\dfrac{③ \times 9}{①} \times 100 =$ ％　動物性たんぱく質比 $\dfrac{⑤}{②} \times 100 =$ ％　炭水化物エネルギー比 $\dfrac{⑥ \times 4}{①} \times 100 =$ ％

(特社) 東京都施設食給協会

5）栄養出納表の作成

提供した食事の栄養量を算出するために栄養出納表を作成している．また，栄養出納表は食品構成に基づいて献立表が作成されていたか，多様な食品が使用されていたか，バランスのよい献立であったかなどの評価にも活用している．

当施設では，（特社）東京都施設給食協会が作成した栄養出納表（**表 1-11**）を用いて，実施献立表から食品群別の純使用量を転記する．月間の総純使用量を積算して給食実施日数で除し，1 人 1 日当たり平均純給与量を求める．食品群別の平均純給与量について，前述の「食品類別荷重平均成分表」を用いて給与栄養量を算出している．

6）栄養管理報告書の作成と提出

当施設では，各年度の 5 月および 11 月に実施した給食の運営状況について，「栄養管理報告書（給食施設）」にとりまとめて翌月の 15 日までに保健所に提出している．「栄養管理報告書（給食施設）」は，当施設の工場長名で提出するが，受託給食会社から栄養出納表の結果など必要な情報を提供している（代行して書類を作成することが多い）．

東京都の「栄養管理報告書（給食施設）」の様式を**表 1-12** に示した．

7）検食・盛りつけの実施

調理後の食品の保存検食は，「大量調理施設衛生管理マニュアル」の規定に従って各料理ごとに確保する．

配食前の検食は，盛りつけサンプルを作成してチーフマネージャーのチェックを受け，その指示に従ってトレーに食事をセットし，工場長（または代理）など検食者の評価を受ける．検食担当者は，検食簿に結果を記入する（**表 1-13**）．

検食の結果，問題のないことが確認された後，盛りつけサンプルに従って盛りつけを行い配食を開始する．また，食堂入口のサンプルケースへのセットを忘れないようにする．

検食の評価は，出来映え，彩り，分量などについてのチェックと，総合的な判断を所見として記録する．

5 衛生管理業務

当工場から給食業務を受託して運営している給食会社は，提供する食事が衛生的かつ安全であることを最優先の目標としている．食中毒などの衛生事故を発生させることは，クライアントからの信頼を裏切るとともに多大な迷惑をかけることになる．また，社会的にも厳しくその責任を追求されることになる．このため日々の衛生管理においては，衛生事故発生防止のために細心の注意を払っている．

給食施設における衛生管理には，厚生労働省からの指導による HACCP の概念に基づく「大量調理施設衛生管理マニュアル」の遵守を第一としている．そのうえで第

表1-12 栄養管理報告書（給食施設）

_____ 保健所長　殿　　　　　　　　　施　設　名
　　　　　　　　　　　　　　　　　　　　所　在　地
　　　　　　　　　　　　　　　　　　　　管理者名
　　　　　　　　　　　　　　　　　　　　電話番号

_____ 年 _____ 月分　　　（健康増進法第21条による管理栄養士必置指定　1 有　2 無）

I 施設種類
1 学校
2 児童福祉施設（保育所以外）
3 社会福祉施設
4 事業所
5 寄宿舎
6 矯正施設
7 自衛隊
8 一般給食センター
9 その他（　　　）

II 食事区分別1日平均食数及び食材料費

	食数及び食材料費		
	定食（□単一・□選択）	カフェテリア食	その他
朝食	食（材・売）　　円	食	食
昼食	食（材・売）　　円	食	食
夕食	食（材・売）　　円	食	食
夜食	食（材・売）　　円	食	食
合計	食（材・売）　　円	食	食
再掲	職員食　　　食	喫食率　　％	

III 給食従事者数

	施設側（人）		委託先（人）	
	常勤	非常勤	常勤	非常勤
管理栄養士				
栄養士				
調理師				
調理作業員				
その他				
合計				

IV 対象者（利用者）の把握

【年1回以上、施設が把握しているもの】

1 対象者（利用者）数の把握　：□有　□無
2 身長の把握　：□有　□無
3 体重の把握　：□有　□無
4 BMIなど体格の把握　：□有　□無

　4-1 肥満者の割合
　___名 ÷ ___名 = ___％（___年度比___％）
　献立等の肥満者への配慮　：□有　□無

　4-2 やせの者の割合
　___名 ÷ ___名 = ___％（___年度比___％）
　献立等のやせの者への配慮　：□有　□無

5 身体活動状況の把握　：□有　□無
6 食物アレルギーの把握（健診結果・既往歴含む）
　：□有　□無
7 食物アレルギーへの対応
　：□有（□除去　□代替　□その他（　　　））□無
8 疾病状況の把握（健診結果）　：□有　□無
9 生活習慣の把握（給食以外の食事状況、運動・飲酒・喫煙習慣等）
　：□有　□無

【利用者に関する把握・調査】該当に印をつけ頻度を記入する

1 食事の摂取量把握
　□実施している　（□全員　□一部）
　　　　　　　　　（□毎日　□___回/月　□___回/年）
　□実施していない

2 嗜好・満足度調査　□実施している　□実施していない

3 その他（　　　　　　　　　　　　　）

V 給食の概要

1 給食の位置づけ	□ 利用者の健康づくり　□ 望ましい食習慣の確立　□ 充分な栄養素の摂取 □ 安価での提供　　　　□ 楽しい食事　□ その他（　　　　　　　）
1-2 健康づくりの一環として給食が機能しているか	□ 十分機能している　□ まだ十分ではない　□ 機能していない　□ わからない
2 給食会議	□ 有（頻度：　　　回/年）　　　　□ 無
2-2 有の場合	構成委員　□管理者　□管理栄養士・栄養士　□調理師・調理担当者　□給食利用者 　　　　　□介護・看護担当者　□その他（　　　　　　　　　　　　　　）
3 衛生管理	衛生管理マニュアルの活用　　□有　□無 衛生点検表の活用　　　　　　□有　□無
4 非常時危機管理対策	①食中毒発生時マニュアル　□有　□無 ②災害時マニュアル　　　　□有　□無 ③食品の備蓄　　　　　　　□有　□無 ④他施設との連携　　　　　□有　□無
5 健康管理部門と給食部門との連携 （事業所のみ記入）	□有　　□無

＊裏面へ⇒

（次ページにつづく）

施設事例

表1-12 ■つづき

施設名 _____

VI 栄養計画

1	対象別に設定した給与栄養目標量の種類	□_____種類　□作成していない
2	給与栄養目標量の設定対象の食事	□朝食　□昼食　□夕食　□夜食　□おやつ
3	給与栄養目標量の設定日	平成____年____月
4	給与栄養目標量と給与栄養量（最も提供数の多い給食に関して記入）　対象：年齢__歳～__歳　性別：□男　□女　□男女共		

	エネルギー(kcal)	たんぱく質(g)	脂質(g)	カルシウム(mg)	鉄(mg)	ビタミン A(μgRAE)	ビタミン B₁(mg)	ビタミン B₂(mg)	ビタミン C(mg)	食塩相当量(g)	食物繊維総量(g)	炭水化物エネルギー比(%)	脂肪エネルギー比(%)	たんぱく質エネルギー比(%)
給与栄養目標量														
給与栄養量（実際）														

5	給与栄養目標量に対する給与栄養量（実際）の内容確認及び評価	□実施している（□毎月　□報告月のみ）　□実施していない

VII 栄養・健康情報提供：□有　□無
（有の場合は下記にチェック）

□栄養成分表示　□献立表の提供　□卓上メモ
□ポスターの掲示　□給食たより等の配布
□実物展示
□給食時の訪問　□健康に配慮したメニュー提示
□推奨組合せ例の提示　□その他（　　　）

VIII 栄養指導：□有・□無　（有の場合は下記に記入）

	実施内容	実施数
個別		延　　　人
		延　　　人
		延　　　人
		延　　　人
集団		回　　　人
		回　　　人
		回　　　人
		回　　　人

IX 課題と評価：□有　□無（有の場合は下記に記入）

（栄養課題）

（栄養課題に対する取組）

（施設の自己評価）

X 東京都の栄養関連施策項目（最も提供数の多い給食に対して記入）

（VI-4の食事について記入）	目標量	提供量
野菜の一人あたりの提供量（□一食 □一日）	g	g
果物の一人あたりの提供量（□一食 □一日）	g	g

XI 委託：□有　□無
（有の場合は下記に記入）

名称：	
電話　　　　FAX	
委託内容：□献立作成　□発注　□調理　□盛付　□配膳　□食器洗浄　□その他（　　）	
委託契約内容の書類整備：□有　□無	

責任者と作成者

施設側責任者
役職　　　　　　　　　　氏名

作成者
所属　　　　　　　　　　氏名

電話　　　　　　　　　　FAX

職種：□管理栄養士　□栄養士　□調理師
　　　□その他（　　　　　）

保健所記入欄　　特定給食施設　・　その他の施設
　　　　　　　　　　　　　　（施設番号　　　　）

〔東京都保健所：特定給食施設管理運営の手引き（平成26年4月版）〕

表 1-13 検食簿

		年　月　日　曜日						
							（天候）　晴　曇　雨	
昼食	献立						検食者	
							検食時間　　　時　　分	
	記入事項	主食の炊き方	丁度良い	硬　い	軟らかい	所　見		
		味つけの具合	丁度良い	濃　い	薄　い			
		分　量　は	良　い	多　い	少ない			
		色　彩　は	良　い	普　通	悪　い			
		盛りつけは	良　い	普　通	悪　い			
夕食	献立						検食者	
							検食時間　　　時　　分	
	記入事項	主食の炊き方	丁度良い	硬　い	軟らかい	所　見		
		味つけの具合	丁度良い	濃　い	薄　い			
		分　量　は	良　い	多　い	少ない			
		色　彩　は	良　い	普　通	悪　い			
		盛りつけは	良　い	普　通	悪　い			

二には，クライアントとの協議により施設固有の「衛生管理基準」を設定し，「大量調理施設衛生管理マニュアル」の補完に努めている．

給食業務従事者に周知徹底している「大量調理施設衛生管理マニュアルに基づく重点管理事項」ならびに，具体的な「衛生管理基準」は以下のとおりである．

1）大量調理施設衛生管理マニュアルに基づく重点管理事項

（1）食材の受け入れ，下処理段階における管理

① 仕入れ年月日などの記録

納品された食材は，品名，仕入れ先の名称および所在地，生産者（製造または加工者を含む）の名称および所在地，ロットの確認が可能な情報（年月日表示またはロット番号）ならびに仕入れ年月日を記録する（1年間保管）．

② 事前に行う検査

食材について，納入業者が定期的に実施する微生物および理化学検査の結果を提出させる．問題がある場合には，その結果を保健所に相談するなどし，食材として不適と判断されたときは，納入業者の変更などの措置を講じる（1年間保管）．

③ 製造加工業者の衛生管理体制の確認

加熱せずに喫食する食品（牛乳，発酵乳，プリン等容器包装に入れられ，かつ，殺菌された食品を除く）については，乾物や摂取量が少ない食品も含め，製造加工業者の衛生管理の体制について保健所の監視票，食品等事業者の自主管理記録

票等により確認するとともに，製造加工業者が従事者の健康状態の確認等，ノロウイルス対策を適切に行っているかを確認する．

④ 納品時の検収

食材の納入時には，栄養士または調理師が必ず立ち合い，検収コーナーで品質や鮮度，品温（納入業者が運搬中に，適切な温度管理を行っていたかどうかを含む），異物混入などについて点検を行い，その結果を記録する（1年間保管）．

⑤ 適正な仕入れ方法

食材の納入時には，缶詰，乾物および調味料など常温保存可能なものを除き，食肉類，魚介類および野菜類などの生鮮食品は，1回で使い切る量を調理当日に仕入れる．

⑥ 野菜・果物類の洗浄と殺菌

野菜および果物を加熱せずに提供する場合は，「大量調理施設衛生管理マニュアル（厚生労働省）」中の「原材料等の保管管理マニュアル」に従い，流水（食品製造用水として用いるもの，以下同）で十分洗浄し，必要に応じて次亜塩素酸ナトリウム等で殺菌を行ったのち，十分に流水ですすぎ洗いを行う．

(2) 加熱調理食材の加熱温度管理

加熱調理食材は，「大量調理施設衛生管理マニュアル」中の「加熱調理食品の中心温度および加熱時間の記録マニュアル」に従い，中心温度計を用いて，中心温度が75℃で1分間以上（二枚貝などノロウイルス汚染の恐れがある食品は，85〜90℃で90秒間以上），またはこれと同等以上まで加熱されていることを確認し，温度と時間の記録を行う（1年間保管）．

(3) 二次汚染の防止

① 手指の洗浄および使い捨て手袋の交換

調理従事者（食品の盛りつけ・配膳など，食品に接触する可能性がある者）は，以下に定める場合に，必ず流水，石けんによる手洗いをしっかりと2回（そのほかのときにはていねいに1回），手指の洗浄および消毒を行う．なお，使い捨て手袋を使用する場合にも，原則として次に定める場合には交換を行う．

- 作業開始前および用便の後
- 汚染作業区域から非汚染作業区域に移動する場合
- 食品に直接触れる作業にあたる直前
- 生の食肉類，魚介類，卵殻など微生物の汚染源となる恐れがある食品などに触れた後，ほかの食品や器具などに触れる場合
- 配膳の前

② 食材の保管

食材は，隔壁などでほかの場所から区分された専用の保管場に保管設備を設け，食肉類，魚介類および野菜類など，食材の分類ごとに区分して保管する．保管するときには，専用の衛生的なふた付き容器に入れ替えることで，原材料の包装の汚染を保管設備に持ち込まないようにするとともに，原材料の相互汚染を防止する．

③ 汚染作業区域と非汚染作業区域

　食材の下処理は，汚染作業区域で確実に行い，非汚染作業区域を汚染しないようにする．

④ 調理器具の使い分け

　包丁，まな板などの器具・容器などは，用途別および食材別（下処理用にあっては魚介類用，食肉類用および野菜類用の別，調理用にあっては加熱済み食品用，生食野菜用，生食魚介類用の別）に，それぞれ専用のものを用意して混同しないように使用する．

⑤ 調理器具使用後の取り扱い

　器具・容器などの使用後には，「大量調理施設衛生管理マニュアル」中の「器具等の洗浄・殺菌マニュアル」に従い，全面を流水で洗浄し，さらに80℃・5分間以上の加熱またはこれと同等の効果を有する方法で十分殺菌した後，乾燥させ，清潔な保管庫で衛生的に保管する．なお，調理場内における器具・容器などの使用後の洗浄・殺菌は，原則としてすべての食品が調理場から搬出された後で行う．

　また，器具・容器などの使用中も必要に応じ，同様の方法で熱湯殺菌を行うなど衛生的に使用する．この場合には，洗浄水などが飛散しないよう注意する．なお，納入食材用に使用した器具・容器などをそのまま調理後の食品に使用することは厳重に禁止する．

⑥ まな板，ざる，木製器具の取り扱い

　まな板，ざるおよび木製器具は，汚染が残存する可能性が高いのでとくに十分に殺菌する．また，木製器具は，極力使用を避ける．

⑦ 調理機械の取り扱い

　フードカッターや万能調理器などの調理機械は，最低1日1回以上分解して洗浄殺菌した後乾燥させる．

⑧ シンクの取り扱い

　シンクは，原則として用途別に，相互汚染しないように設置する．とくに，加熱調理用食材，非加熱用食材，器具洗浄などに用いるシンクは必ず別に設置し，二次汚染を防止するために洗浄・殺菌を徹底し清潔の保持を図る．

⑨ 食材，移動性器具および容器の取り扱い

　食材ならびに移動性器具および容器の取り扱いは，床面からの跳ね水などによる汚染を防止するため，床面から60 cm以上の場所で行う．ただし，跳ね水などからの直接汚染が防止できる食缶などで食材や料理を取り扱う場合は，30 cm以上の台に乗せて行う．

⑩ 二次汚染の防止

　加熱調理後の料理の冷却，非加熱調理食材の下処理後における調理場内での一時保管などは，ほかからの二次汚染を防止するために清潔な場所で行う．

⑪ 調理後食品の取り扱い

　調理終了後の料理は，衛生的な容器に移しふたをして保存し，ほかからの二次

汚染を防止する．
⑫　使用水の取り扱い

使用水には，食品製造用水を用いる．また，使用水は，色，濁り，臭い，異物のほか，遊離残留塩素が 0.1 mg/L 以上であることを，始業前および調理終了後に毎日検査し記録する（1 年間保管）．

2）当施設で設定した衛生管理基準

(1)　衛生管理基準の構成

当施設で設定した「衛生管理基準」は，次のような構成となっている．とくに施設衛生については，クライアントの理解と多大な協力・支援なしには遵守は困難である．

①　施設・設備の衛生　　　20 項目
②　食品取り扱いの衛生　　20 項目
③　食堂ホールなどの衛生　 4 項目
④　従事者個々の衛生　　　12 項目

「衛生管理基準」における取り扱い項目は，全体で 56 項目にも及んでいる．すべての項目を取り上げることはできないが，食品の衛生的な取り扱いで特徴的なものには，「使用制限食品」および「取り扱い注意食品」がある．

(2)　年間および期間使用制限食品

「衛生管理基準」食品の衛生的な取り扱いの最初の項目では，「制限食品は厳守すること」が規定されている．食中毒など衛生事故の発生につながりやすい食品と料理を選定し，原則としてそれらの使用を禁止している．ただし，指定の条件に合致したときにはその条件のもとで使用することができる．また，一覧表には，当該食品や料理にかかわる食中毒など衛生事故関連細菌が例示されている．

制限食品には，1 年間をとおして使用が禁止される食品と料理を定めた「年間制限食品」と，期間を限定して使用が禁止される食品と料理を定めた「期間制限食品」とがある（表 1-14，15）．該当する食品や料理を用いた献立は認められない．

(3)　取り扱い注意食品

原則として使用が禁止される「制限食品」ほどではないが，食中毒など衛生事故を防止するために適切な取り扱いが必要な食品や料理を選定し，その食品と料理の個々に取り扱い上の注意事項が指定されている．

例 1 ◆「鶏ひき肉」の取り扱い注意事項

①　当日仕入れとし，検品後は 10℃以下の冷蔵庫に保管する．
②　加熱調理時には，中心温度計により 3 測定点の中心部が 75℃以上となっていることを確認し，その後 1 分以上加熱を続ける．
③　仕上がった料理については，調理を担当した者が必ず試食を行い，仕上がり具合と安全性を確認する．
④「鶏ひき肉」を用いた料理は，持ち越しをしてはならない．

表 1-14 年間制限食品

食品名および料理名	条　件	関連細菌
刺身（貝類）		腸炎ビブリオ
酢でしめた魚（さば，こはだ）		腸炎ビブリオ
魚調味品（既製品）ヒスチジンの多い魚 粕漬，みそ漬，みりん漬，醤油漬 あじ，さば，いわし，さんま，まぐろ， とびうお，さけ，かつお	自家製は提供可	プロテウス属
うずら卵（生）		サルモネラ
液卵		サルモネラ
ゆで卵（既製品）	自家製は提供可　ただし，当日ゆでる 缶詰可（開缶後，当日使い切り）	サルモネラ
牛たたき，牛サイコロステーキ		O-157
ローストビーフ	メーカー品，冷凍真空パックのもののみ可	O-157
ポテト入りカレー	当日調理で使い切る場合は提供可	腐敗菌
マヨネーズ（自家製）	既製品のみ使用可	サルモネラ
温泉卵，ポーチドエッグ		サルモネラ

表 1-15 期間制限食品（6月1日～10月31日）

食品名および料理名	条　件	関連細菌
刺身 （まぐろ，いか，たこ，あまえび，かつお，あじ）	・衛生安全委員会の許可があれば可 ・当日仕入れ，調理まで冷蔵保存 ・購入時は価格より鮮度重視 ・検収時のチェックを十分に行い，記録し，保存 ・工場長の試食 ・直前調理厳守．盛りつけ後はわずかな時間でも冷蔵保存	腸炎ビブリオ
いくら，すじこ，とびっこ	塩蔵品に限る．生は不可	腸炎ビブリオ
生卵（鶏卵）		サルモネラ
煮豆類	既製品可（工場出荷時パック詰めの物） ただし，開封後持ち越し禁止	腐敗菌
うの花，白あえ		腐敗菌
厚焼き卵（既製品）		サルモネラ
ポテトサラダ	ポテサラベース，冷凍既製品は提供可 たまねぎ，きゅうり，ミックスベジタブル， ロースハム，ツナ，ゆで卵を加えるのは可 持ち越し禁止	ウェルシュ

例2 ◆「冷や奴用豆腐」の取り扱い注意事項
① 当日製造された豆腐を使用する．
② 充填豆腐を用いるときは，賞味期限を確認して使用する．
③ 盛りつけ前および提供前には，担当者が必ず試食を行い安全性を確認する．
④ 冷蔵保存が困難な場合は，盛りつけから30分経過した段階で廃棄処分とする．

施設事例　B施設

1　施設の概要

　当施設の所在地は，地理的に東京と大阪の中間に位置し，かつてより楽器やオートバイ，自動車などの産業が盛んで，大規模な企業の工場とその関連企業が集中している．

　当施設の経営母体は，浜松市内に本社を構え，本社工場を中心に周辺地域に関連工場として7工場を配し，音楽（ピアノ，管楽器，オーディオ関連の製造・販売）関連事業を中心に，スポーツ用品（ゴルフ）関連事業，ホーム用品（システムキッチン，家具）関連事業，リゾート事業，半導体関連事業などの多業種を抱える企業グループである．

　この20～40年のあいだに，社会経済環境の変化とともに企業の業種選択が迫られ，時代のニーズに沿う業種だけを残し，かつ業種の専門性を生かすための分社化が進められ，企業は単一経営からグループ経営に変わった．また，工場のあり方も，人件費を核としたコスト競争や国外の市場開発を求めての工場の海外進出（東南アジア，中国，台湾，韓国など）を余儀なくされるなど，いわゆる空洞化現象を起こしている．

　本社および本社工場に勤務する社員は，20～50歳代の男性80％，女性20％の比率である．

　　① 製造部門：ロボットなど機械化による作業比重の軽減
　　② 設計開発部門：フレックス（時差出勤）勤務体制の導入
　　③ 営業部門：フレックス（時差出勤）勤務体制の導入
　　④ 本社事務部門
　　⑤ グループ関連子会社

いずれの勤務部門においても，身体活動レベルはⅠの「低い」に相当する．

2　給食の運営形態と関連組織

1）給食の運営形態

　給食の運営は，当初「福利厚生」の一部門として「直営」形態で行われてきた．しかし，前述した理由により，分社化されたグループ子会社への「委託」形態に移行した．ただし，給食専門の受託会社への「委託」とは異なり，社員の身分など「直営」に準じる部分があり，表現としては「準直営」が適切である．

　また，契約方式は「委託管理費契約方式」である．

表1-16 ■ 契約の内容

委託側が用意する物件	受託側の管理費とする項目
・食堂の建屋 ・什器，備品（食器など） ・厨房機器（調理機器など） ・車輌（給食配送用など） ・水道・光熱費	・給食運営にかかわる労務費（人件費） ・一般管理費（衛生管理，現場経費） ・受託会社管理費 ・営業利益

● 委託管理費契約の基本的な考え方
① 給食を委託する側が求める「給食運営」に対し，受託側が業務対価としての管理費が適切であると双方が了承する．
・メニューの種類（定食，アラカルト，カフェテリア，めんなど）
・給食利用数および提供形態（時間，頻度など）
② 給食を委託する側に，受託する側が提案する「給食運営」およびその業務対価としての管理費が適切であると了承される．

● 当施設の契約内容
委託側は，基本的な考え方の①に示すメニューや提供（配膳時間，近隣の施設への給食弁当配送など）条件のもとで，「材料の仕入れ」から「給食の調理・提供」にいたるまでの給食運営業務を委託している（**表1-16**）．

2）給食部門の位置づけと組織

給食部門の運営は，運営形態が「準直営」となっているため，一般的な受託会社の業務組織に従っている．給食部門全般を統括するＦＳ（フードサービス）課長の管理下に，調理責任者のチーフ（本社工場担当）をはじめとする調理師，パートタイマーなど調理現場部門，また，献立作成・材料発注・食数管理など事務管理責任者の管理栄養士（本社担当リーダー）をはじめとする管理栄養士，事務員などのスタッフ部門を配して給食の運営を管理している（**図1-3**）．

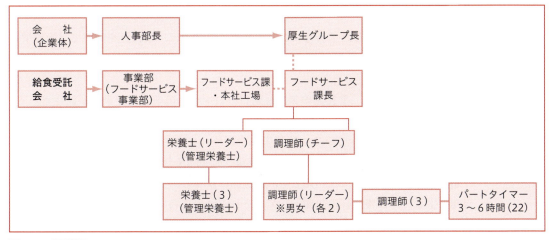

図1-3 ■ 組織図　注）（　）内数字は人数を表す．

表 1-17 ■ 管理栄養士の職制別具体的業務

給食運営部門の職制	具体的業務内容（権限を含む）
一般管理栄養士 （入社 1 年）	①現場での調理の流れを経験し，献立作成の基礎となる能力を身につける 　（材料検収 →下処理 →調理 →配膳） 　・予定献立の調理時間の配分はよいか 　・予定献立が人員・工程的に適切か 　・厨房内調理機器の能力把握
一般管理栄養士 （入社 2 年以降）	①献立の作成および現場で調理作業の確認 　　また，提供時に喫食者の状況（残食）も確認する ②食材料の発注（発注先の決定権限） ③生産食数の算出 ※コンピュータの「給食管理システム」を用いた作業
【スタッフ部門管理者】 管理栄養士リーダー （入社 10 年）	①立案された予定献立のチェック 　・メニューの内容，分量，発注先，食数など ②現場での作業遂行状況の確認 　・現場責任者（チーフ）と作業の調整 ③厨房調理機器の維持・管理 ④喫食者クレーム対応（現場チーフも同様） ⑤納入業者クレーム対応 ⑥安全・衛生の教育担当
【フードサービス部門長】 フードサービス課長 ※管理栄養士	①会社およびフードサービス部の年間方針の推進 ②委託先との交渉窓口 　（受託管理費，設備投資，運営上の諸問題） ③対外折衝（保健所，外郭団体など） ④食材料発注責任者（経理面） ⑤喫食者・納入業者へのクレーム対応責任者 ⑥安全衛生管理責任者 ⑦部門関係者の出勤・欠勤管理（業務評価）責任者 ⑧部門損益の管理

また，企業体は，受託会社の所轄部門長でもある人事部の厚生グループ長が受託部門との「窓口」となり，連絡調整会議を開催するなど運営上の課題の解決を図っている．

3）職員の勤務体制

給食の運営を受託した子会社におけるスタッフ部門は，事務員を除いて「管理栄養士」の資格を有する職員で構成されている．それぞれ職制による業務の内容を**表1-17**に示した．

当施設においては，委託側の年間稼動日カレンダーに準じて出勤日が決定される．また，1日の「就業時間」も朝食と夕食が 50 食未満のため，調理師が朝食と夕食の調理・配膳などを行っている．管理栄養士については，時差出勤はなく午前 8 時から午後 4 時 45 分（拘束 8 時間 45 分，実働 7 時間 45 分）の勤務形態となっている．

新規採用時には栄養士といえども，職位的に課せられる職務が異なるため，栄養士自身による「自己啓発」の一環として，それぞれの立場において会社が必要とする資格および栄養士自身が希望する資格（社内指定）取得が求められ，そのサポートは会社が行っている．たとえば，「管理栄養士」国家試験の受験には受験料を補助，「産業

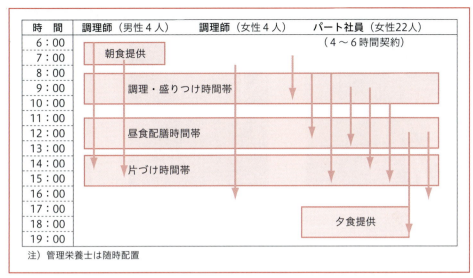

図1-4 調理師・パート社員の勤務体制

栄養指導者」や「給食サービス管理士」などの資格取得には全面補助を行っている．
　また，このような取得資格を活かすためには，「給食管理の質」の向上が求められている．その手法として，自分たち（職場内）の議論により改善する場合もあるが，当施設では所在地市内の「給食」を通じた企業・施設（事業所，病院，福祉施設，給食会社など）が集まっている協会を活用している．加盟施設の「相互研修」により，調理技術の向上はもとより，衛生管理の手法やメニュー提案など自社にない部分を取り入れることにより，栄養士職に限らず調理師やパート社員に至るまで職務の向上を図っている．

4）調理従事者の勤務体制

　調理現場部門における人員配置は，人件費（コスト）の観点からパート社員の比率が70％を占めている（**図1-4**）．
　現場部門で働く調理師やパート社員についても，「質」的レベルアップのために教育・研修などを行っている．共通した教育としては，前述した外郭団体が行う研修会（調理技術，改善事例発表会など）に参加させるとともに，自社独自での研修会を企画（衛生管理研修会）したり，給食とは異なる分野での「自己啓発通信教育」の受講を推奨している．通信教育を所定の期間で修了すると受講料の半額が会社から補助される．
　また，パート社員には，入社3年を経過すると「調理師資格取得」のための試験の受験料などが会社から補助される制度も用意されている．資格を取得した場合には，給与に「調理師資格手当」が支給される．

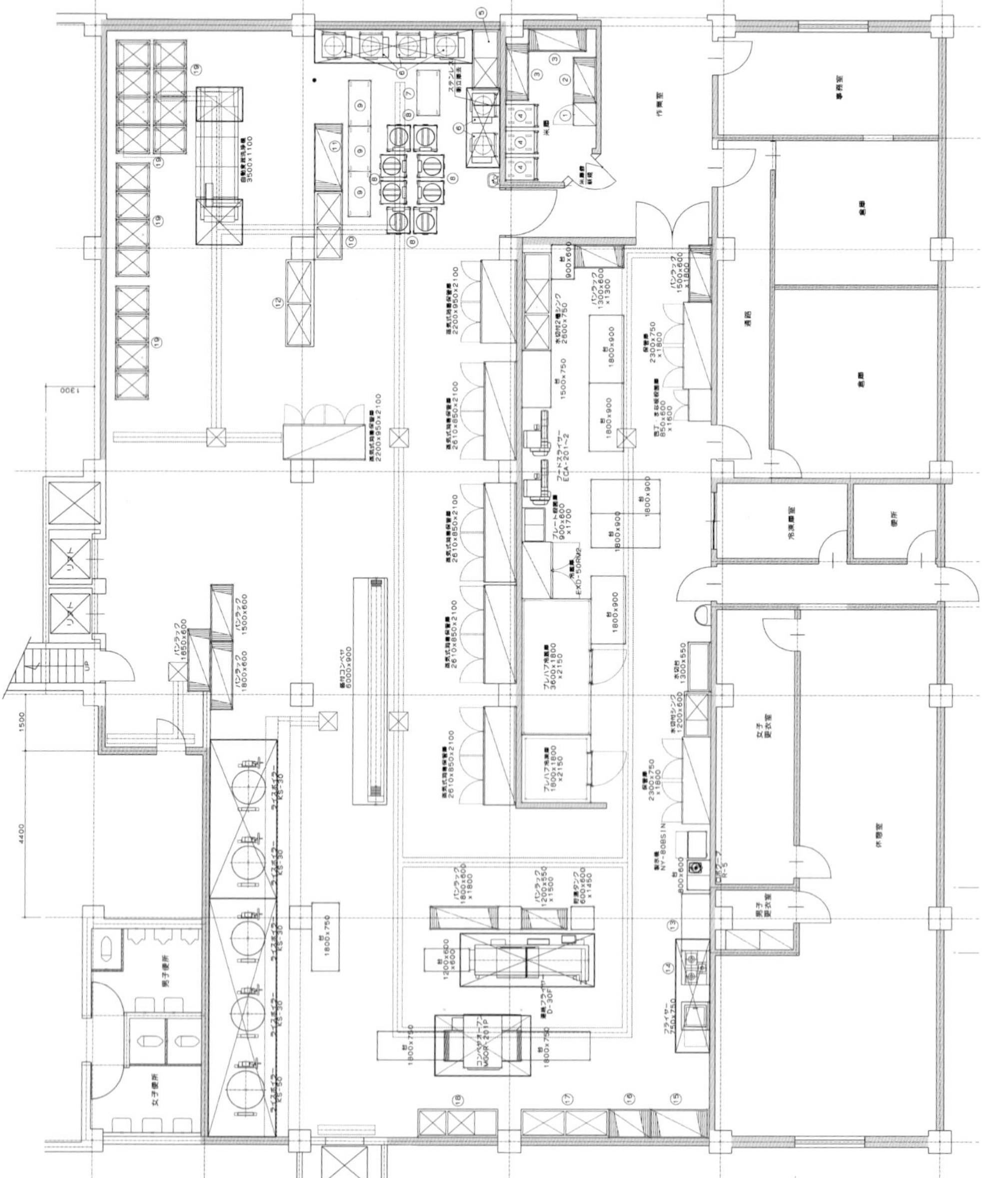

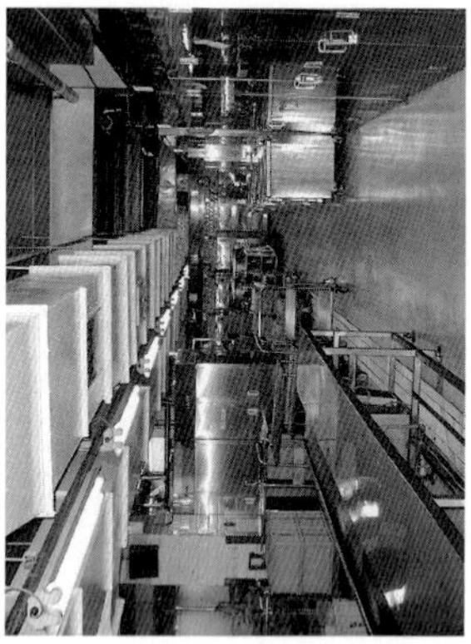

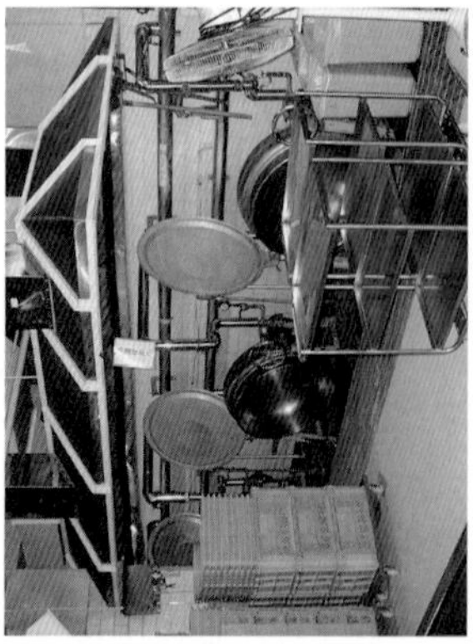

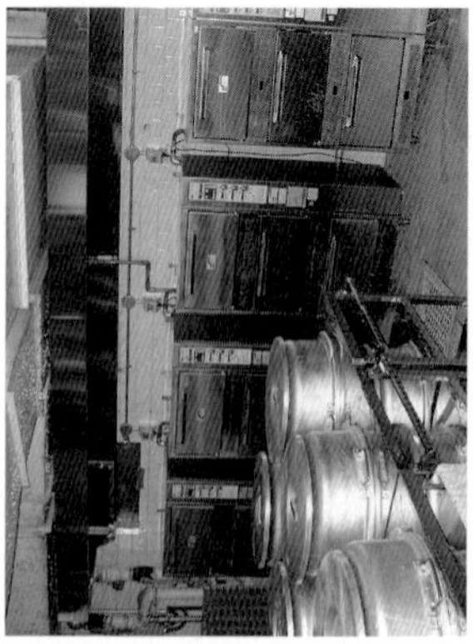

図1-5 厨房のレイアウト平面図

32　第1章　産業給食

3 施設・設備

　現在の位置に厚生会館が建てられたのは1962（昭和37）年である．当時は，その後の工場の再配置などが配慮されて設置されたが，現状では場所的に偏ったところに位置している．そのため，喫食する場所は原則として厚生会館としているが，距離的な配慮から本社事務所棟に食堂ホールを設置するとともに，必要な場所への弁当配食を実施している．
　主たる喫食場所である厚生会館は，1Fが厨房となっているため調理された料理を2Fのホールへリフトで上げ，メニューごとの配膳口にセッティングされる．
　厨房は，半ドライ・半ウェットを基本として設置されている（図1-5）．
　調理設備などは，企業体の資産である．そのため企業体の理解を得て，衛生的に維持・管理しながら計画的に更新を行っている．

4 栄養・食事管理業務

1）献立業務

　当施設では，献立の立案作業は受託会社の管理栄養士（入社1年以上の経験者）が行っている．献立の立案には，自社開発のパーソナルコンピュータ用「給食管理システム」を使っている（図1-6）．作成された献立表には，栄養価（エネルギー，たんぱく質，脂質，食塩相当量）を表示して，喫食者のメニュー選択に必要な情報の提供を行っている（表1-18）．

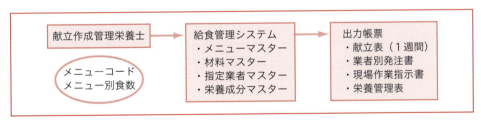

図1-6 ■ 給食管理システムの内容

表1-18 ■ 当施設の荷重平均食事摂取基準量（昼食目標値）（35%／日）

エネルギー	たんぱく質	脂質	ビタミンA	ビタミンB_1	ビタミンB_2
800 kcal	24 g	20 g	670 μgRAE	0.35 mg	0.42 mg
カルシウム	鉄	食塩相当量	カリウム	ビタミンC	
210 mg	3.9 mg	3.0 g 未満	700 mg	35 mg	

- ● 献立作成上の留意事項
    ① 献立立案期間は1週間単位
    ② 立案管理栄養士は，現場経験1年以上
    ③ 予定食数は，これまでの実績をもとに見込む（最終調整は実施前日に行う）
    ④ 調理機器能力・人員能力を把握して，時間的に無理のないメニュー
    ⑤ 食材料の原価（とくに生鮮食材）を認識しておく
    ⑥ 嗜好，季節感に配慮
    ⑦ 夏季（5～10月）は，食中毒防止の観点から使用する食品に十分配慮
- ● 本社工場の昼食メニュー（近隣の工場とは異なる場合がある）
    ① 定食3メニュー：A定食，気配りランチ定食，ヘルシー定食
       （場所によっては，弁当形式で配送）
    ② アラカルトメニュー：丼，スナックランチ
    ③ めん類：単価の異なる2つのメニュー
    ④ カレーライス
    ⑤ 来客弁当

2）適温給食サービス

　当施設では，提供しているメニューが各事業所（工場）によって異なっており，各工場の給食施設の改築時にメニューの見直しが行われる．

　本社食堂では，複数定食をメインとして，嗜好に配慮したアラカルトメニュー，めん類およびカレーライスを提供している．ただし，一部定食は，申し込み制（1か月単位）での喫食であり，それ以外は自由選択制である．イベントメニューとまではいかないが，季節感のあるメニューへの配慮は十分行っている．

　また，大量調理施設であるため，メニュー数および料理数が多くなればなるほど調理の開始時間が早くなり，調理後適切な温度での保温が必要とされる．提供時には，温かいメニューは温かく，冷たいメニューは冷たい状態でのサービスが基本となっているため，単品メニューなどは保温・保冷設備を設置して提供し，汁物，ソース類，あんかけ類，丼などの具材は直前に盛りつけるなど，適温サービスへの配慮が行われている．

　しかし，給食の喫食者単位での対応は，コスト面など課題の解決がむずかしく実施に至っていない．ただし，企業が海外から受け入れる社員などについては，異なる食習慣への配慮など個別対応を行っている．

3）給食関係調査

　当施設では，以前から喫食者のニーズを反映した給食を実施するために，「嗜好調査」などの調査を実施してきた．しかし，意見そのものが千差万別で，思うように活かしきれないことがあった．そこで，数年前から「モニター制度」を導入した．社内公募でモニターを募集し，3か月間喫食した給食（「味」，「分量」，「サービス」および「メニュー」など）についての意見を電子メールで提言してもらい，管理栄養士が分担し

てメールで返信するとともに給食の改善に活用することにした．

また，現実の給食に対する評価の方法としては，メニューの残食率［（生産食数−喫食数）÷生産数（％）］を常に意識して，翌日の生産量の調整などを行っている．

5 品質・調理管理業務

1）購　入

給食材料の指定納入業者に対する考え方が，従来の地元業者優先の指定から大きく変わってきた．その要因には，「冷蔵・冷凍」技術の発展に伴い，物流システムが全国ネットで展開されるようになってきたことがあげられる．また，納入業者は，同一食材料に対してコストや品質の維持管理とともに，不測の事態が発生した場合の対応策として2社以上を指定するようにしている．

（1）業者の選定基準

- 納入業者の信用度
    - ① 経営状況（資本金，売上高，取引銀行，取引先など）は良好か
    - ② 面談（職制のある人）
    - ③ 情報（取引先からの情報確認）
- 納入業者の衛生管理状況
    - ① 施設の視察（製造施設，保管設備の衛生管理状況）
    - ② 従業員の衛生管理への取り組み
- 安定供給力
    - ① 個々の状況への対応力があるか
        - 価格変動対応＝価格高騰時の代替対応
        - 発注量の変更＝前日変更が可能か
    - ② 情報力（新商品など）があるか

仮取引を1か月間くらい行い，実績をチェックしてから正式に取引契約を結ぶ．

指定業者決定決裁ルート（図1-7）に回すための起案（上記の内容を所定書類にまとめる）を行う．

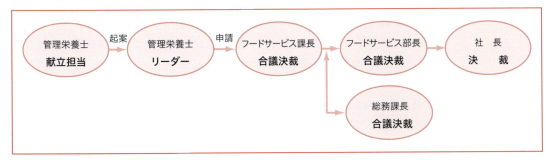

図1-7 ■指定業者の決定

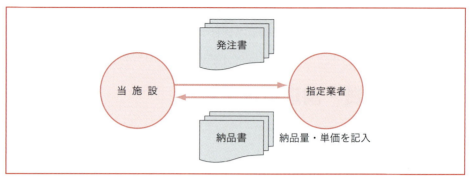

図 1-8 ■ 発注と納品

表 1-19 ■ 検収時のチェック項目（冷凍食品：記入例）

納品量	検収時間	鮮　度	異　物	品　温	賞味期限	対応処理	検収者
✓	6：30	✓	✓	−18.0	○○/9/10	✓	○○

発注書＝納品書のため，発注書を記録として保管をしている

（2） 給食材料の発注業務

給食材料の発注は，原則として献立の作成と同様に1週間単位で行っている．

発注は前述した「給食管理システム」により，打ち出された日付別・メニュー別・業者別発注書を指定納入業者に手渡すことによって行う．ただし，調味料などは，一定品目ごとに発注量を決めておき，随時ファクシミリによる発注を行っている．また，当施設では，この発注書が食材料を納品するときの，指定業者の「納品書」となる（**図 1-8**）．

なお，電算発行責任者および所属長（フードサービス課長）の検印のない発注書は正式な発注書とは認められない．

2）検　収

給食材料の納品は，生鮮・日配食材が「当日納品」，一方，乾物・缶詰・冷凍食品・調味料などは「前日納品」となっている．当日納品食材料は，朝食の提供のため午前6時から出勤している調理師が午前6時から8時のあいだに行い，前日納品食材料は通常業務の時間帯に管理栄養士が検収業務を行っている（**表 1-19**）．

納品後の食材料の保管は，以下のように行っている．

（1） 生鮮食品

① 精肉・蓄肉加工品，魚介類（切り身）・魚介加工品などは，検収時に自社容器に移し替え，専用の冷蔵庫に保管する．

② 野菜（カット野菜含む）などは，自社容器に移し替え，下処理室の専用棚に保管する．ただし，夕食に使用する野菜類は冷蔵保管とする．

（2） 冷凍食品

検収後，使用メニューを容器外に記入して，冷凍庫の棚に保管する．

(3) 調味料など

検収後段ボールなどから取り出し，最小容器単位で棚に保管する．ただし，先入れ・先出し（後入れ頭出し）を原則とするため，その容器ごとに仕入日を記入している．

3）調理作業の標準化

調理作業の各工程において，表 1-20, 21 に，その分担と作業項目，手順を示した．

表 1-20 ■ 調理業務の分担

炊飯グループ	パート社員 4 名
揚げ・焼きグループ	正社員（女）1 名＋パート社員 6 名
煮・炊きグループ	正社員（男）2 名＋パート社員 1 名
配膳準備グループ	パート社員 4 名
調味料準備グループ	正社員（女）1 名＋パート社員 1 名
特別メニューグループ	正社員（男）1 名＋管理栄養士 1 名
盛りつけ・配膳グループ	正社員（女）1 名＋パート社員 6 名

注）グループ業務（栄養士 1 名は厨房に入ってチェック）

4）大量調理の特徴

産業給食では，食数ベースで 1,000 食を超えると大量調理といわれる．実際に，3,000 食，5,000 食ともなると使用する調理機器なども異なる．経験的に 1,000 食前後が，メニューによっても使用する設備の選択がむずかしい分岐点である．大量調理であれば，限られた時間内で調理を確実に行うため，作業効率を優先的に考えなければならない．

また，機器だけでなく調理（加工）経費を考慮したときに，使用食材の選択も十分な検討の余地がある．最近，当施設では，野菜類の 90％はカット野菜を使用している．仕入れ先に，野菜の種類ごとに「大きさ」，「重量」および「形状」をコード化した一覧表を渡しておき，コードによる発注を行っている．ただし，加熱処理をしない葉物野菜（レタス，薬味ねぎなど）は，当施設で処理を行っている．

大量調理施設における調理は，魚や野菜では「煮くずれ」というむずかしさがある反面，「味＝うま味」については量に対する相乗効果がはっきり出てくる．

また，食数が多くなるとランチ皿など 1 つの皿にいくつもの料理を盛りつけて配膳しがちであるが，「食事は目で食べる」ことでもあり，個別盛りつけならびに直前盛りつけが支持される形態である．

5）検食とその活用

「検食」の意義として，仕入れた食材料の最終の「検品」という意味あいとともに，喫食者に提供する前段階での最終チェック業務ととらえている．

当施設では，管理栄養士のリーダーが食事を提供する 15 分前に，全種の「検食」を実施する．その結果，「異常」と判断されれば提供停止の措置をとり，「味の濃淡」，「温度」および「盛りつけ調整＝量」などは，時間の範囲内で調整を図っている．記録は，1 日の状況がわかる給食日誌に記入している．

表 1-21 ■ 調理工程における作業と手順

	作業項目	作業手順
下処理作業	作業者の手洗い	・液体石ケン手洗い →洗い流し（2回繰り返しが基本）→消毒液 →水洗い →ペーパータオル
	調理機器・調理台・器具の消毒	・アルコール噴霧による消毒
	原材料の消毒	・流水での水洗い →次亜塩素酸ナトリウム希釈液で殺菌 →流水ですすぎ洗い →水切り

注）野菜などの「下処理」とは，洗浄・殺菌・カットまでの作業工程をいう．

	作業項目	作業手順
加熱調理作業	交差汚染防止	・下処理した手，器具などからの2次汚染を防ぐ
	加熱確認	・中心温度計で75℃以上1分間の確認と記録（二枚貝などは85〜90℃で90秒）（デジタル温度計で測定する）
	盛りつけまでの冷・温蔵保存	・専用容器に移して冷蔵または保温設備で温蔵
盛りつけ作業	盛りつけ作業準備	・盛りつけに使用する器具の消毒状況の確認 ・調理済み食品が適正な温度で保存されているか確認 ・作業者の帽子，白衣などの服装点検 ・マスクの着用，作業前の手洗い，使い捨て手袋の着用
	盛りつけ作業	・サラダなどの生野菜と加熱処理された食材の接触をさける（加熱調理した料理は配膳時に盛りつける）
配膳作業	配膳者の心得	・喫食者に対して清潔で安全な給食を提供するための身だしなみを整える（ユニフォーム）
	対面配膳での注意	・喫食者と提供者および提供者同士での必要以外の会話は慎む ・喫食者の口が直接触れる食器の部分には，手を触れないように注意する
洗浄・保管作業	食器・器具の洗浄と保管	・下洗い →洗剤による洗浄 →すすぎ洗い（自動食器洗浄機による洗浄） ・食器消毒保管庫に収納，殺菌・消毒＋保管
	包丁・まな板の洗浄と保管	・下洗い →洗剤による洗浄 →すすぎ洗い（乾いたタオルで水滴を除去 →保管庫で紫外線殺菌）
	ふきん・タオル	・下洗い →洗剤による洗浄 →すすぎ洗い（100℃で5分間の煮沸消毒＋乾燥＋専用容器に保管）
廃棄物処理作業	残飯・残菜の処理	・厨房内で1次回収 →厨房外で養豚業者の容器に回収 取り扱い上の注意 廃棄物を処理するとき，白衣が汚染されないようにする 廃棄物を処理したあと，手洗いは確実に行う 廃棄物の保管場所は常に清掃し，害虫が発生しないように，定期的に駆除を行う

注）「食品リサイクル法」の対象企業となっていることから，基本的に養豚の飼料化で対応している．

6）給食運営委員会

　当施設は，グループ子会社ということもあって「給食」だけを単独で協議の対象にするのではなく，管轄子会社全体の運営状況について月例で定例会を開催し，その場で検討・協議を行っている（**表 1-22，23**）．

　議事録は，役員会および実務者定例会ともに，親会社ならびに子会社双方に配布される．

表 1-22 給食運営会社役員会（月例）

委託側（親会社）	受託側（子会社）
管轄部署　取締役	代表取締役
管轄部　　人事部長	他取締役
管　轄　　監査役	

注）この会では，会社全体の経営状況を中心に協議・検討される．

表 1-23 実務者定例会（月例）

委託側（親会社）	受託側（子会社）
所轄部署　厚生課長	担当事業部長
所轄部署　担当主事	担当課長
所轄部署　担当主任	※総務課長

注）この会では，具体的に給食運営上の「課題」＝メニュー変更，委託管理費額の改定，施設の修繕，喫食者からの意見などを中心に協議・検討される．

6 衛生管理の状況

　日常の「給食」業務にかかわる衛生管理は，「食品にかかわる衛生管理」，「調理する個人にかかわる衛生管理」および「施設および喫食する環境にかかわる衛生管理」がトライアングルに管理された状態が必要と考えている．また，「食中毒」など衛生事故は，発生させるもその発生を防止するも，「給食」に携わる「人」の対応がキーポイントになると考えている．

1) 食品に関する衛生管理

　食材料の衛生管理のポイントは，「食材料」を受け入れるときの検収にある．しかし，食材料の検収は，このときだけではなく調理開始時にも，食材料の「品質」の確認が必要である．というのは，受け入れの検収から調理までの保存が，冷蔵庫や冷凍庫で決められた温度で保存されていたかを確認するためである．当施設では，原則 1 日 3 回庫内温度の記録をするとともに，24 時間記録するタイマー温度計を設置している（夜中の従業員不在時にいつ故障したのか確認ができる）．また，調理中における加熱状況を確認するため「中心温度」の測定を行っている．大量調理施設衛生管理マニュアルに基づいて 3 回測定し，記録票にメニューごとの記録を行っている．

2) 調理従事者に関する衛生管理

　給食業務従事者の衛生管理のポイントは，定期健康診断や細菌検査など法的管理を除くと，基本的には個人の責任である．

● 上位者の役割

　給食業務従事者が肉体的・精神的に不調な状態では，作業上のミスが発生しやすくなる．上位者は，日々給食業務従事者の顔をみながら，「もしかしたら」と思ったとき，言葉による確認とともに「行動」もチェックすることが求められる．

　また，当施設は，前述したようにパート社員の雇用比率が高く，よりいっそう衛生管理教育が重要になっている．とくにパート社員には，言葉だけで理解させようとしても無理があり，「机上」および「現場」で状態・数値などを見せて主旨を理解させることが大切である．

　当施設では，年間をとおして計画的に行う教育と，環境条件により必要と判断され

た場合に随時行われる教育があり，給食業務従事者への衛生管理の習慣づけを図っている．教育計画（年間）は，
・上位者による教育（社内）
・衛生管理研修会（社内）
・外部講師を招いての講義（社内）
・外部研修への参加（社外）

などがある．また，毎年実施する衛生管理研修会は，取り引き先の業者にも同じ「研修」を受講させ，衛生管理に対する考え方のレベルを合わせるようにしている．

3）施設および喫食に関する衛生管理

施設・調理設備は，委託側から無償貸与されるが，使用上の維持管理は給食業務を受託する側の責任で行わなければならない．

（1）始業時・終業時
① 調理機器：始業運転時の異常音などの確認
② 使用水の残留塩素測定
井戸水のため3か月に1回，公的機関による「飲料水水質検査＝12項目」を実施．
③ 使用器具の熱湯・アルコール消毒

（2）作業中
① 厨房内および喫食ホールの温度管理，調理済みの食品の保存機器の温度管理
②「保存検食」の取り扱い
当日メニュー単位で管理栄養士が担当する．
・原材料…………材料ごとに50g以上を調理前にサンプリングする．
　　　　　　　・大葉など軽量なものは，1人分で行う．
　　　　　　　・米は実施しないが，「ごはん」の状態で対象とする．
・調理済みの料理…1人分をサンプリングする．

7　栄養指導

産業給食では，企業の経営環境により給食の位置づけや社員の健康指導への取り組み方などが大きく左右される．また，喫食する側の給食に対する考え方は，雑誌や新聞などメディアによる影響を強く受け，「健康」に対する関心がかなり高くなってきていると思われる．当施設では，時代により栄養指導の手法に工夫を行ってきた．

● 昭和40年代　〈直営〉

「食べさせる給食」．
食堂のホールの一角に「栄養相談室」を設置し，栄養士が個別的指導で対応．

● 昭和50年代　〈55年に準直営に移行〉

個別の栄養指導ではなく，すべての社員に対する意識啓発のほうが効果的と判断し，「食生活と成人病」と題した小冊子を栄養士が編集・配布．

● 昭和60年代

　小冊子は，「健康」を自負する人にはなかなか受け入れられなかったため，給食そのものを健康管理指導の媒体にしようと「ヘルシーメニュー」を導入した．併せて，利用者には，「週間献立とヘルスメモ」と題したヘルシー通信を発刊した．また，企業の健康管理センターに専属の栄養士が不在のため，委託先と共催して集団栄養指導（産業医＋保健師＋栄養士）を実施した．

　例◆リフレッシュ教室（肥満，高脂血症に対応）
　　　奥様健康教室（社員の妻を対象）

● 平成10年代

　企業の健康管理センターに専属の「管理栄養士」が配属されたため，社員に対する栄養指導は健康管理センターに一本化された．

● 現状

【健康管理センター】
・特定健康診査・特定保健指導に関する指導

【委託側＝健康管理センター】
・誕生月健康診断：栄養に関する講義
・訪問健康講座：管理栄養士，トレーナー，看護師が各職場を訪問して指導
・家庭の健康教室：産業医の講義＋管理栄養士の講義＋トレーナーの運動指導
・生活習慣改善運動「私の約束20XX」：2つの約束を選択し，3か月実行

【受託側＝給食運営会社】
・ヘルシーメニューの提供（栄養成分表示）による健康管理の啓発
・ヘルシー通信などによる「食」に関する情報の提供
・喫食場所での「食」，「栄養」および「健康」に関するアドバイスの実施

臨地・校外実習における学習課題とポイント（例）
産 業 給 食

学習の課題（項目）	学習のポイント
1. 給食部門職員の担当業務	
ⅰ 管理栄養士・栄養士	・管理栄養士・栄養士が担当する業務
ⅱ 調理従事者	・調理従事者の担当業務
ⅲ 監督者（主任・係長級）	・職員の監督と業務指導
ⅳ 管理者（課長級）	・運営管理と人事管理など
2. 栄養管理	
ⅰ 栄養基準量の設定	・「食事摂取基準」の活用
ⅱ 食品構成表の設定	・食品類別荷重平均成分表
ⅲ 献立作成	・予定献立表の作成方法
ⅳ 栄養出納・管理報告	・栄養出納表，報告書作成
3. 給食材料の購入	
ⅰ 業者選定と契約	・業者選定・契約の方法
ⅱ 発注	・発注書，発注実務
4. 給食材料の検収	
ⅰ 時期と職員	・実施時刻と担当職員
ⅱ 検収方法と記録	・検収実務と検収記録簿
ⅲ 給食材料の保管	・保管設備と温度管理
5. 衛生管理	
ⅰ 作業中の衛生管理	・加熱調理の温度測定
ⅱ 設備等の衛生管理	・始業時，終業時点検
ⅲ 職員の健康管理	・健康管理表と就業制限
6. 調理作業	
ⅰ 大量調理の特徴	・献立特性，調理機器など
ⅱ 作業の分担	・作業工程表，マニュアル
ⅲ 品質管理	・調理作業の標準化など
7. 施設・設備管理	
ⅰ 給食施設・調理機器	・施設のレイアウト
ⅱ 調理作業区域	・汚染・非汚染作業区域
8. 給食サービスの改善	
ⅰ 選択できる食事	・複数定食，カフェテリア
ⅱ 適温給食	・保温・保冷機器など
9. 給食関係調査	
ⅰ 嗜好調査	・調査票，結果票
ⅱ その他の調査	・食生活習慣調査など
10. 栄養指導	
ⅰ 栄養指導実務	・集団指導，個別指導
ⅱ 栄養指導媒体	・栄養メモ，ポスターなど

第 2 章

学校給食

総　論

1　学校給食の特徴

1）目　的

　学校給食は，学校給食法，夜間課程を置く高等学校における学校給食に関する法律ならびに特別支援学校の幼稚部および高等部における学校給食に関する法律に基づき，児童・生徒（一部幼児を含む）を対象として実施されている．学校給食法では，「学校給食が児童及び生徒の心身の健全な発達に資するものであり，かつ，児童及び生徒の食に関する正しい理解と適切な判断力を養う上で重要な役割を果たすものであることにかんがみ，学校給食及び学校給食を活用した食に関する指導の実施に関し必要な事項を定め，もって学校給食の普及充実及び学校における食育の推進を図ること」を学校給食の目的としている．

　また，学校給食法には，目的を達成するための目標として次の 7 項目が規定されている．

　① 適切な栄養の摂取による健康の保持増進を図ること．
　② 日常生活における食事について，正しい理解を深め，健全な食生活を営むことができる判断力を培い，および望ましい食習慣を養うこと．
　③ 学校生活を豊かにし，明るい社交性および協同の精神を養うこと．
　④ 食生活が自然の恩恵の上に成り立つものであることについての理解を深め，生命および自然を尊重する精神ならびに環境の保全に寄与する態度を養うこと．
　⑤ 食生活が食にかかわる人々のさまざまな活動に支えられていることについての理解を深め，勤労を重んずる態度を養うこと．
　⑥ わが国や各地域の優れた伝統的な食文化についての理解を深めること．
　⑦ 食料の生産，流通および消費について，正しい理解に導くこと．

　今日の学校給食は，学校教育法などの規定により教育活動の一環として取り扱われている．学校では「生きる力」の育成を目指した健康教育の充実が重要視され，学校給食は学校教育活動全体を通じた「食に関する指導」の中心となるものとされている．

2）重　要　性

　過去ほぼ 70 年にわたる医療の進歩や公衆衛生の充実とともに，栄養改善など食生活の充実が図られたことにより，児童・生徒の体位は著しく向上した．しかし，基礎体力や運動能力の低下，栄養の偏りおよび不規則な食生活などによる肥満，貧血および生活習慣病の低年齢化，さらに，集中力の欠如，各種生活体験の不足や人間関係の

希薄化などの課題が指摘されている．

　学校給食が対象とする児童・生徒は，心身の成長・発達が著しい時期であるとともに，望ましい食習慣を形成するためにも大切な時期である．学校給食は，生涯を通じた健康的な食生活のあり方を体得するために重要な役割を担っている．また，学校給食には，その実施を通じて家庭や地域社会，さらには国民の食生活改善に寄与するなどの特性がある．

2　学校給食の運営と現状

1）教育課程における位置づけ

　学校給食は，給食という生きた教材をとおして，望ましい食事のあり方や好ましい人間関係を体得し，学校生活を豊かなものにするために行われる教育活動の一環である．

2）運営上の位置づけ

　学校給食は，各自治体の教育委員会学務課保健給食係などが管理運営に当たっている．各学校では，教育委員会の管理のもとで校長を責任者とする学校給食運営委員会〔校長，教頭，教務主任，各学年代表教員，給食主任，学校給食栄養管理者（栄養教諭の場合は，給食主任を兼務することがある），事務職員，調理師代表〕により，給食の実施ならびに運営が行われている．

3）給食の形態

　学校給食は，学校給食法施行規則第1条において，3つの型が規定されている．

（1）完全給食
パンまたは米飯（これに準じる小麦粉食品，米加工品，その他の食品を含む）とミルクおよびおかずを組み合わせた給食．

（2）補食給食
完全給食以外の給食で，ミルクおよびおかずを組み合わせた給食（主食は持参）．

（3）ミルク給食
ミルクのみの給食（弁当を持参）．

4）調理方法

　学校給食の調理方法には，単独校調理方式と共同調理場方式とがある．

（1）単独校調理方式
自校調理方式ともよばれる．当該学校の敷地内に調理場があり，専任の調理従事者が自校の児童・生徒だけを対象に給食をつくる方式である．共同調理場方式との比較による長所・短所を以下に示す．

〈長　所〉　① 自校内の厨房設備で食事がつくられるため，教師や児童・生徒の給食

　　　　　　　　に対する関心が高い．
　　　　　　② 食教育や栄養教育について，栄養教諭や学校栄養職員である学校給食栄養管理者の指導が行いやすい．
　　〈短　所〉① 給食に関する事務の負担や調理作業の管理などに関する教職員の負担が大きい．
　　　　　　② 人件費や調理施設・設備費，諸経費などの負担が大きい．

　（2）共同調理場方式

　　学校給食センター方式ともよばれる．大量調理場において，数校から十数校分の調理を担当し，調理済みの料理を食缶に入れ，コンテナ車で各校へ配送する方式である．単独校調理方式との比較による長所・短所を以下に示す．

　　〈長　所〉① 食材料などの大量購入によるコストの低減が図られる．
　　　　　　② 味つけに学校差が生じない．
　　　　　　③ 各学校における事務や調理作業管理などの負担が小さい．
　　　　　　④ 各校の人件費や調理施設・設備費，諸経費などの負担が小さい．
　　〈短　所〉① 自校以外のところで食事がつくられるため，教師や児童・生徒の給食に対する関心がうすくなりやすい．
　　　　　　② 栄養教諭や学校栄養職員である学校給食栄養管理者による食教育・栄養指導が行いにくい．
　　　　　　③ 適温給食の実施がむずかしい．
　　　　　　④ コンテナ車の配送中の事故などにより，喫食時間に間に合わない場合がある．
　　　　　　⑤ 食中毒など衛生事故が発生した場合には，被害が広範囲に及ぶ恐れがある．

5）経営方法

　（1）直営方式

　　学校設置者に雇用された調理員によって給食が調製される従来からの方式である．

　（2）委託方式

　　国の行財政改革に伴い学校給食の合理化が求められ，一部業務の民間への委託が行われている．

　　単独校か共同調理場かで委託する部分に違いはあるが，委託業務は給食の調理，運搬，物資購入・管理，食器洗浄およびボイラー管理などであり，ほかの業務は従来どおり学校または教育委員会が行う方式である．徐々にではあるがこの方式が増加の傾向にある．

6）実施状況

　　文部科学省の調査による実施状況を次に示す．

　（1）小学校

　　ほぼ100％で実施率が高く，そのほとんどが完全給食である．

(2) 中学校
80％以上の実施で，完全給食の比率は70％以上である．

(3) 夜間定時制高等学校
約80％の実施で，完全給食の比率は50％以上である．

調理方式別に完全給食の実施状況を学校数でみると，小学校では単独校・共同調理場方式がともにほぼ50％であり，中学校では単独校調理方式が40％前後，共同調理場方式が60％前後である．

7) 特色ある給食

(1) 交流給食
同一学年内，異学年間，また全校合同の交流を図るなど，なごやかな雰囲気のなかで，好ましい人間関係や会食のマナーを学び，協力し合う責任と連帯感を養う取り組みである．

(2) 行事給食
学校行事，季節行事および誕生会などがある．

(3) 招待給食
担任以外の教職員などを招待し，交流を深める取り組みである．

(4) バイキング・カフェテリア給食
通常の給食の料理を基本にし，副食の品数を増やすなど内容を充実させて行う取り組みである．児童・生徒が主体的に選択して食べることをとおして，食事に関する自己管理能力を育むことを目指している．

そのほか，家庭や地域との連携を図る活動として，親子給食，試食会，お年寄りの招待給食などがある．

8) 食事環境

(1) 食堂
児童・生徒に望ましい給食を提供するためには，食事環境の工夫が大切である．空き教室を利用してのランチルームの設置や新校舎建設時に専用食堂を設置し，楽しい給食，食育などを行う場として活用している．

学校における食堂の保有状況は，小学校で約30％，中学校では約20％であり，これらの学校では食堂を活用した特色ある学校給食が実施されている．

(2) 食器具
食器具については，はしを使用している学校が全国でほぼ100％と高い．はし以外の使用状況は，スプーン（約70％），フォーク（約35％），先割れスプーン（約30％）である．

使用食器の材質別利用状況をみると，ポリプロピレン，陶磁器，ポリエチレンナフタレート，メラミン，ステンレス，ポリカーボネートなどである．

いずれにしても，児童・生徒の望ましい食習慣の形成に役立てるためには，料理形態に即した食器具の使用と安全性への配慮が望まれる．

9）給 食 費

　学校給食法第11条に，経費の負担区分が定められている．給食運営に必要な施設・設備費，修繕費，水・光熱費，人件費などは，学校設置者が負担する．児童・生徒の保護者が負担する学校給食費は，おもに食材料費である．給食費の決定は，各市町村ごとあるいは各学校ごとに定められる．なお，1食当たりの平均給食費は，下記の方式により求められる．

$$1食当たりの平均給食費 = \frac{平均月額 \times 11（給食実施月数）}{年間実施回数}$$

3　栄養・食事管理業務

1）学校給食実施基準の概要

　文部科学省は，2013（平成25）年4月1日に「学校給食実施基準」の一部改正を施行した．一部改正「学校給食実施基準」の概要は，次のとおりである．
　① 学校給食の実施の対象
　　　学校給食を実施する学校においては，当該学校に在学するすべての児童または生徒に対して実施されるものとする．
　② 学校給食の実施回数等
　　　学校給食は，年間を通じ，原則として毎週5回，授業日の昼食時に実施されるものとする．
　③ 児童生徒の個別の健康状態への配慮
　　　学校給食の実施に当たっては，児童または生徒個々の健康および生活活動などの実態ならびに地域の実情などに配慮するものとする．
　④ 学校給食に供する食物の栄養内容
　　　学校給食に供する食物の栄養内容の基準は，**表2-1**に掲げる「児童または生徒1人1回当たりの学校給食摂取基準」とする．

2）「学校給食摂取基準」の取り扱い

　2013（平成25）年4月1日施行の「学校給食実施基準」の一部改正の実施に当たり，文部科学省スポーツ・青少年局長は，「学校給食摂取基準」に照らし，適切な学校給食の実施を通達している．
　（1）「学校給食摂取基準」の概要
　　①「学校給食摂取基準」については，**表2-1**にそれぞれ掲げる基準による．
　　②「学校給食摂取基準」については，厚生労働省が定める「日本人の食事摂取基準（現在は2015年版）」を参考として，その考え方を踏まえるとともに，文部科学省が2007（平成19）年度に行った「児童生徒の食生活等実態調査」や，独立行政法人日本スポーツ振興センターが行った「平成19年度児童生徒の食

表 2-1　児童または生徒 1 人 1 回当たりの学校給食摂取基準

区　　分	基　準　値			
	児童 （6 歳〜7 歳） の場合	児童 （8 歳〜9 歳） の場合	児童 （10 歳〜11 歳） の場合	生徒 （12 歳〜14 歳） の場合
エネルギー　（kcal）	530	640	750	820
たんぱく質　　　（g） 　　範　囲※	20 16〜26	24 18〜32	28 22〜38	30 25〜40
脂　質　　　　　（％）	学校給食による摂取エネルギー全体の 25％〜30％			
ナトリウム　　　（g） （食塩相当量）	2 未満	2.5 未満	2.5 未満	3 未満
カルシウム　　（mg）	300	350	400	450
鉄　　　　　　（mg）	2	3	4	4
ビタミン A　（μgRAE）	150	170	200	300
ビタミン B_1　（mg）	0.3	0.4	0.5	0.5
ビタミン B_2　（mg）	0.4	0.4	0.5	0.6
ビタミン C　　（mg）	20	20	25	35
食物繊維　　　　（g）	4.0	5.0	6.0	6.5

注 1）表に掲げるもののほか，次に掲げるものについてもそれぞれ示した摂取について配慮すること．
　　　マグネシウム……児童（ 6 歳〜 7 歳） 70 mg，児童（ 8 歳〜 9 歳） 80 mg，
　　　　　　　　　　　児童（10 歳〜11 歳）110 mg，生徒（12 歳〜14 歳）140 mg
　　　亜　　　　鉛……児童（ 6 歳〜 7 歳） 2 mg，児童（ 8 歳〜 9 歳） 2 mg，
　　　　　　　　　　　児童（10 歳〜11 歳） 3 mg，生徒（12 歳〜14 歳） 3 mg
　2）この摂取基準は，全国的な平均値を示したものであるから，適用に当たっては，個々の健康および生活活動等の実態ならびに地域の実情等に十分配慮し，弾力的に運用すること．
※範　囲：示した値の内に納めることが望ましい範囲
（文部科学省，平成 25 年）

事状況等調査」などの結果を勘案し，児童および生徒の健康の増進および食育の推進を図るために，望ましい栄養量を算出したものである．したがって本基準は，児童生徒の 1 人 1 回当たりの全国的な平均値を示したものであるから，適用に当たっては，個々の児童生徒の健康状態および生活活動の実態，ならびに地域の実情などに十分配慮し，弾力的に適用する．

③「学校給食摂取基準」についての基本的な考え方は，次のとおりである．

・エネルギー

　「学校給食摂取基準」の推定エネルギー必要量の算定に当たっては，従来どおり児童生徒の標準体重などから求められる基礎代謝量と，身体活動レベルを用いて算出した 1 日の必要量の 33％とした．ただし，身体活動レベルについては，「平成 19 年度児童生徒の食事状況等調査」において得られた結果と「日本人の食事摂取基準（現在は 2015 年版）」に示される値が従来より減ったことを勘案し，従来は一律 1.75 であったものを児童（6〜7 歳）は 1.65，児童（8〜11 歳）および生徒（12〜14 歳）は 1.70 とした．

・たんぱく質

　従来「日本人の食事摂取基準（2005 年版）」の推奨量から「学校給食摂取基準」の基準値を設定していたが，ほとんどの児童生徒が推奨量を上回る

十分な量を摂取している実態から，推定エネルギー必要量に占めるたんぱく質の望ましい比率などを勘案し，推定エネルギー必要量の15%を「学校給食摂取基準」の基準値とし，範囲を12〜20%と設定した．

- 脂質

　脂質の過剰摂取は，肥満ならびに血中コレステロール値などの問題も指摘されており，将来の生活習慣病予防の観点から，脂質の基準値は，従来どおり推定エネルギー必要量に占める脂質の望ましい比率で示し，総エネルギー摂取量の25〜30%とした．

- ナトリウム（食塩相当量）

　ナトリウムについては，従来どおり「日本人の食事摂取基準（現在は2015年版）」の目標量の年齢ごとの平均の33%未満を基準値としている．

- カルシウム

　従来，「日本人の食事摂取基準（2005年版）」の目安量，目標量から「学校給食摂取基準」の基準値，目標量を設定していたが，「日本人の食事摂取基準（2010年版）」では推定平均必要量，推奨量に変更されたことを踏まえ，「学校給食摂取基準」については基準値のみを設定し，目標値は廃止した．

- 鉄

　鉄については，従来どおり「日本人の食事摂取基準（現在は2015年版）」の推奨量の33%とした．鉄の摂取は，家庭はもとより学校給食においても容易でないことから，学校給食においては献立の創意工夫を行い，摂取の確保に努める．

- ビタミン類

　ビタミンについては，基本的には「日本人の食事摂取基準（現在は2015年版）」の推奨量の33%とした．ただし，生徒においてはビタミンAの摂取量が不足している実態から，推奨量の33%から40%に基準値を変更するとともに，学校給食での過剰障害については問題となっていないことから，上限値を廃止した．また，従来どおりビタミンB_1およびビタミンB_2については，「日本人の食事摂取基準（現在は2015年版）」の40%とした．

- 食物繊維

　「日本人の食事摂取基準（2005年版）」では，18歳以上の目標量が10 g/1,000 kcalであったが，「日本人の食事摂取基準（現在は2015年版）」において8 g/1,000 kcal程度に変更されたことから，これに伴って「学校給食摂取基準」の基準値を変更した．

- マグネシウムおよび亜鉛

　従来どおりマグネシウムは，「日本人の食事摂取基準（現在は2015年版）」の推奨量の50%，亜鉛については33%を望ましい数値とした．

(2) 学校給食における食品構成について

　食品構成については，「学校給食摂取基準」を踏まえつつ多様な食品を適切に組み合わせて，食に関する指導や食事内容の充実を図る．また，各地域の実情や家庭にお

ける食生活の実態把握のうえ，日本型食生活の実践，わが国の伝統的な食文化の継承について十分配慮する．

さらに，「食事状況調査」によれば，学校給食のない日はカルシウム不足が顕著であり，カルシウム摂取に効果的である牛乳などについて使用に配慮する．なお，家庭の食事においてカルシウムの摂取が不足している地域にあっては，積極的に牛乳，調理用牛乳，乳製品および小魚などについての使用に配慮する．

(3) **学校給食の食事内容の充実などについて**
① 学校給食の食事内容については，学校における食育の推進を図る観点から，学級担任，栄養教諭などが給食時間はもとより，各教科などにおける食に関する指導に学校給食を活用した指導が行えるよう配慮する．
・献立に使用する食品や，献立のねらいを明確にした献立計画を示す．
・各教科などの食に関する指導と意図的に関連させた献立作成とする．
・地場産物や郷土に伝わる料理を積極的に取り入れ，児童生徒が郷土に関心を寄せる心を育むとともに，地域の食文化の継承につながるよう配慮する．
・児童生徒が学校給食をとおして，日常または将来の食事作りにつなげることができるよう，献立名や食品名が明確な献立作成に努める．
・食物アレルギーなどのある児童生徒には，校内において校長，学級主任，養護教諭，栄養教諭，学校栄養職員，学校医などによる指導体制を整備し，保護者や主治医との連携を図りつつ可能な限り，個々の児童生徒の状況に応じた対応に努める．なお，実施に当たっては，公益財団法人日本学校保健会で取りまとめられた「学校生活管理指導表（アレルギー疾患用）」および「学校のアレルギー疾患に対する取り組みガイドライン」を参考とする．
② 献立作成に当たっては，常に食品の組み合わせ，調理方法などの改善を図るとともに，児童生徒の嗜好の偏りをなくすよう配慮する．
・魅力あるおいしい給食となるよう，調理技術の向上に努める．
・食事は調理後できるだけ短時間に適温で提供する．調理に当たっては，衛生・安全に十分配慮する．
・家庭における日常の食生活の指標になるように配慮する．
③ 学校給食に使用する食品については，食品衛生法第11条第1項に基づく食品中の放射性物質の規格基準に適合しているものとする．
④ 食器具については，安全性が確保されたものであることとする．また，児童生徒の望ましい食習慣の形成に資するため，料理形態に即した食器具の使用に配慮するとともに，食文化の継承や地元で生産される食器具の使用に配慮する．
⑤ 喫食の場所については，食事にふさわしいものとなるよう改善工夫を行う．
⑥ 望ましい生活習慣を形成するため適度な運動，調和のとれた食事，十分な休養・睡眠という生活習慣全体を視野に入れた指導に配慮する．

(4) **特別支援学校における食事内容の改善について**
① 特別支援学校の児童生徒については，障害の種類と程度が多様であり，身体活動レベルもさまざまであることから，「学校給食摂取基準」の適用に当たっ

ては，個々の児童生徒の健康状態や生活活動の実態，地域の実情などに十分配慮し，弾力的に運用するとともに次の点に留意する．
- ・障害のある児童生徒が無理なく食べられるような献立および調理について十分配慮する．
- ・食に関する指導の教材として，障害に応じた効果的な教材となるよう創意工夫に努める．

② 特別支援学校における児童生徒に対する食事の管理については，家庭や寄宿舎における食生活や病院における食事と密接に関連していることから，学級担任，栄養教諭，学校栄養職員，養護教諭，学校医，主治医および保護者などの関係者が連携し，共通理解を図りながら，児童生徒の生活習慣全体を視野に入れた食事管理に努める．

4 衛生管理

1996（平成8）年度に「腸管出血性大腸菌O157」を原因とする食中毒が全国的に猛威をふるい，学校給食においては7,000余人の有病者と5人の死者を出すという大きな被害を出し，社会的に大きな問題となった．学校給食は，大量調理により食事の提供を行っているので，いったん食中毒など衛生事故を発生させると被害が大きくなる．学校給食が免疫力の弱い児童生徒を対象としていること，また，新種の食中毒菌やウイルスが加わってきたことなどから，より一層厳しい衛生管理が求められている．

このような状況のもとで文部科学省は，学校給食法の規定に基づく「学校給食衛生管理基準」を定め，2009（平成21）年3月31日付けで告示し，4月1日から施行された．「学校給食衛生管理基準」の要点は，以下のとおりである．

1）総　則

学校給食を実施する教育委員会などは，自らの責任においてHACCPの考え方に基づき単独調理場，共同調理場ならびに共同調理場からの受配校の施設および設備，食品の取り扱い，調理作業，衛生管理体制などについて実態把握に努め，問題がある場合には速やかに改善措置を図る．

2）学校給食施設・設備の整備および管理に係る衛生管理基準

（1）学校給食施設

① 学校給食施設は，衛生的な場所に設置し，食数に適した広さとする．また，随時施設の点検を行って状況の把握に努めるとともに，施設の新増築，改築，修理その他必要な措置を講じる．

② 学校給食施設は，表2-2に示す「学校給食施設の区分」に従って区分する．調理場は，二次汚染防止の観点から，汚染作業区域，非汚染作業区域およびその他の区域に部屋単位で区分する．ただし，洗浄室は別途区分する．また，検

表2-2　学校給食施設の区分

区　分			内　容
学校給食施設	調理場	作業区域 — 汚染作業区域	検　収　室—原材料の鮮度等の確認および根菜類等の処理を行う場所 食品の保管室—食品の保管場所 下　処　理　室—食品の選別，皮，洗浄等を行う場所 返却された食器・食缶等の搬入場
			洗浄室（機械，食器具類の洗浄・消毒前）
		作業区域 — 非汚染作業区域	調理室 　—食品の切裁等を行う場所 　—煮る，揚げる，焼く等の加熱調理を行う場所 　—加熱調理した食品の冷却等を行う場所 　—食品を食缶に配食する場所
			配膳室 食品・食缶の搬出場
			洗浄室（機械，食器具類の洗浄・消毒後）
	その他		更衣室，休憩室，調理員専用便所，前室等
			事務室等（学校給食調理員が通常，出入りしない区域）

（文部科学省：学校給食衛生管理基準，平成21年）

収，保管，下処理，調理および配膳の各作業区域ならびに更衣・休憩区域および前室に区分するよう努める．
③ ドライシステムを導入するよう努める．また，ドライシステムを導入していない調理場においてもドライ運用に努める．
④ 作業区域の外部に開放される箇所には，エアカーテンを備えるように努める．
⑤ 学校給食施設は，設計段階において保健所などの助言を受けるとともに，栄養教諭または学校栄養職員などの意見を取り入れて整備する．

(2) 学校給食設備
① 共通事項
・機械および機器については，可動式にするなど調理過程にあった作業動線となるよう配慮した配置とする．
・共同調理場においては，調理した食品を調理後2時間以内に給食できるようにするための配送車を必要台数確保する．
② 調理用の機械，機器，器具および容器
・食肉類，魚介類，卵，野菜類，果実類など食品の種類ごとにそれぞれ専用に，調理用の器具および容器を備える．また，それぞれの調理用の器具および容器は，下処理用，調理用，加熱調理済み食品用など調理の過程ごとに区別する．
・調理後の機械，機器，器具および容器は，洗浄および消毒ができる材質，構造であり，衛生的に保管できるものであること．また，食数に適した大きさと数量を備える．
③ シンク
・シンクは，食数に応じてゆとりのある大きさ，深さであること．また，下処

理室における加熱調理用食品，非加熱調理用食品および機器の洗浄に用いるシンクは，別々に設置するとともに三層式構造とする．
・調理室においては，食品用および器具などの洗浄用のシンクを共用しない．また，その他の用途のシンクについても相互汚染しないように努める．

④ 冷蔵および冷凍設備

冷蔵および冷凍設備は，必要に応じた広さがあるものを原材料用および調理用などに整備して共用を避ける．

⑤ 温度計および湿度計

調理場内の適切な温度および湿度管理のために，温度計および湿度計を備える．また，冷蔵庫・冷凍庫の内部および食器消毒庫などにも温度計を備える．

⑥ 廃棄物容器など
・ふた付きの廃棄物専用の容器を廃棄物の保管場所に備える．
・調理場には，ふた付きの残菜入れを備える．

(3) 学校給食施設および設備の衛生管理
① 学校給食施設および設備は，清潔で衛生的なものとする．
② 冷蔵庫，冷凍庫および食品の保管室は整理整頓しておく．
③ 調理場は換気を行い，温度は 25℃以下，湿度は 80％以下に保つように努める．

3) 調理の過程などにおける衛生管理基準

(1) 献立作成

① 献立作成は，学校給食施設および設備ならびに調理員などの能力に応じたものとするとともに，衛生的な作業工程および作業動線となるよう配慮する．
② 高温多湿の時期のなま物，和え物などについては，細菌の増殖などが起こらないように配慮する．
③ 統一献立（複数の学校で共通して使用する献立）を作成するに当たっては，食品の品質管理または確実な検収を行ううえで支障を来すことがないよう，一定の地域別または学校種別などの単位に分けることなどにより，適正な規模での作成に努める．

(2) 学校給食用食品の購入

① 共通事項

食品の購入に当たっては，食品選定のための委員会を設けるなどにより，栄養教諭ならびに学校栄養職員の意見を尊重する．

② 食品納入業者

原材料および加工食品について，食品納入業者などが定期的に実施する微生物および理化学検査の結果などを提供させる．検査の結果で原材料として不適と判断した場合には，食品納入業者の変更など適切な措置を講じる．

③ 食品の選定

有害もしくは不必要な着色料，保存料，漂白剤，発色剤などの食品添加物が添加された食品，または内容表示，消費期限および賞味期限ならびに製造

業者などの名称および所在地，使用原材料名および保存方法が明らかでない食品については使用しない．また，可能な限り使用原材料の原産国についての記述がある食品を選定する．

(3) 食品の検収・保管など

① 検収は，検収責任者が食品の納入に立ち会い，品名，数量，納品時間，納入業者名，品質，鮮度，包装容器の状況，異物混入および異臭，製造年月日，消費期限または賞味期限などについて点検を行い記録する．また，納入業者が受配校に直接納入する食品の検収は，共同調理場および受配校において適切に分担して実施するとともにその結果を記録する．

② 食肉類や魚介類など生鮮食品は，原則として当日搬入するとともに1回で使い切る量を購入する．また，当日搬入できない場合には，冷蔵庫で適切に温度管理するなど衛生管理に留意する．

③ 食品は，検収室において搬送容器から専用の容器に移し替え，下処理室および保管室に搬送容器やダンボールなどを持ち込まない．また，食品が直接床面に接触しないよう検収室に床面から60 cm以上の高さの置台を設ける．

④ 食品を保管する場合は，食肉類，魚介類，野菜類など食品の分類ごとに区分して，専用の容器で保管するなどにより原材料の相互汚染を防ぎ，衛生的な管理を行う．また，「学校給食用食品の原材料，製品等の保存基準」に従い，棚または冷蔵・冷凍設備に保管する（**表 2-3**）．

表 2-3 学校給食用食品の原材料，製品等の保存基準

食品名	保存温度
牛乳	10℃以下
固形油脂	10℃以下
種実類	15℃以下
豆腐	冷蔵
魚介類　鮮魚介	5℃以下
魚介類　魚肉ソーセージ，魚肉ハム及び特殊包装かまぼこ	10℃以下
魚介類　冷凍魚肉ねり製品	−15℃以下
食肉類　食肉	10℃以下
食肉類　冷凍食肉（細切した食肉を凍結させたもので容器包装に入れたもの）	−15℃以下
食肉類　食肉製品	10℃以下
食肉類　冷凍食肉製品	−15℃以下
卵類　殻付卵	10℃以下
卵類　液卵	8℃以下
卵類　凍結卵	−15℃以下
乳製品類　バター	10℃以下
乳製品類　チーズ	15℃以下
乳製品類　クリーム	10℃以下
生鮮果実・野菜類	10℃前後
冷凍食品	−15℃以下

（文部科学省：学校給食衛生管理基準，平成21年）

（4）調理過程

① 共通事項

- 給食は，原則として前日調理を行わず，すべてその日に学校給食調理場で調理し，生で食す野菜類と果実類を除き加熱処理したものを給食する．また，加熱処理する食品は，中心部温度計を用いるなどにより中心部が75℃で1分間以上（二枚貝などノロウイルス汚染の恐れがある食品の場合は85～90℃で90秒以上），またはこれと同等以上の温度まで加熱されていることを確認し，その温度と時間を記録する．
- 野菜類の使用は，二次汚染防止の観点から原則として加熱調理を行う．
- 和え物やサラダなどは，各食品を調理後速やかに冷却機などで冷却を行ったうえで，冷却後の二次汚染に注意して冷蔵庫に保管するなど適切な温度管理を行う．また，和える時間を配食の直前にするなど調理から給食まで時間の短縮を図る．
- マヨネーズは，学校給食施設では作らない．

② 二次汚染の防止

- 献立ごとに調理作業の手順，時間および担当者を示した調理作業工程表ならびに食品の動線を示した作業動線図を作成する．また，調理作業工程表および作業動線図は，作業前に確認してから作業に当たる．
- 調理場における食品および調理用の器具・容器は，床面から60 cm以上の高さの置台の上に置く．
- 食肉，魚介類および卵は，専用の容器，調理用の機器および器具を使用し，他の食品への二次汚染を防止する．
- 調理作業中の食品ならびに調理用の機械，機器，器具および容器の汚染防止の徹底を図る．また，包丁およびまな板類は，食品別および処理別の使い分けの徹底を図る．
- 加熱調理した食品を一時保存する場合または調理終了後の食品は，衛生的な容器にふたをして保存するなど衛生的な取り扱いにより，他からの二次汚染を防止する．
- 調理終了後の食品は，素手で触らない．
- 調理作業時には，ふきんを使用しない．

③ 食品の適切な温度管理など

- 原材料の適切な温度管理を行い鮮度を保つ．また，冷蔵保管および冷凍保管する必要のある食品は，常温で放置しない．
- 加熱後冷却する必要がある食品は，冷却機などを用いて温度を下げて調理用冷蔵庫で保管し，食中毒菌などの発育至適温度帯での時間を可能な限り短くする．
- 調理後の食品は，適切な温度管理を行い，調理後2時間以内に給食できるように努める．また，配食の時間を毎日記録する．
- 加熱調理食品にトッピングする非加熱調理食品は，衛生的に保管し，トッピ

ング後給食までの時間が極力短くなるようにする．

4）衛生管理体制に係る衛生管理基準

(1) 衛生管理体制
① 学校給食調理場においては，栄養教諭または学校栄養職員を衛生管理責任者と定める．ただし，栄養教諭などがいない場合は，調理師資格を有する学校給食調理員などから衛生管理責任者を定める．
② 衛生管理責任者は，施設および設備の衛生，食品の衛生および学校給食調理員の衛生の日常管理などに当たる．また，調理過程における下処理，調理，配送などの作業工程を分析し，各工程において清潔，迅速に加熱および冷却調理が適切に行われているかを確認し，その結果を記録する．
③ 校長または共同調理場の長は，学校給食の衛生管理について注意を払い，学校給食関係者に対して衛生管理の徹底を図るよう注意を促し，学校給食の安全な実施に配慮する．
④ 校長または共同調理場の長は，栄養教諭または学校栄養職員の指導および助言が円滑に実施されるよう，関係職員の意志疎通などに配慮する．
⑤ 教育委員会などは，栄養教諭または学校栄養職員の衛生管理に関する専門性の向上を図るため，新規採用時および経験年数に応じた研修，その他の研修の機会が確保されるように努める．
⑥ 教育委員会などは，学校給食調理員を対象とした研修の機会が確保されるように努める．また，非常勤職員なども含め可能な限り全員が等しく研修を受講できるように配慮する．

(2) 学校給食従事者の衛生管理
① 学校給食従事者は，身体，衣服を清潔に保つ．
② 調理・配食に当たっては，せき，くしゃみ，髪の毛などが食器，食品などに付かないよう，専用で清潔な調理衣，エプロン，マスク，帽子および履物などを着用する．
③ 作業区域用の調理衣や履物を着用したまま便所に入らない．
④ 作業開始前，用便後，汚染作業区域から非汚染作業区域に移動する前，食肉類，魚介類，卵，調理前の野菜類等に触れた後，他の食品，器具などに触れる前に，手指の洗浄および消毒を行う．

(3) 学校給食従事者の健康管理
① 学校給食従事者については，日常的な健康状態の点検を行うとともに年1回健康診断を行う．また，当該健康診断を含め年3回定期的に健康状態を把握することが望ましい．
② 検便は，赤痢菌，サルモネラ属菌，腸管出血性大腸菌血清型O157，その他必要な細菌などについて，毎月2回以上実施する．
③ 学校給食従事者の下痢，発熱，腹痛，嘔吐，化膿性疾患および手指等の外傷などの有無等，健康状態を毎日個人ごとに把握する．また，感染症予防法に規

定する感染症またはその疑いがある場合には，医療機関を受診させ感染性疾患の有無を確認し，その指示を励行させる．さらに，化膿性疾患が手指にある場合には，調理作業への従事を禁止する．

④ ノロウイルスを原因とする感染性疾患による症状と診断された学校給食従事者は，高感度の検便検査においてノロウイルスを保有していないことが確認されるまでの間，食品に直接触れる調理作業を控えさせるなど適切な処置をとる．

(4) 食中毒の集団発生時の措置

① 教育委員会や学校医，保健所などに連絡するとともに，患者の措置に万全を期す．また，二次汚染の防止に努める．

② 学校医および保健所などと相談のうえ医療機関を受診させるとともに，給食の停止，当該児童生徒の出席停止および必要に応じて臨時休業，消毒その他の事後措置の計画を立て，これに基づいて食中毒の拡大防止の措置を講じる．

③ 保護者に対しては，できるだけ速やかに患者の集団発生の状況を周知し，協力を求める．その際，プライバシーなど人権の侵害がないように配慮する．

5 学校給食栄養管理者

1) 配　置

従来，学校給食の栄養に関する専門的事項をつかさどる職員として，学校給食法第5条の3において「栄養士法の規定による栄養士の免許を有する者で，学校給食の実施に必要な知識または経験を有する者」である学校栄養職員が規定されていた．

2004（平成16）年，教育職員免許法に栄養教諭が規定されたことを受け，学校給食法第5条の3は次のように改正され，「学校給食の栄養に関する専門的事項をつかさどる職員は，教育職員免許法に規定する栄養教諭の免許状を有する者または栄養士法の規定による栄養士の免許を有する者で，学校給食の実施に必要な知識もしくは経験を有する者」である学校給食栄養管理者が規定された．

将来的には，栄養教諭である学校給食栄養管理者が学校給食の専門的事項をつかさどると思われるが，当分の間は栄養士である学校給食栄養管理者が同様の業務に従事することになる．なお，学校給食法では「学校給食栄養管理者」に改められたが，栄養教諭への移行前の栄養士の職名は，「学校栄養職員」として取り扱われている．

学校給食栄養管理者の配置は，基準が法令によって規定されている．定数の標準については，1974（昭和49）年以降，逐次改善され増員がなされてきた．

配置状況を調理方式別にみると，単独校調理方式の小学校では約2校に1人，中学校では約2校に1人，共同調理場方式では1つの施設に1.5人程度の割合で配置されている．現在，学校給食栄養管理者のいない学校については，近隣校の学校給食栄養管理者または教育委員会の学校給食栄養管理者が巡回指導で対応している．今後，食教育や健康教育・栄養教育の充実を図るためには，各学校への栄養教諭の配置が望まれる．

2) 職務内容

　文部科学省の示す「学校栄養職員の職務内容」および「栄養教諭の職務内容（例）」を次にあげる．この職務内容をもとに，学校および共同調理場の運営において，学校給食栄養管理者の専門性が十分に発揮されることが望まれる．

● 学校栄養職員の職務内容

（学校給食に関する基本計画への参画）
- 学校給食に関する基本計画の策定に参画する．
- 学校給食の実施に関する組織に参画する．

（栄養管理）
- 学校給食摂取基準に基づき，食品構成および献立を作成する．
- 学校給食の調理，配食および施設・設備等に関し，指導，助言を行う．

（学校給食指導）
- 望ましい食生活に関し，専門的立場から担任教諭等を補佐して，児童・生徒に対して集団または個別の指導を行う．
- 学校給食を通じて，家庭および地域との連携を推進するための各種事業の策定および実施に参画する．

（衛生管理）
- 調理従事員の衛生，施設・設備の衛生および食品衛生の適正を期するため，日常の点検および指導，助言を行う．

（検食等）
- 学校給食の安全と食事内容の向上を期するため，検食の実施および検査用保存食の管理を行う．

（物資管理）
- 学校給食用物資の選定，購入，検収および保管に参画する．

（調査・研究等）
- 学校給食の食事内容および児童・生徒の食生活の改善に資するため，必要な調査・研究を行う．
- その他，学校給食の栄養に関する専門的事項の処理に当たり，指導，助言または協力する．

● 栄養教諭の職務内容（例）

（食に関する指導）
① 児童生徒への個別的な相談・指導（カウンセラーとしての職務）
- 偏食傾向，強い痩身願望，肥満傾向，食物アレルギーおよびスポーツを行う児童生徒に対する個別の指導
- 保護者に対する個別相談
- 主治医，学校医，病院の管理栄養士などとの連携・調整
- アレルギーやその他の疾病をもつ児童生徒用の献立作成および料理教室の実施

② 児童生徒への教科・特別活動などにおける教育指導（ティーチャーとしての職務）

- ・学級活動および給食時間における指導
- ・教科および総合的な学習の時間における学級担任や教科担任と連携した指導
- ・給食放送指導，配膳指導，あと片づけ指導
- ・児童生徒集会，委員会活動，クラブ活動における指導
- ・指導案作成，教材・資料作成

③ 食に関する指導の連携・調整（コーディネーターとしての職務）

〈校内における連携・調整〉
- ・児童生徒の食生活の実態把握
- ・食に関する指導（給食指導を含む）年間指導計画策定への参画
- ・学級担任，養護教諭などとの連携・調整
- ・研究授業の企画立案，校内研修への参加
- ・給食主任など校務分掌の担当，職員会議への出席

〈家庭・地域との連携・調整〉
- ・給食だよりの発行
- ・試食会，親子料理教室，招待給食の企画立案，実施
- ・地域の栄養士会，生産者団体，PTAなどとの連携・調整

(学校給食管理)

① 給食基本計画への参画
- ・学校給食の基本計画の策定，学校給食委員会への参画

② 栄養管理
- ・給食摂取基準量および食品構成に配慮した献立の作成，献立会議への参画・運営
- ・食事状況調査，嗜好調査，残食調査などの実施

③ 衛生管理
- ・作業工程表の作成および作業動線図の作成・確認
- ・物資検収，水質調査，温度チェック・記録の確認
- ・調理員の健康観察，チェックリスト記入
- ・「学校給食衛生管理の基準」に定める衛生管理責任者としての業務
- ・学校保健委員会などへの参画

④ 検食・保存食など
- ・検食・保存食の採取，管理，記録

⑤ 調理指導その他
- ・調理および配食に関する指導
- ・物資選定委員会などへの出席，食品購入に関する事務，在庫確認，整理，産地別使用量の記録
- ・諸帳票の記入，作成
- ・施設，設備の維持管理

上記のほか，教員として研修への参加および学校運営に携わることが考えられる．

施設事例　A 施設

1　施設の概要

　本校は，人口 50 万人規模の東京都特別区内に立地している小学校で，当区内には小学校 54 校および中学校 23 校の計 77 校の区立小・中学校がある．区立の小・中学校では，すべて単独校調理方式による給食を行っている．本校に通学する児童は少なく，区内でも小規模校に属している．給食施設は古く，1985（昭和 60）年に改修が行われて以来，ウエット仕様で調理業務が実施されている．

　本校が立地している地域は，大規模な商店街に隣接し，2 本の幹線道路にはさまれている．都心部へのアクセスに恵まれているため，マンションの建設が近年盛んに行われている．周辺の環境としては，きわめて緑が少ない地域である．このために総合学習の時間には，「緑から学ぶ」を目的として「緑のカーテン」に取り組んでいる．

　大都市に立地する小学校にも共通して，保護者の学校に対する期待は非常に高く，学校給食にも広範な関心が寄せられている．

　本校の喫食者の状況を**表 2-4** に示す．

表 2-4　A 施設の喫食者数

全校児童	215 人	低学年（1・2 年生）　62 人 中学年（3・4 年生）　60 人 高学年（5・6 年生）　93 人
教職員	24 人	

2　給食の運営形態と関連組織

1）給食に関する基本的な考え方

（1）学校給食の意義

　児童は，身体的にも精神的にも急速に成長する時期にあり，栄養のバランスがとれた望ましい食生活をすることで，日々の健康な生活の基礎を築く大切なときである．

　この時期に，生涯をとおしての健康な食生活に関する理解を深めさせ，健康について考えていく姿勢を培うことが，学校給食の重要な役割と考えて運営に当たっている．

　また，食育基本法には，地域の特色を生かした学校給食の実施が明記され，「実際の食事」という生きた教材としての役割が増大している．正しい食事のあり方や好ましい人間関係の体得，食文化や食料の生産などに対する理解を深めることをねらいとして行われる教育活動の一環となっている．

● 学校給食における配慮事項
① 望ましい食事のあり方を理解し，望ましい食習慣を養う「食習慣の基礎・基本」
② 健康づくりを主体的に行う能力を育てる「自己管理能力の育成」
③ 食事をとおして人間関係を深める「社会性の育成」
④ 食料生産の苦労がわかり，食べ物を大切にする態度を育む「道徳性の育成」

(2) 学校給食をとおした指導の内容
① 楽しく会食する
・食事マナーを身につけ，気持ちよく会食することができる．
・さまざまな人々との会食をとおして人間関係を深める．
② 健康によい食事のとり方
・食品の種類や働きがわかり，栄養バランスのとれた食事の仕方がわかる．
・日常の食事の大切さがわかり，健康によい食事の仕方を身につける．
③ 食事と安全・衛生
・安全や衛生に留意して食事をとり，食事の準備や片づけがきちんとできる．
④ 食事環境の整備
・協力して，運搬や配膳が安全にできる．
・食事にふさわしい環境を整え，ゆとりある落ちついた雰囲気で食事ができる．
・献立にふさわしい盛りつけができる．
⑤ 食事と文化
・日本人の伝統的な食生活の根幹である米飯を中心とする和食に関心をもち，食べ方を身につけ，地域で培われた食文化を体験し郷土への関心を深める．
・食料の生産，流通，消費について理解する．
⑥ 勤労と感謝
・自然の恵みと勤労の大切さを知り，感謝の気持ちをもって食事ができる．
・みんなで協力して自主的に責任をもち，活動することができる．

2) 給食の運営形態

給食の提供方式は，自校の給食施設で調理を行う単独校調理方式である．給食の調理は，受託給食会社に委託して行う運営形態が採用されている．献立の作成をはじめとする給食管理業務は，常勤の学校給食栄養管理者によって行われている．

3) 関連組織

区の教育委員会には，適正な給食運営にかかわる諸問題を協議するために，次のような機関が設けられている．
学校給食運営協議会：地区の学校給食に関する諸問題を協議する．
中学校給食事務連絡会：中学校の給食運営に関する諸問題を協議する．
小学校給食物資購入運営協議会：小学校における食材の共同購入に関し協議する組織で，常務委員会，献立作成部会，物資調査部会から構成されている．
本校における給食関係組織は，次のように位置づけられている．

(1) 教育課程における位置づけ

運営上の組織は，校長，副校長，主幹のもとに給食部が位置づけられている（**図2-1**）．

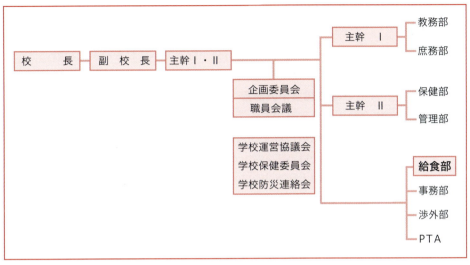

図2-1 ■ 給食部の位置づけ

(2) 給食運営上の位置づけ

給食部門の組織および担当は，企画・運営，事務管理，発注，人員報告・変更届，衛生管理，交流部会の各組織により分担されている（**図2-2**）．

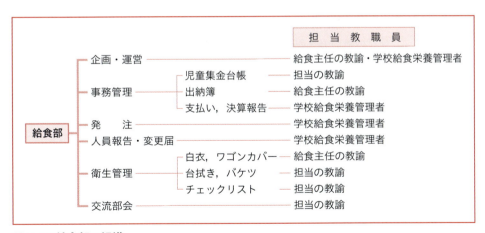

図2-2 ■ 給食部の組織

(3) 管理栄養士・栄養士の担当業務

学校の教育目標に従って，学校給食が生きた教材としての目的を達成するために，管理栄養士・栄養士の専門性を生かして，教育委員会と連携しながら給食の計画，実施および評価の各過程が順調に行われるよう気を配り，各業務の合理的な推進に努めている．

施設事例　**63**

具体的には，児童の栄養，健康および発育を支援するために，教育的に配慮した献立を作成し，安全な材料の選定や発注，調理の指示，衛生管理，適正な給食会計の執行，配食などの給食指導，栄養出納や各種報告および残菜調査など，多岐にわたる業務を計画的に遂行している．

4）研究，研修および自己啓発

本校を所管する区の教育委員会が行っているおもな研究活動には，次のようなものがある．

（1） 小学校給食研究部会
〈構　成〉　給食部長である学校長，給食主任，学校給食栄養管理者
〈内　容〉　学校給食および食に関する指導の充実を中心に，年間計画を立てて研究活動を行っている．学校給食指導の手引き「たのしい給食」，学習指導案集「食事の大切さを知ろう」を編集し，地域内小学校で活用している．

（2） 中学校教育研究会給食部会
〈構　成〉　学校給食栄養管理者
〈内　容〉　学校給食および食に関する指導の充実を中心に研究活動を行っている．「給食指導資料集」の編集や，栄養・給食管理用パソコンソフトを開発し参考献立の作成などを行い，地域内中学校で導入・活用している．

（3） 学校栄養士会
〈構　成〉　学校給食栄養管理者および教育委員会所属の管理栄養士・栄養士
〈内　容〉　学校給食の向上に寄与することを目的に，年間計画を立てて会員相互のグループ研究を行っている．

（4） 調理業務従事者の研修，自己啓発支援
食材の扱い方と調理技術，衛生管理，調理機器や備品の管理，本人の健康管理などについて，教育委員会が計画的に研修を実施している．また，自主的な研究会により自己研鑽が行われている．

3　施設・設備

本校の給食施設は，1年生から6年生まで全児童のクラスが入っている校舎の1階北東部，教職員室の近くに設置されている．本校給食施設の特色には，すべての児童のクラスと給食室が同じ校舎内に設置されていることがある．

給食室は，古い施設を使用しているためウエット仕様である．このために，食中毒など衛生事故の防止を目指し，調理済みの給食が給食室から搬出されるまでの午前中の作業は，ドライ運用によって行われている．ドライ運用の実施方法は，当区教育委員会が作成した「学校給食調理ドライ運用の手引き」に基づき，水や食材を給食室の床に落とさない状態で調理作業を行っている．ウエット仕様の給食室をドライ運用するために，調理器具の改善など調理作業環境の改善が図られてきた．

4 栄養・食事管理業務

1）栄養基準量の設定

文部科学省から示される「児童または生徒1人1回当たりの学校給食摂取基準」に準じて，当区教育委員会において設定している．

2）食品構成の作成

食品構成の作成に当たっては，学校給食摂取基準をふまえつつ，多様な食品を適切に組み合わせて，食に関する指導や食事内容の充実を図る．また，各地域の実情や家庭における食生活の実態を把握のうえ，日本型食生活の実践，わが国の伝統的な食文化の継承について十分配慮することとされている．

本校を所管する区においては，教育委員会が中心となって，前年度の区内小・中学校における食品の摂取状況などを考慮して，当該年度に用いる食品構成を年度当初に作成している．

3）献立作成と献立表

本校が所属する区立の小学校では，共同献立による学校給食を実施している．献立作成の手順は，次のようになっている．

予定献立原案作成 ⇨ 献立作成部会 ⇨ 献立決定 ⇨ 実施献立伺い

（1）予定献立原案作成

献立原案は，地区内小学校の学校給食栄養管理者が当番を決めて，2か月分の原案を立て，全学校給食栄養管理者および教育委員会配属の管理栄養士・栄養士による検討会議を開き，予定献立原案を決定している．

（2）献立作成部会

この部会は，予定献立原案を担当した管理栄養士・栄養士をはじめとする全学校給食栄養管理者，給食主任および調理員の代表，教育委員会配属の管理栄養士・栄養士が出席する．予定献立原案について，食材の構成，調理工程，盛りつけおよび食育など，多角的な観点から検討・討議を行い，予定献立（案）を決定する．

（3）予定献立表の決定と配布

決定した予定献立（案）に，献立名，材料名，1人当たり分量，エネルギーおよびたんぱく質量を記載して予定献立表（表2-5）を作成し，教育委員会事務局内で決裁ののち，区内の各校へ配布される．

（4）実施献立伺い

学校給食栄養管理者は，教育委員会から配布された予定献立表に基づいて，実施献立伺い，予定価格表（表2-6），1か月の予定献立一覧表および予定献立表1か月分をひと綴りにして，給食主任，副校長，学校長に提出し実施の承認を受ける．

各児童の家庭には，配布献立表（表2-7）を作成して配布する．

表 2-5 ■ 予定献立表（例）

○○年○月○日　　○曜日

献立名	共同区分	材料名	1人当たり(g)	注文量(kg)	切り方	単価(円)	金額(円)	給食実施人員（名）		
カリカリ梅ごはん・牛乳・まぐろのあずま煮・煮浸し	共	学校給食用米	70					児童生徒	教職員	合　計
	共	酒	1					低		
	共	塩	0.1					中		
	共	カリカリ梅干し	4					高		
	共	ちりめんじゃこ	1		からいり			換算人員		
	共	白ごま	1		からいり			低＋（中×1.1）＋（（高＋職員）×1.2）		
										名
	共	牛乳	206					記録及び反省等		
								（気温　　　℃）		
		めかじき	60					検食状況		
	共	酒	1							
		しょうが	1					検食者名		
	共	しょうゆ	1.5					残量状況		
	共	でんぷん	4							
		油	3					●カリカリ梅ごはん　カリカリ梅は刻み（普及会）のものを使用してください．　●まぐろのあずま煮　①魚はしょうが汁と酒，しょうゆに漬けておき，でんぷんをつけて揚げる．　②たれをつくり，①をからめる．　●煮浸し　糸こんにゃくから煮て味をしみ込ませ，順番に煮る．		
	共	しょうゆ	3							
	共	酒	1							
	共	三温糖	1.5							
	共	みりん	1							
		水	10							
	共	白ごま	2							
		糸こんにゃく	15							
		キャベツ	40							
		青菜	20							
		にんじん	10							
		しめじ	10							
		油揚げ	5							
	共	砂糖	3							
	共	しょうゆ	4							
	共	塩	0.3							
	共	削り節	0.5							
		水	5							

欠勤者氏名	
エネルギー	607 kcal
たんぱく質	26.4 g
予定経費（消費税込）	289.96
実施経費　A	
消費税　B（A×0.05）	
合計　（A＋B）	円

表 2-6 予定価格表（例）

食品名	kg 単価（円）	食品名	kg 単価（円）	食品名	kg 単価（円）
豚上（ロース）	1,300	油揚げ	1,600	長ねぎ	533
豚中（もも）	1,100	生揚げ	600	ごぼう	650
豚並（かた）	900	こんにゃく	400	もやし	150
豚ひき肉	900	しらたき	400	だいこん	190
鶏肉	1,000	糸こんにゃく	1,150	パセリ	2,150
ベーコン	1,800	なす	500	れんこん	500
ハム	2,300	さやいんげん	1,000	セロリー	425
ウインナー	2,000	絹さや	2,000	にんにく	800
牛肉	3,000	かぼちゃ	350	しょうが	400
牛ひき肉	3,000	トマト	400	にら	600
卵	260	たまねぎ	153	ピーマン	550
鮭（40 g）	80	にんじん	315	ブロッコリー	596
白身魚（50 g）	75	青菜	658	グリーンアスパラガス	1,200
魚切り身（40 g）	63	はくさい	160	チンゲンサイ	400
むきえび	1,200	じゃがいも	190	しめじ	1,300
いか	1,300	さといも	475	えのきたけ	615
えび	1,200	さつまいも	350	りんご	400
つみれ	1,100	キャベツ	153	果物	35
豆腐	400	きゅうり	375	鳥がら	180

4）給食関係事務

（1） 栄養出納と栄養報告

栄養出納は，実施献立から食品分類別の摂取量と経費および給食実人員などを記入する．1か月分をまとめ，児童1人1回当たり平均栄養摂取量，食品分類別平均摂取量および，1食当たりの単価を算出し，区の教育委員会へ提出する．

（2） 食数把握

当年度における児童ならびに教職員の転出入を調べ，給食対象者数を確認する．

また，学期初め，月初めにも児童・教職員数の確認を行う．その後の変更については，クラス担任からの人数変更届に基づいて食数の訂正を行う．

（3） 給食会計関係事務

学校給食では，食材料などの購入に要する経費を保護者の負担によりまかなっている．学校長の権限において執行するものであり，公費に準じた取り扱いが必要である．したがって，厳正な事務執行のために，次のような事務内容により運営している．

なお，発注，支払い，給食費の集金などの事務を，給食主任，学級担任，事務職員および学校給食栄養管理者などが分担して行っている．

① 会計係：金銭出納簿，預金通帳の管理，給食費納入状況の管理などを行い，給食終了後に決算書を作成する．

② 物資係：食材の発注，支払い関係書類の作成および調味料などの物資管理を行う．

③ 検収係：検収は複数の職員により行う．納品書，注文書により品名，産地，規格，数量等を確認する．

④ 会計監査：給食関係者以外の者2名以上が担当し，そのうち1名以上は保護

表 2-7 ■ 配布用献立表（例）

○○年○月献立表　　　　　　　　　　○○○小学校

日	曜	こんだて	材料名 熱や力になるもの	からだのもとを作るもの	体の調子を整えるもの	栄養量（中学年） エネルギー（kcal）	たんぱく質（g）
2	金	カレーライス／オレンジポンチ	こめ、じゃがいも、こむぎこ、油、バター	ぶた肉、チーズ、牛乳	玉ねぎ、にんじん、りんご、みかん缶、パイン缶、おうとう缶（やさい88g）	711	20.1
5	月	とり肉とキムチのごはん／わかめスープ、くだもの	こめ、油、ごま、じゃがいも	とり肉、ぶた肉、とうふ、わかめ、牛乳	にんじん、ごぼう、さやいんげん、キムチ、たけのこ、もやし、しいたけ、長ねぎ、青な、くだもの（やさい108g）	622	21.0
6	火	五目かけうどん／いもけんぴ、くだもの	うどん、油、さつまいも、さとう、水あめ、ごま	ぶた肉、油あげ、わかめ、牛乳	玉ねぎ、青な、にんじん、キャベツ、長ねぎ、しいたけ、くだもの（やさい101g）	631	20.0
7	水	きびごはん、ひじきふりかけ／豆腐の中華煮、くだもの	こめ、きび、ごま、油、さとう、でんぷん	ひじき、ぶた肉、とうふ、牛乳	しいたけ、たけのこ、にんじん、長ねぎ、チンゲンサイ、くだもの（やさい78g）	665	27.4
8	木	レーズンサンド／魚の包み揚げ／野菜サラダ	パン、マーガリン、こむぎこ、春まきのかわ、油、さとう	めかじき、チーズ、牛乳	ほうれんそう、キャベツ、にんじん、コーン、青な（やさい102g）	655	25.7
9	金	海鮮寿司、手巻きのり／きのこけんちん汁、くだもの	こめ、さとう、ごま、こんにゃく、油	えび、いか、かに、油あげ、のり、ぶた肉、とうふ、牛乳	にんじん、たけのこ、しいたけ、かんぴょう、さやいんげん、えのきだけ、しめじ、だいこん、青な、くだもの（やさい104g）	623	26.1
12	月	ロールトースト／かぼちゃのクリームスープ／くだもの	パン、じゃがいも、油、バター、こむぎこ、生クリーム	ウィンナー、チーズ、ベーコン、豆乳、牛乳	かぼちゃ、玉ねぎ、コーン、パセリ、くだもの（やさい86g）	658	25.2
13	火	カリカリうめごはん／ししゃもの素焼き／五目肉じゃが	こめ、むぎ、ごま、さとう、じゃがいも、こんにゃく	ししゃも、ぶた肉、油あげ、牛乳	うめぼし、玉ねぎ、たけのこ、にんじん、さやいんげん（やさい70g）	637	24.6
14	水	ガーリックトースト／ポークビーンズ、くだもの	パン、マーガリン、油、じゃがいも、さとう	ぶた肉、だいず、牛乳	パセリ、セロリ、玉ねぎ、にんじん、トマト、くだもの（やさい79g）	618	24.0
15	木	秋の香りごはん／魚の三味焼き、和風サラダ	こめ、さつまいも、油、さとう、ごま	とり肉、油あげ、えび、魚、みそ、わかめ、牛乳	にんじん、しいたけ、しめじ、長ねぎ、キャベツ、きゅうり、だいこん（やさい116g）	664	28.7
☺ 16	金	五目冷麺／お月見だんご、くだもの	スパゲッティ、油、さとう、ごま、しらたま	とうふ、きなこ、牛乳	キャベツ、もやし、にんじん、さやいんげん、くだもの（やさい68g）	631	22.8
20	火	バーカーロールパン／大豆とじゃこのコロッケ／チンゲンサイスープ	パン、油、じゃがいも、こむぎこ、パンこ	ぶた肉、じゃこ、だいず、たまご、とり肉	長ねぎ、にんじん、キャベツ、しいたけ、チンゲンサイ、もやし、たけのこ（やさい131g）	713	30.6
21	水	中華風炊き込みごはん／さばの韓国風焼き／ナムル	こめ、さとう、ごま	やきぶた、さくらえび、さば、牛乳	しいたけ、たけのこ、にんじん、長ねぎ、キャベツ、にら、もやし（やさい117g）	621	28.4
22	木	シーフードスパゲッティ／さつま芋とじゃが芋のチーズ焼き／フルーツヨーグルトかけ	スパゲッティ、油、さつまいも、じゃがいも、バター	いか、えび、ベーコン、チーズ、ヨーグルト、牛乳	玉ねぎ、にんじん、マッシュルーム、ピーマン、トマト、パセリ、おうとう缶、パイン缶、みかん缶（やさい117g）	621	26.8
26	月	セルフ照り焼きバーガー／ミネストラスープ、くだもの	パン、油、でんぷん	とり肉、ベーコン、白いんげん、牛乳	キャベツ、玉ねぎ、にんじん、トマト、パセリ、くだもの（やさい106g）	622	26.2
27	火	カレーうどん／いがぐり揚げ、くだもの	うどん、でんぷん、さつまいも、さとう、バター、くり、こむぎこ、そうめん、油	とり肉、なると、豆乳、たまご、牛乳	玉ねぎ、にんじん、長ねぎ、青な、くだもの（やさい75g）	646	19.6
28	水	さんまごはん／いものこ汁、くだもの	こめ、でんぷん、油、さとう、さといも、さつまいも	さんま、とうふ、みそ、牛乳	だいこん、にんじん、青な、長ねぎ、くだもの（やさい70g）	691	23.3
29	木	ココアパン／スパニッシュオムレツ／コーンスープ	パン、油、じゃがいも、バター	ベーコン、たまご、とり肉、豆乳、牛乳	玉ねぎ、ピーマン、トマト、にんじん、コーン、パセリ（やさい114g）	671	27.8
30	金	チリビーンズライス／フレンチサラダ	こめ、油、さとう	ぶた肉、だいず、牛乳	セロリ、玉ねぎ、にんじん、マッシュルーム、トマト、キャベツ、ブロッコリー（やさい179g）	658	23.9

☺は、行事食です。

◆○月の指導目標◆
◎給食指導：すききらいしないで食べる じょうぶな子
◎栄養指導：朝食の大切さを知ろう

区分	エネルギー（kcal） 低学年（1・2年）	中学年（3・4年）	高学年（5・6年）	たんぱく質（g） 低学年（1・2年）	中学年（3・4年）	高学年（5・6年）
○月分平均	566	651	755	21.6	24.9	28.8
栄養基準量	570	650	750	20.0	22.0	26.0

※学校行事等の関係で献立を変更することがあります。

者，残りは給食関係職員以外の学校職員とする．

（4） 給食費の算定

予定価格表をもとに1食単価を求め，これに年間給食回数を乗じ，11か月（8月を除く）で除して1か月分の給食費とする．

これを式に示すと次のようになる．

$$1か月分の給食費 = \frac{1食単価 \times 年間給食回数}{11か月}$$

（年間給食回数：195回）

1食単価の算出は，食品構成の各食品について前年度の平均購入価格を乗じて1食価格を出し，予想上昇率（前々年度からみた上昇率をもとに）を乗じて算出する．

（5） コンピュータの活用

給食管理事務，献立作成事務，栄養指導関係事務などにコンピュータソフトを活用し，正確，迅速，合理的で多様な業務の遂行に努めている．

現在は，献立一覧表，調理室手配表，月間栄養報告書，月間摂取量一覧表，発注書，摂取量／PFCグラフ，食品構成グラフの作成などに活用している．

また，毎日の献立の実際をみることができるように，ホームページによる情報の提供も行っている．

5） 献立，食材の特徴

昭和50年代に，学校給食に米飯が導入されたころから当区内では，「手づくりの給食をつくろう」という気運が高まった．食材は，食品添加物や農薬を極力使用しないものとし，だし汁は削り節や鳥がらからとるなど，加工品やインスタント製品および化学調味料を使わないようにしている．

献立は，四季折々の季節感を大切にしながら，さまざまな食文化に触れる料理を取り入れている．さんまやいわしの煮物および豆類など子どもたちが苦手にしているメニューでも，食べて欲しい料理や家庭でもつくって欲しい料理，食文化として継承していきたい料理などは，おいしく食べられるように工夫して組み入れるようにしている．

調理法では，衛生管理の観点から，たとえば生野菜の使用を禁止し，ドレッシングは中心温度を75℃以上に加熱してから別出しとする．おはぎやいなりずしなど人の手を介する度合いが多く，出来上がりから2時間以内の喫食が確保しにくい料理は用いないなどの配慮を行っている．

6） 給食の提供状況

（1） 給食時の流れ

机をグループにする ⇒ 手洗いをし，ナフキンを敷く ⇒ 静かに座って待つ ⇒ トレーを持って並び，給食当番から盛りつけてもらう ⇒ 食事をする ⇒ 片づけ ⇒ 食休み

（2） 給食当番

担任は，当番の子どもたちの健康状態を確認する．

当番は，清潔な白衣に着替えてから手を洗い，食事の準備のための各仕事を行う．配膳の前には，再度ていねいに手を洗う．

当番のおもな仕事は，配膳台を拭く，ワゴン室からワゴンを運ぶ，役割を決めて配膳する，食後の片づけをしてワゴン室にワゴンを返すなどである．白衣は，金曜日に持ち帰って洗濯し，月曜日に持参し専用ロッカーに保管する．

（3） 配膳・食事

- ワゴンを取りに行くときは，先生が一緒についていく．スープ類は熱いので気をつける．
- 体調が悪いとき以外は，残さず食べることを原則とし，盛りつけは1人分の基本の量を盛りつける．とくに低学年で量の調整をするときは，なるべく半分以上は食べるように指導する．また，児童同士でおかずや果物などのやりとりはしない．
- 時間内に食べられなかった場合は，遅くとも昼休みには片づけが終わるようにする．
- 牛乳は体調が悪いとき以外は，残さないで飲むようする．

（4） 後片づけ

- 食器やお盆には食べ物や汁を残さないで，きれいにして返すようにする．
- 牛乳のキャップなどは，配布してあるビニール袋に入れ，燃えないゴミに捨てる．
- 食器はていねいに取り扱い，割れてしまったら，どのお皿が何枚割れたかを管理栄養士・栄養士に口頭で伝える．

（5） ランチルームの給食指導

- ランチルームでは，テーブルごとの配膳をしている．たとえば，ご飯はジャー，汁物は鍋など．
- 盛りつけた後に残ったご飯・汁物・おかず類は，それぞれジャーや鍋などに入れて，おかわり用に後ろのテーブルに置いておく．
- 各テーブルのしゃもじ・お玉類は，まとめておく．

7）給食の改善，工夫

（1） ランチルームでの食事

当区内では，ランチルームを計画的に設置し，食事環境が整ったなかでの会食をとおして配膳の仕方やマナーを身につけるなど社会性の育成に努めている．また，地域の高齢者や家族を招待して，心の交流を深めながらお客様の招待の仕方などを学ぶふれあい給食，異学年がペアで食事する交流給食など，多様で豊かな給食活動が展開されるようランチルームの整備を進めている．

（2） 選択できる食事

選択できる給食は，自分で選ぶという楽しみをとおして，健康づくりを主体的に行う自己管理能力を育むことを目的に行っている．その形態には次のようなものがある．

● バイキング給食

主食，主菜，副菜，デザートをそれぞれ大皿に盛りつけて配食し，児童がその場で適量を取る．

● カフェテリア給食

主食，主菜，副菜，デザートをすべて数種類ずつ調製し，1人分ごと皿に盛りつけて用意し，児童が組み合わせを選択する．

● リザーブ給食

主食，主菜，副菜，デザートのすべてについて数種類ずつ献立を作成し，児童が事前にそれぞれ1種類の献立を予約しておく．

● セレクト給食

主食，主菜，副菜，デザートのどれか1～2品につき2～3種類を用意し，児童がそれぞれ1種類を選択する．

(3) さまざまな給食活動

● リクエスト給食

児童が組織する給食委員会で，学年ごとに好きな給食献立のアンケートをとり，希望上位のメニューを献立に加える．

● 給食試食会

保護者を招いて試食を行い，給食に対する理解を深め，意見を聞く機会としている．

(4) 個人対応の実施状況

食物アレルギーの児童の給食については，事前に予定献立表を保護者に知らせるとともに，給食の範囲において除去や代替材料での対応を行っている．

8) 給食関係調査

毎年，テーマや対象を設定して児童の給食に対するニーズなどの実態把握に努め，給食の改善および栄養・食生活の指導に生かしている．

(1) 嗜好調査

食材の嗜好調査を行ったところ，次のような結果が得られた（**表 2-8**）．

表 2-8 ■ 嗜好調査の結果

順位	好きな食べ物	順位	きらいな食べ物
1位	肉	1位	ゴーヤ
2位	いちご	2位	トマト
3位	トマト	3位	きのこ
4位	メロン	4位	ピーマン
5位	魚	5位	しいたけ
	みかん	6位	なす
7位	ぶどう	7位	豆
	なし		魚
9位	りんご	9位	梅干し
	ゴーヤ		パセリ
	きゅうり		
	卵		

(2) 食習慣調査

当区では，児童の体力向上の推進を目的に保健・食育指導の参考とするため，食生活に関する調査が行われている．本校においては，5年生を対象に，朝食についてアンケート調査を行った．「毎日朝食を食べている」児童は88.4％，「ときどき食べない」が10.5％，「ほとんど食べない」が1.1％であった．食べない理由としては，「おなかがすいていない」が50％，「食べる時間がない」が40％，「好きなものがない」が5％，「めんどう」が5％であった．給食だよりや学級活動をとおして父母や児童に実態を伝えるとともに，朝食の大切さを考える学習につなげている．

5 品質・調理管理業務

1）購入および物資管理

本校では，生鮮食品以外の食品は，地区内の小学校と共同購入を行っている．

(1) 物資および業者の選定と契約

納入業者の選定に当たっては，学校長，副校長，給食主任および学校給食栄養管理者などからなる業者選定会議を開催し，次の点について十分な検討を行い，適切な業者の選定を行っている．

① 物資の取り扱いが安全で衛生的である．
② 良質な物資を安定して供給できる．
③ 適正な価格で納入できる．
④ 1品目につき複数の業者を選定する．
⑤ 生鮮食品（肉，魚，野菜）や豆腐などは，地元業者を優先して選定する．

業者選定会議の結果に基づき，学校長の決裁により納入業者を決定し，契約を行っている．

(2) 共同購入

物資の選定は，学校給食栄養管理者，給食主任および給食調理職員の各代表，教育委員会所属の管理栄養士・栄養士からなる物資調査部会において行っている．決定後，常務委員会の承認を経て，共同物資運営協議会長（校長会会長）名で契約を行っている．

(3) 発注業務

食品材料の発注に当たっては，商店別に注文書（**表2-9**）を作成し，発行している．牛乳については，学校給食用牛乳注文書を直接工場に発送している．

表 2-9 注文書（例）

　　　　　　　　　　　　　　　　　　　　　　　　　　　　　年　　月　　日

_____殿　　　以下のとおり注文いたします．

　TEL _____　　　　　　　　　　　　　　　学校 _____
　FAX _____　　　　　　　　　　　　　　　栄養士 _____

納品日	品　名	規　格	数量 / 単位	使用日	備　考
9/2（火）	カレー粉		0.08 kg	○○/09/02	小1缶
	トマトケチャップ		5.00 kg	○○/09/02	1号缶　2缶
	ガラムマサラ		0.01 kg	○○/09/02	
9/3（水）	洋辛子		0.01 kg	○○/09/03	
9/4（木）	乾めん		5.00 kg	○○/09/04	
	中厚けずり		0.10 kg	○○/09/04	
	砂糖		2.30 kg	○○/09/04	1袋
9/5（金）	白ごま		1.40 kg	○○/09/05	
9/8（月）	ピザチーズ		1.00 kg	○○/09/08	
9/9（火）	カリカリ梅干し		0.53 kg	○○/09/09	
	三温糖		0.10 kg	○○/09/09	
9/11（木）	たけのこ水煮		5.00 kg	○○/09/11	
9/12（金）	赤みそ（甘）		1.00 kg	○○/09/12	
	ごま油		0.88 kg	○○/09/12	1本
9/16（火）	白菜キムチ		1.00 kg	○○/09/16	
9/17（水）	洋辛子		0.01 kg	○○/09/17	
9/18（木）	三温糖		0.30 kg	○○/09/18	1袋
9/22（月）	酒		200.00 g	○○/09/22	1本
	みりん		0.40 kg	○○/09/22	1本
	中厚けずり		0.20 kg	○○/09/22	
9/24（水）	白みそ（辛）		1.00 kg	○○/09/24	
	赤みそ（甘）		1.00 kg	○○/09/24	
9/25（木）	トマトピューレ		1.00 kg	○○/09/25	
	カレー粉		0.01 kg	○○/09/25	小1缶
	パプリカ		0.03 kg	○○/09/25	
9/26（金）	白麦		1.00 kg	○○/09/26	
	赤みそ（甘）		1.00 kg	○○/09/26	
9/29（月）	洋辛子		0.02 kg	○○/09/29	
9/30（火）	中厚けずり		0.10 kg	○○/09/30	

施設事例

表2-10 ■ 食品検収および保存記録表

検収月日　　年　　月　　日　　　　　　　　　　　　　　　　　　　　　　　　　　　学校

納品時間	業者名	食品名 (生鮮品は区別する)	発注量単位 (納品量)	品質	鮮度	納品状況	異物 異臭	品温 (℃)	1. 製造業者名　2. 所在地 3. 生産地	1. 消費期限　2. 賞味期限 3. 製造年月日　4. ロットNo. ○をつけて年月日、ロットNo. 記入	検収者名	保存	保存食採取者名	採取時間	備考
：				良・不良	良・不良	良・不良	無・良		1. 2. 3.	1・2 3・4　年　月　日 ロットNo.		要・不要		：	
：				良・不良	良・不良	良・不良	無・良		1. 2. 3.	1・2 3・4　年　月　日 ロットNo.		要・不要		：	
：				良・不良	良・不良	良・不良	無・良		1. 2. 3.	1・2 3・4　年　月　日 ロットNo.		要・不要		：	
：				良・不良	良・不良	良・不良	無・良		1. 2. 3.	1・2 3・4　年　月　日 ロットNo.		要・不要		：	
：				良・不良	良・不良	良・不良	無・良		1. 2. 3.	1・2 3・4　年　月　日 ロットNo.		要・不要		：	
：				良・不良	良・不良	良・不良	無・良		1. 2. 3.	1・2 3・4　年　月　日 ロットNo.		要・不要		：	
：				良・不良	良・不良	良・不良	無・良		1. 2. 3.	1・2 3・4　年　月　日 ロットNo.		要・不要		：	
：				良・不良	良・不良	良・不良	無・良		1. 2. 3.	1・2 3・4　年　月　日 ロットNo.		要・不要		：	
：				良・不良	良・不良	良・不良	無・良		1. 2. 3.	1・2 3・4　年　月　日 ロットNo.		要・不要		：	
：				良・不良	良・不良	良・不良	無・良		1. 2. 3.	1・2 3・4　年　月　日 ロットNo.		要・不要		：	
：				良・不良	良・不良	良・不良	無・良		1. 2. 3.	1・2 3・4　年　月　日 ロットNo.		要・不要		：	
：				良・不良	良・不良	良・不良	無・良		1. 2. 3.	1・2 3・4　年　月　日 ロットNo.		要・不要		：	

保存食廃棄記録

廃棄日	廃棄時間	廃棄者
月　日	：	

記入方法
1. 納品状況は、箱・袋の汚れ・破れ、その他包装容器等の状況を確認
　　品質・鮮度・納品状況・異物異臭に関しては不良の場合は備考欄に状況や対応を記入すること
2. 製造業者名、所在地、生産地を記入すること　3. ロットはバーコードの切り取り可能　4. 原材料でロットが違う場合は、ロットごとに保存する

2）検　　収

　検収は，当区教育委員会が定める衛生管理基準に基づき，業者名，品質，数量，産地などを注文書により確認し，内容表示，消費期限，品質保持期限（賞味期限）についても確認ののち，食品検収および保存記録表（**表 2-10**）に記録し保存する．その際，食品が床面に接触しないように実施するとともに，事故防止のため複数の職員で行っている．検収終了後，保存可能な食品については，受払表に記帳し，在庫状況を明らかにしている．

3）検　　食

　でき上がった料理は，児童に提供する前に給食責任者である校長が，食事の栄養的な量と質，衛生，味つけおよび盛りつけなどを点検し，その結果を検食簿に記録を行っている（**表 2-11**）．

表 2-11 ■検食簿

　　　　　年　　　　　　　　　　　　　　　　　　　　　　　　　　　　　　　　　学校

月日（ ）	時間 ：	盛りつけ・見ばえ	適　・　不適	総評・意見	
		味つけ	適　・　不適		
		分量	多い・適量・少ない		検食者 確認印
		異味・異臭・異物	無　・　有		
月日（ ）	時間 ：	盛りつけ・見ばえ	適　・　不適	総評・意見	
		味つけ	適　・　不適		
		分量	多い・適量・少ない		検食者 確認印
		異味・異臭・異物	無　・　有		
月日（ ）	時間 ：	盛りつけ・見ばえ	適　・　不適	総評・意見	
		味つけ	適　・　不適		
		分量	多い・適量・少ない		検食者 確認印
		異味・異臭・異物	無　・　有		
月日（ ）	時間 ：	盛りつけ・見ばえ	適　・　不適	総評・意見	
		味つけ	適　・　不適		
		分量	多い・適量・少ない		検食者 確認印
		異味・異臭・異物	無　・　有		
月日（ ）	時間 ：	盛りつけ・見ばえ	適　・　不適	総評・意見	
		味つけ	適　・　不適		
		分量	多い・適量・少ない		検食者 確認印
		異味・異臭・異物	無　・　有		

注）書式については献立表を生かして検食簿を兼ねるなど，調整してよい．

4) 廃棄物処理作業

ごみの減量化，再利用を進めるために廃棄物は，生ごみ，可燃，不燃および資源ごみ（ビン，缶）に分別して計量し，収集，運搬，処分を業者に委託している．

なお，生ごみについては，堆肥化され再利用が図られている．

6 衛生・安全管理の状況

文部科学省から示された「学校給食衛生管理の基準」に準じ，食品の衛生管理，調理作業中の衛生管理，調理作業時間の管理，施設設備の衛生管理などについて，当区の教育委員会が衛生管理基準を作成している．本校では，これに基づいて食中毒など衛生事故の発生防止に努めている．

当区では，給食室のドライシステム化，調理作業のドライ運用を推進している．本校の給食室は，ウエット仕様ではあるがドライ運用を実践する施設となっている．

● 保存検食の取り扱い

保存検食は，原材料および調理済み食品ごとに 50 g 程度ずつ清潔な容器に取り，密閉して，−20℃以下で 2 週間の保存を行っている．原材料は，洗浄，消毒を行う前の購入した状態で保存している．

7 栄養指導および食育の推進

近年，食生活を取り巻く社会環境が大きく変化し，食行動の多様化が進むなか，朝食の欠食，カルシウム不足や脂肪の過剰摂取など偏った栄養摂取，肥満傾向の増加，生活習慣病の若年化など食に関する健康問題が引き起こされている．家庭だけでなく，学校や地域が連携して食に関する指導の充実を図ることが求められている．各学校では，担任，専科の教諭，学校給食栄養管理者などの連携により，子どもの「生きる力」を育み，健康教育を推進するためのさまざまな食育が行われている．関係職員で十分な話し合いを行い，それぞれの役割を明確にして，効果的な取り組みをすることが大切である．

当区では，食育推進事業として区内で生産された農作物や，区と交流のある生産地の食材を学校給食に取り入れている．生産者の顔が見える安心・安全な食材を使用し，児童・生徒の食に対する興味・関心を深めることを目的に食育を推進している．

本校では，「総合的な学習の時間」に稲づくりや外国の食文化など「食」に関連するテーマを取り上げて学習を行っている．たとえば 2 年生では，グリンピースやそら豆のさやむきを体験させ，それを給食に使用するなど担任などの教職員と，学校給食栄養管理者が連携して「食」の教育に取り組んでいる．児童の授業感想文には，「食」を実感する喜びが綴られていた．

1）給食・栄養指導計画の作成と進め方

　本校における給食・栄養指導，食育推進事業は，毎月の目標，標語，指導内容を明確にした年間計画を作成して実施している（**表 2-12**）．

　学級活動における指導は，関係教員と十分な打ち合わせを行い，指導を行う対象学年，クラス，児童数，指導者名，主題，主題設定の理由，ねらい，展開および評価方法などを設定して実施している．

2）給食だより

　給食だよりは，児童や保護者に対する学校給食栄養管理者や給食室からのメッセージである．テーマを決めて情報を収集し，伝えたい事柄を整理し，しっかりと読んでもらえるように書き方を工夫し，定期的に発行している（**図 2-3**）．

表 2-12　小学校における「食に関する指導」の全体計画

児童の実態	学校教育目標	
食生活実態調査の結果，平成19年全国調査に比べて「起床・就寝時間が遅く」「朝食を毎日食べる」児童の割合が低かった．また，高学年になるに従って「23時過ぎの就寝」の割合が高くなる．このことから健全な生活のリズムの確立と食の自立が危ぶまれている．	○明るくじょうぶな子 ○進んでやりぬく子 ○なかよく助け合う子 ◎正しく判断できる子	・食育基本法 　（食育推進基本計画） ・学校指導要領 ・○○区健康づくり21計画 　（○○区食育推進計画） ・○○の教育ビジョン ・○○学び支援プラン

健康教育の目標
　心と体の健康づくりを推進し，粘り強くたくましく生きる強い意志と体力の向上を図り，健康安全の保持増進に努める

めざす児童像
○食と生活リズムの大切さを知り，「早寝」，「早起き」，「朝ご飯」が継続的に実践できる．
○心身の成長や健康の保持増進するために，望ましい栄養や食事のとり方を理解し，三食バランスよく食べる．
○家族や友達との楽しい食事を通して，豊かな心と望ましい人間関係をつくることができる．

食に関する指導の目標
　生涯にわたって健康で生き生きとした生活を送ることをめざし，児童一人一人が正しい食事のあり方や望ましい食習慣を身につけ，食事を通じて自らの健康管理ができるようにする．また，楽しい食事や給食活動を通じて，豊かな心を育成し社会性を涵養する．
　○食事と体の健康の関係に関心をもち，健康な体作りのために食べものが重要な役割を果たしていることを理解し，望ましい食生活を身につける．＜体の健康＞
　○一緒に食べるということや，食事のための諸活動を通じて，好ましい人間関係を育成し，思いやりや感謝の心を育む．＜心の育成＞
　○日本古来の食事のよさを知り，諸外国の文化や歴史にも触れる．＜社会性の涵養＞
　○自分の食生活を見つめ直し，望ましい食習慣を続けていこうとする意欲と実践力をもつ．＜自己管理能力＞
　○実のなる植物の栽培を通して，地産地消の考えに気づき，足元の自然を大切にして環境をよりよくしようとする態度を育む．＜環境＞

表2-12 ■つづき

	学期	1学期	2学期	3学期
特別活動	学級活動	・給食の約束　・歯の健康 ・生活のリズムを整えよう ・夏の健康な生活	・すききらいをしないで食べよう ・食べ物のはたらきを知ろう ・食べ物と健康について知ろう	・風邪の予防 ・食生活を見直そう ・骨をじょうぶにしよう
	学校行事	・発育測定　・遠足 ・移動教室	・運動会　・移動教室 ・展覧会	・修了式 ・卒業式
	児童会活動	・青空給食	・運動会	・6年生を送る会
		・給食広報委員会（リクエスト給食，各種アンケートなど）		

	学年	1年	2年	3年	4年	5年	6年
教科との関連	国語	大きなかぶ	さけが大きくなるまで	どちらが生たまごでしょう 白菜ぎしぎし	一つの花		
	社会			まちの人々のしごと くらしのうつりかわり	住みよいくらし 東京の特産物を知ろう	米作りのさかんな庄内平野 水産業のさかんな静岡県	米づくりのむら
	理科			春の自然にとびだそう	季節と生き物	植物の発芽と成長 人のたんじょう	動物のからだの働き 人と環境
	生活	がっこうだいすき 野菜のさやむき	野菜をそだてよう 野菜のさやむき				
	家庭					はじめてみようクッキング 元気な毎日と食べ物 楽しい団らん	朝食を考えよう バランスのよい献立を考えよう 感謝の気持ちを伝えよう
	保健体育			毎日の健康と生活	育ちゆく体とわたし	心の健康	病気の予防
道徳		(1) 主として自分自身に関すること (2) 主として他の人とのかかわりに関すること (3) 主として自然や崇高なものとのかかわりに関すること (4) 主として集団や社会とのかかわりに関すること					
総合的な学習の時間				・環境　・地域　・健康 （種から種へ　豆の育てよう　バケツ稲　緑のカーテン）			
家庭・地域との連携		・学校だより，学年だより，給食だより，保健だより，給食試食会，家庭教育学級 ・とれたて村の活用，ふれあい農園（地場産）の活用					
個別相談指導の方針および取り組み		・食物アレルギー，偏食，その他の個別指導（校長，学年主任，担当，養護教諭，学校給食栄養管理者，調理員などが連携して行う）					

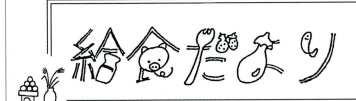

○○.8.30
NO.7
○○小学校

2学期が始まりました。生活リズムは元に戻りましたか。まだまだ、残暑が厳しく、夏の疲れも出てくる時期です。**十分な睡眠と栄養のバランスがとれた食事**をして、体の調子を整えていきましょう。

生活リズムを切りかえましょう

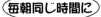

 → →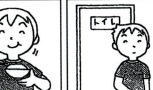

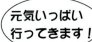

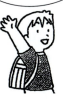

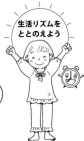

朝食をとると、こんなによいことが

やる気が出る
朝食をとることにより、脳が目覚め活性化され、**気力・集中力**を高めます。

体全体が目覚める
手を動かす・かむ・飲み込むなどにより、視覚・味覚などの**感覚神経も刺激**され、体全体を目覚めさせていきます。

心を落ち着かせる
朝食をとるとセロトニンが分泌され、気分が落ち着きます。朝食をとらないとエネルギー不足から興奮ホルモンである**アドレナリン**等が分泌され、イライラしやすい状態をつくります。

快便・肥満予防
朝食をとると、腸が刺激され排便をうながします。
朝食抜きの1日2食では、1回の食事量が多くなってしまい、太りやすい体になります。**3食**きちんと食べた方が、太りにくいのです。

　これから運動会に向けて、毎日運動することが多くなります。長時間運動すればするほど、エネルギーの消費量が多くなります。また、筋肉や骨を丈夫にするための栄養も補給しなければなりません。
　まずは、1日のスタートの**朝食をしっかり食べましょう**。朝食を食べないとその日1日、勉強や運動に身が入りません。朝食を大切にすることが、丈夫な体をつくります。

図 2-3 ■給食だより

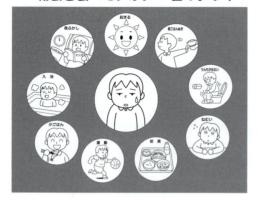

朝食を食べていない1日のようす

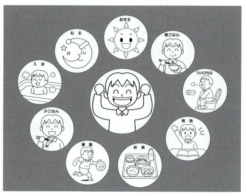

朝食を食べた1日のようす

朝日と朝食がもたらすよい効果

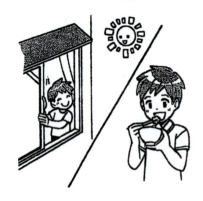

　わたし達の体には、脳と、肝臓や小腸などにそれぞれ時計遺伝子というものがあります。この時計遺伝子は、1日25時間の周期でリズムを作り細胞の多くの活動を変動させています。
　「朝日を浴びること」や「朝食を食べること」は、時計遺伝子を刺激し、体内リズムを1日24時間の周期にかえることができるといわれています。
　体調を整えるために、毎日、朝日を浴び、朝食をしっかり食べましょう。

朝食で体内時計をコントロールするには

食べる時間は

　朝食は、毎日規則正しく同じ時間に食べましょう。同じ時間に繰り返し食事をとることが刺激となって、内臓にある遺伝子を調整しています。

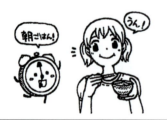

食べる内容は

　ごはんやパンなどの主食だけの朝食では、栄養のバランスが偏ってしまいます。主菜、副菜、汁物などを一緒に食べて、バランスのよい朝食をとりましょう。

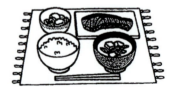

図2-3■つづき

施設事例　B施設

1　施設の概要

　現在，東京都内小・中学校における学校給食の多くは，自校方式で実施されている．ここで取り上げる学校給食共同調理場（センター方式）が所在するB市では，市内9校の小学校と5校の中学校の児童・生徒に完全給食を提供するため，小学校と中学校の対象別に2か所の学校給食センターが設置されている．

　B市の学校給食センターは，小学校と中学校の対象別にそれぞれ1か所，合計2か所設置されている．小学校対象の第1学校給食センターでは，9校の児童を対象に1日当たり約5,000食，中学校対象の第2学校給食センターでは，5校の生徒を対象に1日当たり約2,100食を配食している．

　第1学校給食センターは，栄養教諭1名，学校栄養職員2名，調理業務従事職員14名（うち，ボイラー技術者2名を含む），調理業務補助員14名，事務職員4名，事務補助員2名の計37名の職員によって運営されている．一方，第2学校給食センターは，学校栄養職員1名，民間委託調理業務従事者6名（うち，ボイラー技術者2名を含む）および調理補助員21名の計28名の職員によって運営されている．

　なお，学校給食センターから各受配校までの給食の運搬は，市から委託を受けた運送業者の職員がそれぞれ専用のコンテナ車を用いて行っている．

2　給食関連組織

　当市における学校給食は，学校給食法に規定された共同調理場が設置され，管理・運営については市教育委員会の責任のもとで実施されている．当市の小・中学校にかかわる学校給食を効率的かつ効果的に運営するため，当市教育長の諮問機関としてB市学校給食運営協議会を設置し，給食運営の全般にわたる協議・検討を行っている．

　なお，2つの学校給食センターにおいては，それぞれ学校給食主任会を設置している．同主任会は，毎月定例日に会議を開催し，学校給食センターの運営にかかわる具体的な事項について，連絡・調整などを行っている（図 2-4）．

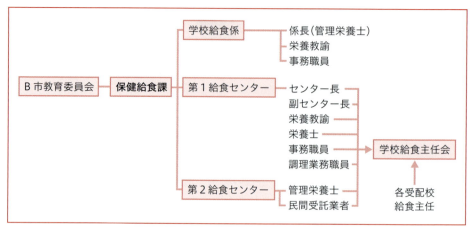

図 2-4 ■ B 市の学校給食組織の概略

3 給食管理業務

　喫食者である児童・生徒を対象とした学校給食に関する指導は，学校給食センターで調製された給食を受け入れている学校（センター受配校）において，教育活動の一環として行われている．当市では，学校給食センター配属の栄養教諭などによる受配校における給食指導の支援も含め，各学校と学校給食センターとが協力して，安全でおいしい給食の提供に努めている．

　安全でおいしい給食を継続して提供するために，各学校給食センターでは，次の手順により年間および月間の給食計画を立案し，計画に基づいて給食運営業務を実施している．

1）第一段階（方針および計画）

(1) 学校給食センター栄養士の業務分担

　複数の管理栄養士・栄養士が勤務する第1学校給食センターでは，交替で献立の準備から実施，反省会までを，責任をもって担当する業務分担が確立している．

(2) 実施給食数の確認

① 市教育委員会保健給食課において前年度1月中に，翌年度の年間給食実施可能日数表を作成し，全小・中学校宛2月頃に配布を行う．

② 受配校では，各学校の行事，児童・生徒ならびに教職員などの転出入の状況を把握し，**表 2-13** に示した食数申込み書を作成し，実施前月の15日までに各学校給食センターへ提出する．

2）第二段階（献立作成）

(1) 献立原案の作成

① 献立原案の作成は，2009（平成21）年3月31日文部科学省告示第61号〔最

表 2-13 ■ 食数申込み書（記入例）

第 1 学校給食センター

年度　　月

クラスの人数を記入して下さい

学級数を記入して下さい

FAXで送信して頂くと、印刷が不鮮明なことがありますので必ず備考欄にも記入して下さい

学年	組	クラスの人数を記入する⇩	給食回数	1	2	3	4	5	6	7	8	9	10	11	12	13	14	15	学級数	備考
			給食日	8	9	10	11	14	15	16	17	18	21	22	23	24	25	28		
			曜日	火	水	木	金	月	火	水	木	金	月	火	水	木	金	月		
1	1	22		/	/	/	/										/		3	1年生は15(火)から給食開始
	2	24		/	/	/	/										/			
	3	22		/	/	/	/										/			
	計																			
2	1	27				+1					+1					+1			2	2-1 通級児童のため毎週木曜日+1名です
	2	28																		
	3																			
	計																			
低学年合計																				
3	1	31									/								3	3年生17(木)遠足
	2	31									/									
	3																			
	計																			
4	1	27																	3	
	2	28																		
	3	27																		
	計																				
中学年合計																				
5	1	33		-1	-1	-1	-1	-1	-1	-1	-1	-1	-1	-1	-1	-1		-1	2	5-1 長欠児童のため当分の間-1
	2	34																		
	3																			
	計																			
6	1	35																	2	25日(金)開校記念のため給食なし
	2	37																		
	3																			
	計																			
高学年合計																			学級合計	
職員		33								-3										

　　　　　　　　　　　　　　　　　　　小学校　　担当者

クラス担任の人数は職員の人数に入れて下さい

記入する先生のお名前を書いて下さい

学校行事、開校記念日等の連絡をお忘れなく！

施設事例　83

終改正2013（平成25）年1月30日〕「学校給食実施基準」に規定されている『児童または生徒1人1回当たりの学校給食摂取基準』(p. 49, **表2-1** 参照)に基づいて，給食実施月の2か月前に献立原案の作成に取りかかる．

② 献立原案の作成段階では，当市教育委員会勤務の管理栄養士と連携のもとで，各学校給食センターに配属されている管理栄養士・栄養士が協力して作成した「学校給食献立カード」（**表2-14**）を活用して業務の効率化に努めている．

③ 特定給食施設の食事に共通していえることは，家庭の食事に比べ献立や料理に変化が乏しくなりがちである．学校給食に変化をもたせるとともに，楽しさを演出するために学校および地域の行事や歳時などに合わせて，それらにちなんだ料理や食品を用いた行事食などの提供に努めている．また，季節の変化を給食からも感じてもらえるよう，季節にふさわしい料理や旬の地場産食品の使用にも積極的に取り組んでいる．

行事食などは，献立原案の作成シートに計画的かつ優先的に組み入れ，行事食などの料理や使用食品を勘案しながら，シートの余白を前述の献立カードで埋めていく．

④ 献立原案作成シートが完成したら，コンピュータを用いて各献立の栄養量計算ならびに食品群別使用量を算出し，文部科学省スポーツ・青少年局長通知「学校給食実施基準の一部改正について〔2013（平成25）年1月30日24文科ス第494号〕」における『「学校給食摂取基準」についての基本的な考え方』と照らし合わせ，所要の調整を行って当該期間の「献立原案」としている．

(2) 献立原案検討会の開催

第1学校給食センターにおける献立原案検討会の参加メンバーは，管理栄養士・栄養士（全員）と調理員代表（各調理作業班から1名）である．献立原案に収載された献立のバランス（献立の変化や季節感など），料理の内容，使用食品の適否，使用食器および作業手順などについて，児童・生徒に喜ばれるおいしい給食かどうかを中心に，管理栄養士・栄養士ならびに調理員の専門的立場から検討を行っている．

(3) 学校給食連絡協議会の開催

第1学校給食センター内の献立原案検討会での検討を経た献立原案は，検討会での協議の結果に基づく所要の調整が必要になる．調整が済んだ献立原案は，各受配校の副校長や給食主任などの参加を得て，学校給食連絡協議会に諮られる．同協議会には，第1学校給食センターから場長，副場長，管理栄養士・栄養士および調理員が出席し，献立原案にまとめられた献立の意図，栄養学的な配慮，調理作業面からの取り組みなどとともに，児童・生徒に喜ばれるおいしい給食に対する考慮などの周知に努めている．

各受配校の出席者からは，学校教育という観点から，提案された献立原案に対する意見や要望が寄せられる．第1学校給食センターでは，各受配校からの意見や要望に基づいて献立原案の見直しを行う．

また，学校給食連絡協議会は，各献立ごとの使用食器や製造工場などから各受配校に直送される食材の取り扱い方法などについて，第1学校給食センターから各受配

表2-14 学校給食献立カード（例）

献立名	下処理	食品名(材料名)	使用量(g)	可食量(g)	エネルギー(kcal)	たんぱく質(g) 動物	たんぱく質(g) 植物	脂肪(g) 動物	脂肪(g) 植物	カルシウム	鉄	ナトリウム	A(μgRAE)	B₁(mg)	B₂(mg)	C(mg)	食塩相当量(g)	調理法・ポイント
カレーライス		米	米の1.2～1.4倍	90	320		6.1		1.2	5	0.5	2		0.08	0.02			①油を熱し豚肉を炒め、にんじん、じゃがいも、たまねぎの順に加え炒め、塩こしょうしてスープを入れる
		水																
	約10gの角(肩)	油	1	1	9				1.0									
		豚肉角切	35	35	99	5.7		7.9		2	0.4	14	8	0.19	0.06			②ひと煮たちしたらカレールウを入れよく煮込む
	みじん切り	にんにく	0.3	0.2	1													
	豚肉にまぶし	ぶどう酒(白)	0.7	0.7														③別の釜でザラメを溶かし、泡が立ってきたら熱湯を加え、カラメルソースをつくる
	下味をつける	カレー粉	0.1	0.1														
		塩	0.1	0.1								39					0.1	④②に③を加え味を整え、最後に生クリームを入れる
	いちょう切り	にんじん	16	15	5		0.2			6	0.1	4	492	0.01	0.01	5		
	角切り	じゃがいも	44	40	31		0.8		0.1	2	0.2	1		0.03		2		
	〃	たまねぎ	72	65	23		0.7		0.1	10	0.3	1		0.02				
		塩	1.73							1		675					1.7	
		こしょう	0.02															
	スープをとる {	水	84	60														※肉を煮込むのに30分、水分24g使用、蒸発してしまう
		豚肉	10	10	52	5.7		5.7		1	0.1	53	106	0.01			0.1	
	カレールーをつくる {	バター	7	7	29													※ルウを加えてから30分以上煮込むとまろやかな舌ざわりになる
		小麦粉	9.3	8	8		0.6		0.1	2		5	2					
		カレー粉	0.9				0.1		0.1									
	カラメルをつくる {	中ざら糖	2	1.8	8													※コクのある味を出すには、おろしりんごを5g位加えるとよい
		湯										35					0.1	
		しょうゆ	0.6		4				0.5	1		2	4					
		生クリーム	1															
計					581	5.7	8.5	14.1	2.6	36	1.8	826	612	0.34	0.10	7	2.0	出来上がり目安量(g) (低)(中)(高)

食品構成(g)

分類		g
穀類	パン	
	米	90
	麦	
	小麦粉製品(生)	
	小麦粉製品(乾)	8
	小麦粉	
いも類	じゃがいも類	40
	加工品	
砂糖類	砂糖	2
	加工品	
油脂類	植物油	1
	バター	7
	マーガリン	
	マヨネーズ類	
種実類	実製品	
豆・豆製品	生	
	加工品	
魚介類	肉類加工品	
肉類	肉類	35
	加工品	
卵類		
乳類	牛乳飲用	
	牛乳調理用	
	乳製品	0.1
野菜類	緑黄色野菜	15
	その他の野菜	65.2
きのこ類		
藻類		
果実類	実類	

カード No. 012013

校に対する周知・徹底の場としても活用されている．

(4) 予定献立表の決定

第1学校給食センターでは，学校給食連絡協議会における献立原案の見直しに伴って，必要となった栄養量ならびに食品群別使用量の再算定を行う．再算定を済ませた献立表を「予定献立表（案）」とする．

「予定献立表（案）」は，管理栄養士・栄養士によって1か月単位で取りまとめが行われる．取りまとめられた「予定献立表（案）」は，第1学校給食センター内の決裁に回され，場長の決裁によって「予定献立表」が決定される．

(5) 「保護者配布用献立表」の作成と配布

場長の決裁によって決定された「予定献立表」に基づき管理栄養士・栄養士は，児童・生徒の保護者などに当該月の給食内容を周知するための「保護者配布用献立表」を作成する．「保護者配布用献立表」には，1人当たり平均栄養給与量や当該月に採用する産地直送品の紹介とともに，季節ごとの保健・衛生に関する一口メモなども載せるようにしている（**表 2-15**）．

3) 第三段階（食数把握）

(1) 食数把握

各学校給食センターでは，「食数申込み書」により所管受配校からの申込み食数を，コンピュータに入力して集計を行う．

(2) 食数変更

児童・生徒ならびに教職員などの転出入などにより，「月分食数申し込み書」記載の食数に変更が生じたときには，受配校は給食実施日の3日前の午後4時までに各学校給食センターへ電話とFAXで連絡を行う．各センターは，連絡に基づいて日計表記載の食数を訂正する．

4) 第四段階（発注・納品，調理・搬送，反省会）

(1) 日計表の作成

学校給食センターの管理栄養士・栄養士は，「予定献立表」に基づきコンピュータに次の情報を入力することで日計表を作成する（**表 2-16**）．

① 実施月日
② 学校コード（学校名）
③ 発注数（換算計）
④ 料理コード（料理名）
⑤ 食品コード（食品名）
⑥ 1人当たり可食量および使用量（ただし，廃棄量を含む食品にあっては購入重量）．個づけする食品にあっては個数

(2) 購入物資仕様書の印刷

「予定献立表」に基づきコンピュータに料理コードと食数を入力することにより，購入物資仕様書が出力（プリント）される．

表2-15 ■保護者配布用献立表（例）

○○年度

10月分の予定献立表

第1学校給食センター

日・曜	牛乳	こんだてめい	ちやにくをつくるもの (あかのしょくひん)	ねつやからだとなるもの (きいろのしょくひん)	からだのちょうしをととのえるもの (みどりのしょくひん)	エネルギー(kcal) たんぱく(g)	メモ
・ ・	○	くりごはん きのこじる さんまのしおやき(すだちしょうゆ) れんこんのキンピラに	牛乳・とりにく・さんま	あぶら・ごま・さとう・くり	だいこん・にんじん・ながねぎ えのきたけ・しめじ・エリンギ れんこん	643 22.8	秋の味覚を味わいましょう！ さんま：今の季節がってっておいしい脂がのっていっぱい含まれているEPAやDHAには、血の流れをよくする働きがあります。 さつまいも：ホクホクと甘くて美味しいさつまいも。食物繊維がたっぷりで、便秘を予防する食べ物です。お酒(焼酎)に加工されたり、水あめにもなっています。 ★印のかぼちゃプリンは、市内でとれたかぼちゃを使用しています！！
・ ・	○	チャーハン とりにくのバーベキューソース グリーンサラダ(ナムルドレ) アイス	牛乳・やきぶた・たまご とりにく・アイスクリーム ゼラチン	こめ・むぎ・あぶら ごまあぶら・ごま・さとう	ながねぎ・グリーンピース・りんご にんにく・キャベツ・きゅうり	710 28.4	
・ 牛乳 コーヒー ・	○	しょくパン パンプキンシチュー えだまめのいわやきハンバーグ てづくりブルーベリージャム	牛乳コーヒー・とりにく 牛乳・なまクリーム・ハム	パン・あぶら・こむぎこ マーガリン・さとう みずあめ	かぼちゃ・たまねぎ・にんじん えだまめ・チンゲンさい あかピーマン・エリンギ・コーン ブルーベリー・いちご・レモン	576 22.1	
・ ・	○	とうふとひきにくのあんかけどん はるさめサラダ(ちゅうか) フルーツポンチ(コンニャクゼリー)	牛乳・とうふ・ぶたにく	こめ・あぶら・さとう でんぷん・ごまあぶら はるさめ	にんじん・たまねぎ・チンゲンさい しいたけ・しょうが・にんにく きくらげ・おうとう・みかん パイン	626 20.7	
・ ・	○	ひじきごはん ししゃもフライ(ソース) ごぼうサラダ(ソイドレ)	牛乳・ひじき・とりにく あぶらあげ・だいず オスしいしゃも	こめ・もちごめ さんおんとう・あぶら ごまあぶら・ごま	にんじん・しいたけ・ごぼう きぬさや・きゅうり あかパプリカ	647 25.7	
・ ・	○	あきのかおりごはん いかのねぎしおやき ミモザソテー ★かぼちゃプリン	牛乳・あぶらあげ・えび とりにく・いか・たまご ベーコン・ゼラチン	こめ・さつまいも さんおんとう・あぶら さとう・ごま・ごまあぶら	にんじん・しめじ・しいたけ いんげん・しょうが・にんにく ながねぎ・ほうれんそう・キャベツ	669 29.6	

今月の栄養	エネルギー(kcal)	たんぱくしつ(g)
	639	24.2

＊ 太字は市内の野菜・果物など予定している食材です。
※ 学校給食で使われる食材は、国の基準で安全なものを使用しています。
※ 野菜・果物などの食材は、天候等により、一部献立が変わることがありますので、ご承ください。
★ 今月のお米は、学校給食用政府備蓄米の北海道産・ななつぼしです。

施設事例

表 2-16 ■ 日計表（例）

年　月　日（　）　配送グループ 1

学校コード	発注数(人)	納入数(人)			学校コード	発注数(人)(換算計)	納入数(人)		
		低	中	高	計	学校名		低	中	高	計(換算計)
A	417		409		409	D	216		140		140
B	351		348		348	E	420		423		423
C	420			297	297	合計	1,824(1,824)	0	1,617	0	1,617(1,617)

料理コード	料理名	食品コード	食品名	可食量(g)	1人当たり使用量(g)	単位換算量	使用量合計(kg)	単位換算量		備考
010071	きび入りワカメごはん	012010	米	93	93		150.38	15.04	袋	
		141131	炊き込みわかめ	3	3		4.85	24.25	袋	
		013091	もちきび	7	7		11.32	11.32	kg	
040771	まぐろのしらぎ揚げ	041060	ひまわり油 16.5 kg	6	6		9.70	0.59	缶	
		071070	かじきまぐろ（角切）	70	70		113.19	113.19	kg	
		112160	古根生姜	1	1.25		2.02	2.02	kg	
		151010	清酒	1	1		1.62	0.90	本	
		151073	しょうゆ 10 L	2	2		3.23	0.31	缶	
		022040	でんぷん	10	10		16.17	0.65	袋	
		151073	しょうゆ 10 L	5	5		8.09	0.78	缶	
		031010	砂糖（上白）	4	4		6.47	0.22	袋	
		151050	みりん	1	1		1.62	0.90	本	
		050034	いりごま　白	1	1		1.62	1.62	kg	
070174	豚汁	041060	ひまわり油 16.5 kg	1	1		1.62	0.10	缶	
		112080	ごぼう	10	12.50		20.21	20.21	kg	
		151170	酢						本	
		022011	さいの目こんにゃく	15	15		24.26	24.26	kg	
		081421	豚肉小間モモ・カタ・バラ	15	15		24.26	24.26	kg	
		111160	にんじん	10	10.50		16.98	16.98	kg	
		021012	じゃがいも（L）	30	33.30		53.85	53.85	kg	
		112390	ねぎ	10	10.50		16.98	16.98	kg	
		181050	水	190	190		307.23	307.23	kg	
		181120	煮干し	2	2		3.23	3.23	kg	
		062078	みそ（国産大豆100%）白	9	9		14.55	14.55	kg	
		062079	みそ（国産大豆100%）赤	9	9		14.55	14.55	kg	
		151010	清酒	1.50	1.50		2.43	1.35	本	
		112200	大根	30	33.30		53.85	53.85	kg	
		062010	木綿豆腐	30	30		48.51	48.51	kg	
150050	牛乳	101010	牛乳飲用小 1-169 日	206	206	全	333.10	1,617	本	1 本

当学校給食センターの購入物資仕様書には，食品ごとに1日当たり使用量と1か月単位の合計使用量が印刷されている．

(3) 物資選定委員会の開催

学校給食センターで購入する肉および加工品は，児童・生徒の食品の安全性という観点から，採用の適否を物資選定委員会で評価・検討を行っている．

物資選定委員会は，翌月の予定献立表について実施前月の中旬に定例開催されている．物資選定委員会のメンバーは，小・中学校長代表，学校給食センターの場長および管理栄養士・栄養士によって構成されている．

学校給食センターへの納入を希望する業者が，業者選定時の入札で落札した物資であっても，物資選定委員会で合格していないと契約の対象から除外される．

(4) 業者選定と契約

学校給食センターへ物資の納入を希望する業者に対しては，事前に教育委員会保健給食課の職員が物資取り扱いの現地調査を行っている．現地調査は，物資仕入れ先の確認，保管状態の検証および従事者の衛生管理の状況などについて実施している．現地調査の結果は，前述の物資選定委員会に報告され，同委員会における検討を経て納入登録業者とする．

当市が定める「学校給食用食材料規格書」には，18種類943品目が収載されている．「学校給食用食材料規格書」は，業者選定に先立って納入登録業者に配布される．各学校給食センターでは，この「学校給食用食材料規格書」に基づき，購入が必要な食材料にかかわる仕様書を作成し，これを納入登録業者に交付することで見積りおよび入札の依頼としている．

業者選定のための入札は，「学校給食用食材料規格書」から作成した仕様書に基づいて，納入登録業者を対象として実施される．前述の物資選定委員会において合格と判定された物資に限定されたなかで，もっとも安価な価格で入札した納入登録業者と単価契約を締結している．

(5) 発注，納品および検収

第1学校給食センターにおける発注は，当該献立の実施日の3〜10日前に個々の食材料ごと，単価契約を締結した納入登録業者に必要量を記載した発注書を発行することによって行う．

第1学校給食センターにおける生鮮食品の納品は，衛生管理上の配慮から給食実施日の納品を原則としている．納品は，当日の調理作業に間に合う時間で，センターの職員が検品に立ち会える時間帯に行われている．

納品時の検収（検品）は，原則として当学校給食センターの管理栄養士・栄養士と調理員が立ち会って実施される．検収（検品）には，原材料検収簿（肉類，豆腐，魚介類など）を用いて，次のような観点を重視して行われる（**表2-17**）．

● 検収時の重視事項
① 仕様書で指示したとおりの品物か．
② 物資選定委員会に提出された見本と同一の品物か．
③ 納入量は適正か．

表2-17 ■ 原材料検収簿（肉類・豆腐・魚介類）（例）

年　月　日（　）〜　日（　）　　　　　　　　印

原材料	納入日	納入業者	納入時間	数　量	品　質	鮮　度	品　温	異物混入	
	日		：	kg	良 不	適 否	℃	有	無
	日		：	kg	良 不	適 否	℃	有	無
	日		：	kg	良 不	適 否	℃	有	無
	日		：	kg	良 不	適 否	℃	有	無
	日		：	kg	良 不	適 否	℃	有	無
	日		：	kg	良 不	適 否	℃	有	無
	日		：	kg	良 不	適 否	℃	有	無
	日		：	kg	良 不	適 否	℃	有	無
	日		：	kg	良 不	適 否	℃	有	無
	日		：	kg	良 不	適 否	℃	有	無
	日		：	kg	良 不	適 否	℃	有	無
	日		：	kg	良 不	適 否	℃	有	無
	日		：	kg	良 不	適 否	℃	有	無
	日		：	kg	良 不	適 否	℃	有	無
	日		：	kg	良 不	適 否	℃	有	無

④ 品質，鮮度に問題はないか．
⑤ 品温は適切か．
⑥ 納入容器は衛生的か．
⑦ 異物の混入はないか．
⑧ 日付表示および生産地表示は適切に行われているか．

（6）原材料の保管

検収（検品）が済んだ食材料は，学校給食センターが備える容器に移し替え，食材料別に所定の冷蔵庫あるいは冷凍庫に保管する．

また，検収が済んだ食材料（乾物類および調味料類以外の全品目）から，食中毒など衛生事故発生時の原因究明に備え，各品50g以上をビニール袋に採取して−20℃以下の冷凍庫で2週間以上の保管を行っている．

（7）調理作業

第1学校給食センターでは，不測の食中毒など衛生事故の拡大防止とともに調理作業の効率的な運営などを考慮して，対象となっている受配校を地域，ルート別に2コースに分け，献立を1日ずつずらして給食を実施している．これは多数の児童・生徒を対象としている学校給食センターに特有の調理作業上の配慮，取り扱いとなっている．

（8）搬送および受配校における取り扱い

第1学校給食センターにおいて調製された給食は，所要の量を専用の食缶に移し入れたのち，専用のコンテナ車に格納して受配校まで搬送される．搬送は，コンテナ車1台が受配校の規模に応じて1〜2校分を担当している．

搬送されてきた給食を受け入れた受配校では，検品や保存検食の採取などを行うとともに，その記録などを「給食日誌」に記入し，校長に報告したのち当学校給食センターに提出する．第1学校給食センターでは，「給食日誌」の所見やコメントなどのまとめを行うとともに，簿冊に綴じて保管する（**表 2-18**）．

（9）反省会

実施された給食の評価や指摘事項に対する対応などを協議する反省会は，毎月定例開催されている学校給食連絡協議会の場を活用して実施されている．当学校給食センターの管理栄養士・栄養士は，各受配校から提出された「給食日誌」の所見およびコメント欄に記述されたことなどを，一覧表にまとめて検討資料として提供している（**表 2-19**）．

反省会における協議の結果は，次回以降の献立作成などに反映される．

5）その他の給食関連業務

第1学校給食センターでは，学校給食，とくにセンター方式による運営を，父母などの保護者や受配校の教職員，また，児童・生徒によりよく理解してもらうことを目的として，保護者および受配校関係者などの参加のもとでさまざまな事業を展開している．

（1）学校給食試食会

第1学校給食センターが運営する給食，また，その給食を通して貢献している児童・生徒の健康づくりを，保護者とセンター職員などとが一緒になって考える機会の1つとして，学校給食の試食会を開催している．

試食会参加者には，日々児童・生徒が喫食している給食の試食をとおして，学校給食に対する理解を深めてもらうとともに，学校給食について日ごろ疑問に感じていること，意見や提案，要望などを自由に発言できる機会として，センターでは給食運営の改善につながる提案を聴取する場として活用している．

試食会は，各受配校を会場とし，当学校給食センターが当該校の給食主任，PTAの役員などと連携し，多くのケースがPTA活動の一環として各受配校で毎年1回程度開催されている．

（2）学校給食センター見学会

学校給食センターの見学を希望する保護者ならびに各受配校関係者などに対しては，事前に見学日時や参加人数などを連絡・調整して，積極的に対応を図り要望に応えるようにしている．現在，児童・生徒の見学依頼を受けたときには，事前に学校給食センターの栄養教諭が教室に出向き，食に関する指導の一環として事前授業を行っている．

（3）管理栄養士・栄養士による受配校訪問

第1学校給食センターの管理栄養士・栄養士は，管内小学校の受け持ちを分担している．管理栄養士・栄養士は，それぞれが受け持ち校を定期的・計画的に訪問し，ランチルームや教室において児童と給食を共にしながら，献立に採用されている料理や食品，給食の食べ方などとともに，給食で食べたい料理や食品などの聴取に努めて

表 2-18 ■給食日誌(例)　　　　　　　　　　　　　　　　　　　　　　　　　　　　　　　　　　学校＿＿＿＿＿＿

年　月　日（　）天候		温度　　　℃ 湿度　　　％	検印	校長	副校長	給食主任
献立名	検食者名					
	検食時間　　時　　分		記入者名			
	所見		食数			食
			残量			
			牛乳			本
			主食			kg
			副食			kg

原材料	食品名・料理名等	納品時間	検品者名	採取者名
	パン	時　　分頃		
	くだもの・野菜（　　）	時　　分頃		
	牛乳	時　　分頃		

出来上がった給食	牛乳（飲用）保冷庫温度　　℃	時　　分頃		
	パン等（　　）	時　　分頃		
	くだもの・野菜（　　）	時　　分頃		

食缶等配膳終了時間		時　　分

果物評価	大きさ	適　・　否	備考
	味	良　・　不	
	鮮度	適　・　否	
	コメント		

注）果物評価については，否および不に〇をつけた場合はコメントに状況を記入してください．

表2-19 ○○月分献立反省記録（例）

日	曜	Aブロック	コメント
26	月	牛乳　パインパン 魚のフリッター　肉団子スープ	魚のフリッターはきれいに揚がっていたが，味がうすかった．肉団子スープは好評．にごりもなく団子もなめらか，そして小さく（いつもより）てよかった．だしも出て味つけもよかった．パンもやわらかくおいしかった．パンの残りがいつもより多かった．（つけるものがほしかった．）全体に残りが少なかった．箸だけでよいのでは…
27	火	牛乳　ツナサンド ボルシチ　冷凍みかん	おいしかった．色どりが悪かった．緑がほしい．メニューがさみしかった．ツナは食べるがボルシチはほとんど食べない．ボルシチの残が多かった．ボルシチのじゃがいもがかたい．2枚切りの場合はもう少しうす切りのほうがよいと思う．1枚しか食べない生徒が多い．パンがやわらかくツナをはさんでよく食べていた．運動会の練習で暑くなったのかボルシチの残りが多かった．スープの上に赤く油が浮いていて残量が多い．冷凍みかんは甘くおいしかった．
28	水	牛乳　麦入りカレーライス 福神漬 アスパラガスとベーコンのソテー	大変よく食べていた．ごはんはほとんど残りがなかった．カレーはおいしかった．濃度もちょうどよい．福神漬ともに好評．アスパラガスとベーコンのソテーは，味がうすかったが思ったほど残っていなかった．炒めすぎて色が悪く，筋っぽく不評．大人には好評だったが，子どもたちは残していた．冷めて油がかたまったせいか残が多かった．
29	木	牛乳　チキンカツサンド ボイルキャベツ トマトスープ	チキンカツはよく食べていた．おいしかった．色どりもよく楽しみに食べた．ふわふわでとてもおいしい．よく食べていた．ボイルキャベツは，量的にちょうどよかった．トマトスープは，味はよかったが，卵が細かすぎる．配送車でゆられたからか，具だくさんでおいしかったのに．バランスのよい献立だと思う．スープの残が多かった．
30	金	牛乳　ジャージャーめん フルーツ盛り合わせ	肉味噌の濃さがちょうどよく味もよかった．おいしくよく食べていた．辛味もちょうどよかった．ピリッと辛くとてもおいしかった．残はなかった．フルーツもさっぱりとしてとてもおいしかった．きれいに食べていた．
2	月	牛乳　焼き魚のオニオンソース わかめごはん　けんちん汁	かためのおいしいごはんでよく食べていた．ごはん・魚・汁などの残が多くて残念．味はよかった．汁の味が少しうすい．全体的に味が濃くあとでのどが渇いた．けんちん汁の量が多かったようで，そっくり返ってきた．暑かったので，牛乳の残が少ない．
3	火	牛乳　ミルクロール コーンポテト いかのチリソース　五目春雨	味がしっかりしてイカもやわらかく好評．やわらかく一口の大きさで食べやすかった．おいしく食べたが少し量が多い．少しピリ辛だったが，生徒には好評．コーンポテトは，うす味でおいしかったが食べない．じゃがいもがざりっとしたところがあったが味はよかった．マヨネーズが欲しかった．五目春雨は少し濃い目の味つけでおいしかった．砂糖を少し控えめにしたほうがよい．味がよくおいしかったが，生徒には好評ではなかった．パンがスライスしてあればなおよかった．おかずは三種とも好評．
4	水	牛乳　チャーハン　八宝菜 ブドウゼリー	チャーハンはおいしかった．具が少なく，味がものたりないがよく食べていた．見た目はよくなかったが，味は，とてもおいしかった．八宝菜のたけのこが酸っぱかった．具だくさんでおいしかった．野菜の煮崩れが多かった．味がしっかりしていておいしかった．ゼリーは少々かためだったが量も多くよく食べていた．
5	木	牛乳　エッグトースト　冷凍みかん 豆腐とえびのケチャップ煮	エッグトーストは香辛料を少し効かせてほしい．とてもおいしかった．よく焼いてあったがパン箱のフタのしずくで湿っていて残念．豆腐とえびのケチャップ煮も味がよかった．量的によかったみたいで残量なし．もう少し辛くしてほしいと生徒からの意見．冷凍みかんはいつも好評．甘くておいしかった．ケチャップ煮は辛さもとろみもちょうどよくおいしかった．
6	金	牛乳　フィッシュバーガー ボイルキャベツ　コーンシチュー	カリッとよく揚がっていた．パンにはさんで食べるのが好きである．コーンシチューはおいしいのに残りが多い．味もよく彩りもきれいだった．キャベツはパンにはさむにはちょうどよい水分だった．栄養的にも価値があると思う．フライも，カリッと揚がっていておいしかった．コーンの入るシチューのほうがよく食べる．

いる．受配校訪問時に寄せられた意見や要望などは，センターにもちかえって献立作成や調理の改善に活用している．

(4) 「給食だより」の作成

第1学校給食センターでは，給食実施月の学校行事や教育的な取り組み，給食で採用した旬の野菜・果物や魚など，また，地域の行事や歳時などに合わせて「給食だより」を作成・配布している．当センターで作成した「給食だより」は，児童の保護者に配付するため各受配校に送付される．各受配校では，必要な枚数を印刷して献立表とともに児童を通じて保護者に届けている．

4 食物アレルギーへの対応

近年，学校給食においては，児童・生徒の食物アレルギーへの対応が重大な課題となっている．第1学校給食センターでは，各受配校で取りまとめられた児童の食物アレルギー原因食品に基づき，アレルゲン除去食を提供している．アレルゲン除去食は，主食や主菜のメインとなる食品の場合には一般の給食調理とは別献立とし，調味料などでは調味料の種類を変更するなどの工夫によって調製されている．調理の場所を区画し，使用する調理器具も専用のものを用いている．各受配校の搬送用食缶も専用の小型容器を用い，アレルゲン除去食であることを明示している．

その他の取り組みとして，「献立別アレルギー対象食品使用一覧表」と「加工食品の原材料一覧表」の各受配校および家庭への配布がある．

1）献立別アレルギー対象食品使用一覧表

第1学校給食センターでは，月間の予定献立表の決定後，実施日別・献立（料理）別の「献立別アレルギー対象食品使用一覧表」を作成し，クラス担任をはじめとした各受配校の教職員，また，児童の家庭に配布して，アレルギーの発症予防に努めている（**表2-20**）．

2）加工食品の原材料一覧表

食物アレルギーをもつ児童・生徒の家庭では，学校給食で用いている原材料がわからない加工食品に対する不安が根強い．そこでB市教育委員会では，学校給食で使用されている加工食品などの原材料を調べ，一覧表に取りまとめて各受配校の教職員に周知するとともに，児童・生徒の保護者にも配布してアレルギーの発症予防や不安の解消に努めている（**表2-21**）．

3）その他の注意事項

（1）そばアレルギーへの対応

B市の学校給食では，めん類のうち「そば」は使用していない．また，そば粉を使用している食品の提供も行っていない．しかし，うどんや中華めんなどを製造している業者は，同一工場内で「そば」およびそば粉を用いためん類の製造を取り扱っている．

表 2-20 ■ 献立別アレルギー対象食品使用一覧表

日付	献立名	小麦	そば	卵	乳	大麦	さば	青魚	豚肉	鶏肉	ごま	大豆	トマト	りんご	もも	パインアップル	梨	プルーン	ゼラチン	栗
○/○ 水	牛乳				○															
	豚丼	○			○				○		○	○								
	さつまいもチップス																			
	カリフラワーサラダ																			
	卓上マヨネーズ			○										○						
○/○ 木	牛乳				○															
	カレーうどん	○	△				○		○		○	○		○						
	生揚げのオイスター炒め	○							○											
	みかん																			
○/○ 金	牛乳				○															
	親子丼	○		○						○		○								
	さつま芋のりんご煮											○		○						
	海藻サラダ（キャ・きゅう）																			
	和風野菜ドレッシング 200	○										○			○					
○/○ 月	牛乳				○															
	栗ごはん（委託）																			○
	きのこ汁	○					○					○								
	さんまの塩焼							○												
	卓上酢醤油	○										○								
	れんこんのキンピラ煮										○	○								
○/○ 火	牛乳				○															
	チャーハン	○	○	○					○	○	○							○		
	鶏肉のバーベキューソース	○								○	○	○	○				○			
	グリーンサラダ																			
	ナムルドレッシング 200	○								○	○	○								
	アイス				○															
	アレルギー代替ゼリー（ラフランス）																○			
○/○ 水	牛乳				○															
	白飯（委託）																			
	肉じゃが（H22）	○					○		○			○								
	煮びたし（油揚・白菜・ほう）	○										○								
	わかめのつくだ煮	○									○	○								
○/○ 木	牛乳				○															
	豆腐とひき肉のあんかけ丼	○								○	○	○								
	春雨サラダ（ニン・チンゲン・キクラ）																			
	中華ドレッシング 200	○								○	○	○								
	フルーツポンチ（コンニャクゼリー）				○							○			○	○				

○：アレルギー対象食品　　△：コンタミネーション（微量混入）

表 2-21 加工食品の原材料一覧表

○学校給食で使用されている加工品等をご確認下さい．

〔ドレッシング・デザート類〕

香りごま	小麦・大豆・ごま	ノンオイル青じそ	小麦・大豆・かつおエキス・りんご・レモン・魚醤・ポークエキス
ノンオイル中華	小麦・大豆・りんご・チキンエキス・オイスターエキス		
和風	小麦・大豆・りんご・かつおエキス	和風野菜	小麦・大豆・りんご・しいたけ・かつおエキス・魚醤・プルーン
フレンチ	アレルギーフリー	柑橘	小麦・大豆・ゆず・みかん・レモン・かぼす果汁・りんご・オレンジ
玉ねぎ	小麦・りんご・大豆		
しそ	小麦・大豆・ほたてエキス・かつおだし	ソイ	小麦・大豆・かつおエキス・みかん果汁・卵黄（非加熱）・りんご
中華	小麦・大豆・りんご・鶏・ごま油		
ごま	小麦・大豆・ごま・レモン果汁	バンバンジー	小麦・大豆・りんご・ほたてエキス・ごま・レモン果汁
ナムル	大豆・小麦・鶏・豚・ごま		
イタリアン	トマト	シーザー	ナチュラルチーズ・乳たん白・卵黄（非加熱）・レモン果汁・チキンエキス・りんご
卓上しょう油	大豆・小麦		
マーガリン（個包装）	大豆		
クリームゴールド	乳・大豆	テーブルソース	小学校：りんご・トマト 中学校：小麦・大豆・りんご・トマト
マーシャルビーンズ	乳・大豆		
レーズンクリーム	乳・大豆・レーズン・小麦	チューブマヨネーズ	卵・りんご
ヨーグルト（ソフール）	乳	ジョア	乳

〔パン〕

脱脂粉乳	すべてのパンに使用されています．	卵	バターロールパン・ダイスチーズパン・胚芽パン
胡麻	セサミパン	バター	ソフトフランスパン・バターロールパン

〔調味料・その他〕

炒り卵	卵・大豆	ベーコン	豚
プレスハム	豚（大豆・小麦・乳・卵・牛・鶏コンタミ有り）	焼き豚	豚・大豆・小麦
		ウインナー	豚
焼きちくわ	魚貝のすり身・大豆	さつま揚げ	魚貝のすり身
なると	魚貝のすり身	白焼きちくわ	魚貝のすり身
かまぼこ	魚貝のすり身	青のり	えび・かに　コンタミ有り
白玉餅	大豆	ニョッキ	小麦
白菜キムチ	アレルギーフリー	杏仁豆腐	乳・大豆
ヨーグルトゼリー	乳	こんにゃくゼリー	乳・大豆・オレンジ・りんご
ソフトマーガリン（調理用）	大豆	マーガリン（調理用）	大豆
乾パン粉	大豆・小麦	しょう油	大豆・小麦
薄口しょう油	大豆・小麦	豆板醤	大豆
ウスターソース	トマト・プルーン	中濃ソース	トマト・プルーン
オイスターソース	魚貝	小町麩	小麦
テンメンジャン	大豆・小麦・ごま油	とんかつソース	トマト・プルーン
デミグラスソース	小麦・鶏・トマト	マヨネーズ	大豆・卵・りんご
粒マスタード	りんご	チャツネ	りんご・レーズン・パパイヤ
和風だし	かつおエキス	中華スープの素	大豆・小麦・鶏・豚
コンソメブイヨン	乳・鶏・豚	野菜ブイヨン	大豆・小麦
鶏豚湯（温菜譜）	大豆・小麦・鶏・豚	パイタン	大豆・鶏・豚・ゼラチン
		七味唐辛子	ごま
プレーンヨーグルト	乳・ゼラチン	ゼラチン	豚ゼラチン

物資選定委員会での審査に合格した給食物資納品業者であるので，製造ラインを分けるなど，そばアレルギーには十分な注意が払われているが，空気中に飛散したそば粉の粒子によるコンタミネーションを，完全に否定できない状況にあることを保護者に伝え，めん類の喫食については家庭での判断をお願いしている．

(2) アレルギー原因食品への対応

アレルギーの原因となる食品の取り扱いについては，製造過程の品質管理や同一機械で製造する食品の切り替え時の清掃などに，十分注意していることを確認して物資選定委員会で給食物資納品業者を決定している．しかし，安全性をより確かなものとするために，各家庭において「献立別アレルギー対象食品使用一覧表」や「加工食品の原材料一覧表」を参照し，学校給食喫食の判断をお願いしている．

(3) 揚げ物への対応

学校給食センターにおける揚げ物は，すべて同一の揚げ物機で調理を行っている．使用後の揚げ油の交換や清掃は確実に行っているが，コンタミネーションの可能性を完全に除去できないことを各家庭に周知している．

5 食に関する指導

食育基本法の前文には，次のような一節がある．

> 子供たちが豊かな人間性を育み，生きる力を身につけるためには，何よりも「食」が重要である．いま改めて食育を生きるうえでの基本にし，知育，徳育および体育の基礎になるべきものと位置づけるとともに，さまざまな経験をとおして「食」に関する知識と「食」を選択する力を習得し，健全な食生活を実践することができる人間を育てる食育の推進が求められている．
> 食育は，あらゆる世代の国民に必要なものであるが，子供たちへの食育は心身の成長および人格の形成に大きな影響を及ぼし，生涯にわたって健全な心と身体を培い，豊かな人間性を育んでいく基礎になるものである．

これを受けて食育基本法第5条では，「子どもの食育における保護者，教育関係者等の役割」として具体的な取り組みを，『食育は，父母など保護者が，家庭において重要な役割を有していることを認識するとともに，子どもの教育，保育などにおける食育の重要性を十分自覚し，積極的に子どもの食育の推進に関する活動に取り組むように行わなければならない．』と規定されている．また，食育基本法第6条では，「食に関する体験活動と食育推進活動の実践」として具体的な取り組みを，『食育は，広く国民が家庭，学校，保育所，地域などあらゆる機会とあらゆる場所を利用して，食料の生産から消費などにいたる食に関するさまざまな体験活動を行うとともに，みずから食育の推進のための活動を実践することにより，食に関する理解を深めることを旨として行われなければならない．』と規定されている．

文部科学省では，学校給食に関連する食育を一般的に『食に関する指導』と表現し

ている．栄養教諭や学校栄養職員にとって『食に関する指導』は，学校給食の栄養管理とともに重要な職務に位置づけられている．『食に関する指導』は，栄養教諭制度の発足に伴う教育職員免許法の改正とともに行われた関連法令の改正以来，従来にも増して活発に行われるようになっていた．さらに，食育基本法の施行や食育基本計画において，子どもの食育の推進が教育関係者の責務と位置づけられ，食に関する理解を深める取り組みが求められるようになった．

このような状況のもとでB市教育委員会は，学校給食センターが行う『食に関する指導（食育）』を，計画的・効果的に行うための年間指導計画を策定し，学校給食センター配属の栄養教諭や，管理栄養士・栄養士が受け持ち校の『食に関する指導（食育）』の推進に積極的に取り組んでいる（**表 2-22**）．

表 2-22 ■ B 市学校給食センター年間指導計画（例）

		4月	5月	6月	7月	8月	9月	10月	11月	12月	1月	2月	3月
給食目標	月の主題（給食目標・内容）	・学校給食について知ろう・新学年の生活・中学校生活	・朝ご飯の大切さを知ろう	・衛生に気をつけよう	・暑さに負けない体をつくろう	・規則正しい生活を送ろう	・生活のリズムを取り戻そう	・旬の食べ物を覚えよう	・感謝して食事をしよう	・風邪に負けない体をつくろう	・地場産物について知ろう	・寒さに強い体をつくろう	・1年の締めくくりをしよう
	給食便り（内容など）	・給食について・新学年の生活・黄色い食品（米・芋）・体内時計	・食べ物の仲間・三色のグループ・骨と歯を強くする食品（赤の仲間）・骨の成長	・正しい手洗い・良くかんで食べる・黄色い食品（砂糖・塩）	・3食をきちんと食べる・夏バテしない体・水分補給・おやつ（砂糖・塩）	・早寝早起き・おやつについて・夏の食事・食事を自分で作ろう	・朝食の必要・色の濃い野菜・運動と食事・バランス・ダイエット	・黄色の食品（油）・食べ物の旬・旬の食品について・主食（ご飯）の良さ	・赤の食品（血や筋肉）・食事の挨拶・残さず食べよう・食品の生産と流通	・手洗いうがい・風邪に注意・バランスの良い食事・冬野菜	・給食の歴史・給食に感謝・冬野菜・何でも食べよう	・赤の食品（豆）・牛乳の栄養・牛乳を飲もう・風邪に負けない食事	・一年をふりかえって・リクエスト給食・給食卒業後の食生活
献立作成のポイント	旬の食材	・給食について	・朝食の大切さ・地場産物の紹介	・食育について・地場産物の紹介	・暑さに負けない食事		・正しい食生活のポイント・食事のバランス	・旬の食べ物について	・感謝して食べよう	・風邪に負けない食事	・地場産物について・行事（伝統）食について	・豆類について	・一年の反省・給食卒業後の食生活のポイント
			・朝食の役割について	・食育について・地場産物の紹介	・夏バテ防止の食事について		・運動と食事のバランス	・主食を見直そう		・牛乳の栄養		・豆類・種実類の栄養	
		・鰆・新じゃが・春キャベツ・グリンピース・アスパラガス・筍・甘夏柑	・初かつお・新茶・筍	・びわ・さくらんぼ・メロン・スイカ	・とうもろこし・ズッキーニ・なす・枝豆・トマト・かぼちゃ・スイカ	・さんま・なす・鯖・ぶどう・りんご	・さんま・栗・きのこ・新米・ぶどう・りんご・梨	・ごぼう・さつま芋・きのこ・新米・柑橘類・りんご・ぶどう	・大根・かぶ・春菊・里芋・ほうれん草・柑橘類・りんご・みかん	・ゆず・里芋・ほうれん草・小松菜・チンゲン菜・白菜・人参・大根	・七草・鏡開き	・柑橘類・いちご	・菜の花・柑橘類
	地場産物の利用	小松菜・ほうれん草	小松菜・ほうれん草	小松菜・ほうれん草・チンゲン菜・大根	小松菜・チンゲン菜		アイスクリーム・小松菜	小松菜・キャベツ	小松菜・大根・キャベツ・ブロッコリー・カリフラワー・りんご・みかん	ゆず・ほうれん草・小松菜・チンゲン菜・白菜・ネギ	大根・かぶ・小松菜・ネギ・白菜・いちご	ほうれん草・白菜・ネギ	小松菜・ほうれん草
	食文化の伝承（行事食・郷土食）		・こどもの日・八十八夜	・虫歯予防デー・入梅	・七夕・盆		・十五夜・秋分の日・敬老の日・お月見献立	・体育の日・目の愛護デー	・勤労感謝の日・いい歯の日	・クリスマス・冬至・大晦日	・正月献立・給食記念日	・節分・バレンタインデー	・春分の日・継承・耳の日
	その他（給食行事など）	・入学・進級お祝い・筍ご飯	・筍ご飯・新茶・揚げ・若吉煮・小芋・初かつお	・カミカミメニュー・梅	・そうめん・星型パン			・ブルーベリー・栗ご飯・ハロウィン（かぼちゃ）	・米パン・さつま芋ご飯	・クリスマスメニュー	・正月献立・給食記念日	・節分献立（豆）・受験応援献立	・リクエスト献立実施・卒業お祝い献立・赤飯
その他連携	学校	・入学式・卒業式・生産者団体打合せ	・始業式・生産状況見学	・終了式・畑	・修学旅行・稲作体験	・運動会	・子ども会・関連授業	・学校訪問・放送メモ	・農業体験	・試食会・移動教室		（対保護者）・試食会	
	生産者												
	連絡会	・栄養士連絡会		・食育推進連絡会・料理教室	・栄養士連絡会				・食育推進連絡会・栄養士連絡会				・食育推進連絡会・栄養士連絡会・給食だより

臨地・校外実習における学習課題とポイント（例）
学 校 給 食

学習の課題（項目）	学習のポイント
1. 実習施設の概要	
ⅰ　喫食者の状況	・児童・生徒の構成
ⅱ　給食の運営形態	・自校方式，センター方式
2. 給食の運営	
ⅰ　管理栄養士・栄養士の業務	・給食運営管理者としての業務
ⅱ　調理師等調理作業従事者の業務	・調理作業の分担（作業工程表）
3. 栄養管理	
ⅰ　給食運営の方針	・基本方針，運営計画
ⅱ　栄養基準量の設定	・「学校給食摂取基準」
ⅲ　食品構成の設定	・食品構成表，食品類別荷重平均成分表
ⅳ　献立作成	・献立表の工夫
ⅴ　栄養出納と栄養管理報告	・栄養出納表，栄養管理報告書
ⅵ　食数把握	・給食申込書，食数集計表
4. 給食材料の購入	
ⅰ　業者の選定と契約	・業者選定の方法，契約書
ⅱ　発注業務	・発注量の算定，発注書
5. 検収と食材の保管	
ⅰ　時期と担当者	・検収時刻，担当職員
ⅱ　方法と記録	・検収技法（温度測定），検収記録簿
ⅲ　食材の保管	・食材別の保管場所，保管温度
6. 衛生管理（安全・安心の確保）	
ⅰ　調理作業中の温度管理	・加熱調理中の温度測定，記録と保管
ⅱ　調理作業時間管理	・調理作業マニュアル，作業工程表
ⅲ　施設・設備管理	・始業時点検，作業中の点検，終業時点検
ⅳ　保存検食	・対象食品と採取方法・採取量，保管温度
7. 学校給食調理の特徴	
ⅰ　学校給食献立の特性	・献立計画・実施献立表の工夫
ⅱ　調理作業の標準化	・作業工程表，各種作業マニュアル
ⅲ　調理室（調理場）のレイアイト	・設備・機器の設置を示す平面図
ⅳ　調理機器	・設置機器，使用状況，操作マニュアル
ⅴ　食事の運搬・配食	・運搬容器，食具，配食の実際
8. 給食関係調査	
ⅰ　アンケート調査	・嗜好調査，食生活習慣調査
ⅱ　残食調査	・残食記録表，集計表，集計の結果と活用
9. 食に関する指導（食育）	
ⅰ　給食指導計画	・推進組織，年間・月間指導計画
ⅱ　指導の実際	・食事を教材とした指導，教科と連携した指導
ⅲ　家庭との連携	・献立表・栄養メモ・給食だよりの配布
ⅳ　個別に対応する指導	・食物アレルギー，食事療法実施児童，肥満・やせ

第3章

高齢者福祉施設給食

総　論

1　高齢者福祉施設給食の特徴

1）意　義

　高齢者福祉施設は，身体的，精神的および社会的ハンディキャップをもった高齢の利用者（入所者）を対象とした，生活全般にわたる援助を目的とした施設である．食事を提供する高齢者福祉施設には，養護老人ホーム，特別養護老人ホーム，軽費老人ホーム，老人短期入所施設などの入所型施設と，老人福祉センター，老人デイサービスセンター，老人介護支援センターなどの通所型施設とがあり，一部施設では入所ならびに通所サービスが平行して運営されている．

　特別養護老人ホームなどの介護保険施設は，2005（平成17）年10月から施設介護サービス費の給付範囲が変更され，食材料費のほか，調理費相当が利用者負担となった．一方，栄養管理については，個々の入所者の栄養状態，健康状態に着目した栄養ケア・マネジメントや給食管理業務のあり方を見直したうえで，栄養マネジメント加算が新設された．従来の集団を対象とした栄養管理とは異なり，個々人の状況に着目して行う栄養管理業務が管理栄養士の技術料として評価されるようになっている．

　入所型施設あるいは通所型施設に共通して提供される食事は，施設における生活のなかで利用者がもっとも楽しみにしていることの1つである．1日3回の食事時間を心待ちにしている利用者が多く，それだけにその内容には大きな関心がもたれている．

　高齢者には，老化の進行に伴う喫食量の減少，消化・吸収能力の低下などが頻繁に認められる．このため，必要な栄養の質的，量的な確保に支障をきたし，低栄養の状態に陥りやすい．管理栄養士・栄養士によって適切に栄養管理された食事を，利用者が喫食可能な状態に調製して提供することは，低栄養から抜け出すとともに健康の保持・増進に大きく貢献している．また，施設から提供される食事に寄せる利用者の熱い期待に応え，かつ，長年にわたる生活歴を尊重した家庭的で，嗜好性に富み，温もりのある食事サービスの提供は，生活の基本的な場である高齢者福祉施設におけるQOL（生活の質）の維持・向上という観点からも，きわめて重要な意義をもっている．

2）特　徴

　高齢者福祉施設が果たすべき役割の1つに，「長期化する高齢期を，安心して，健康で有意義に暮らすことができる生活の場の提供」がある．しかし，高齢者の多くが疾病または健康障害のハイリスクの状態に陥っており，健康な高齢者に対する健康の保持・増進をめざした食事サービスとともに，これらの疾病またはハイリスク高齢者

に対する食事サービス提供のために多くの労力を傾注している．これが高齢者福祉施設給食の大きな特徴の1つであり，近年，社会の超高齢化に伴いその割合が増大してきている．

　高齢者の疾病は，日常生活動作（ADL）能力低下の大きな要因となっており，高齢者福祉施設におけるサービスに顕著な影響を及ぼしている．また，高齢者には，疾病に罹っていなくても生理的・精神的に機能の低下した状態を高率に認めることができる．機能低下の原因には，年齢を重ねることによってもたらされる生理的老化と，そこに疾病が加わることでさらに助長される病的老化とがあるといわれている．しかし，個々の高齢者について，生理的老化と病的老化とを厳密に区分けすることは困難である．

　このような背景から，高齢者福祉施設における給食は，機能低下の結果として現れる摂食障害など，ADLの低下への対応に重点をおいた運営に努めることが大切である．

2 栄養・食事管理業務

　高齢者福祉施設における給食作業は，基本的には産業給食施設の給食作業と大きく変わるものではなく，管理栄養士・栄養士が主体になって行う栄養計画の策定から献立表の決定を経て，食品の発注，納品・検収，調理，盛りつけ，配膳・配食へと移行する．高齢者福祉施設では，利用者のQOLの改善に取り組んでおり，給食部門においても食事に対する満足度を充実させるなど，QOLの向上に貢献することが求められる．

1）栄養基準量（給与栄養目標量）

　一般的に高齢者が必要とする栄養量は，ほかのライフステージの人たちに比べ個人差が著しい．個々の高齢者の健康状態や身体活動の状況などの影響を受けるためであり，同じ年齢であっても地域社会のなかで活発に活動している人と，寝たきりや施設内に閉じこもりがちな人とでは，おのずと必要とする栄養量に差が出てくる．

　高齢者福祉施設における栄養基準量の設定に当たっては，年齢という観点に重きをおく栄養管理にとどまらず，個々の高齢者の身体活動という観点を重視した栄養管理が求められ，高齢者の身体活動に見合った栄養基準量の設定が検討されている．

2）食品構成表

　養護老人ホームなどの高齢者福祉施設における一般的な食品構成表の取り扱いは，基本的には産業給食施設における取り扱いと同じでよい．ただし，特別養護老人ホームなど医療機関における入院時食事療養に準拠した「食事基準」を設定している施設では，各食種別に栄養素などの基準量を満たすことができる「食品構成」を設定することが望ましい．

3）献立業務

高齢者福祉施設給食における献立業務は，基本的には産業給食施設と変わるものではない．まず「栄養基準量（給与栄養目標量：荷重平均食事摂取基準量）」または各施設の「食事基準」を設定し，次に栄養素などを充足する食品構成を立案する．そして，利用者にとって施設が"生活の場"であること，高齢者の栄養・生理的特性さらには利用者の要望などを十分に考慮して，日々の食事に楽しみを感じてもらえる献立の作成に努めることが大切である．

（1） 予定献立表

まず個人別の食事摂取基準量を算定している施設以外では，前述したような考え方による荷重平均食事摂取基準量に基づく栄養基準量（給与栄養目標量），あるいは食事基準を設定する．次に，エネルギーや各栄養素が栄養基準量または食事基準を満たす食品構成表を策定する．これら一連の基本的な業務の考え方は，産業給食施設などほかの給食施設と変わるものではない．また，献立表の作成においても同様である．

● 献立計画

高齢者福祉施設給食は，産業給食，学校給食および入院時食事療養などとは異なり，長期の食事サービスが原則となっている．

このため献立には，家庭的な雰囲気を取り込む，利用者の嗜好性に配慮する，おやつやデザートを含めバラエティを豊かにする，また，味や調理法に変化をつけ，マンネリ化を避けるなどの工夫が求められる．このような取り組みの善し悪しが，高齢者福祉施設給食の品質を決定するとともに，利用者のQOLならびに食事に対する満足度に大きく影響することになる．

● 予定献立表（案）の作成

給食実施日の半月〜1か月程度前に，半月または1か月を単位として予算，調理従事者数と能力，施設・設備の状況などとともに，嗜好調査，残食調査の結果や給食運営委員会，利用者連絡協議会，給食業務連絡会の意見などを勘案して，当期サイクルメニューの見直しなど所要の操作を行い，予定献立表（案）のたたき台を作成する．

予定献立表（案）のたたき台に，年間計画に定める行事食などイベントメニュー，出張料理やバイキング，選択食を組み込み，また，そのことによって前後の料理や素材などの重複が認められる場合には，献立の入れ替えなどの調整を行って予定献立表（案）とする．

● 予定献立表の決定

固まった「予定献立表（案）」は，所属長さらには施設長の決裁を得ることにより「予定献立表」として決定される．

（2） 利用者配布用献立表の作成

決裁後の予定献立表に基づき，「利用者配布用献立表」を作成する．「利用者配布用献立表」には，行事食などイベントメニューや選択食などの計画を利用者に知らせ，食事に対する関心を高めるとともに楽しみを演出する効果がある．そのためにも，質のよい紙を選び，大きめの読みやすい文字で，カットやイラストを多く取り入れるな

どの工夫が求められる．

また，「利用者配布用献立表」の余白を活用して，献立表に出ている行事や歳時と関連がある料理，季節の料理や旬の食材などの紹介を行い，行事食などのイベントメニューを盛り上げることにつなげている．さらに，高齢者の栄養・食生活に関連する最新情報，改善が望まれる食生活習慣およびより健やかに高齢期を過ごすための食生活のあり方なども取り上げ，利用者に対する栄養教育・指導媒体としての活用も図られている．

(3) イベントメニュー

高齢者福祉施設にあって食事は，利用者が楽しみにしていることの1つである．それゆえ，食事の良否が直接利用者のQOLに影響する．しかし，施設給食に共通して，予算や職員の手間，施設・設備などの制約が大きく，利用者の納得が得られる食事サービスとするためには課題が多い状況にある．

そこで行事や歳時，季節の移ろいなどを盛り込んだ行事食など「イベントメニュー」を充実させ，利用者のための食事サービスをより変化に富み，潤いのあるものにする取り組みが大切である．そのためには，利用者の周りで行われている行事や地域の歳時と関連が深い料理や食品，季節の移ろいを感じさせる旬の食材などに関する広範な知識や情報の収集に努める必要がある．

4）摂食障害対応の再加工調理

高齢者福祉施設給食における特徴の1つに，歯をはじめとした口腔における障害，脳梗塞後遺症などによる嚥下障害，手指の機能障害，加齢に伴う全身的虚弱など，広範な摂食障害をかかえた利用者の存在がある．これら摂食障害を有する利用者は，健常者と同様の摂食行動が困難で，手で直接つかんで食べる，特殊な食事器具を用いる，さらには食事介助を要するなど，健常者用に調製した食事では食べることができないケースが多い．

摂食障害を有する利用者には，提供する料理を軟らかく仕上げるとともに，一度仕上げた料理をそれぞれの摂食障害に適応する形態とするための再加工調理が行われる．再加工調理の取り扱いは，利用者の実態を考慮して施設ごとに研究されており必ずしも一定ではない．

5）帳票類

高齢者福祉施設給食に関する諸帳票は，給食の計画・実施，運営・管理，評価，給食従事者ならびに利用者指導などの業務を円滑に行い，給食の内容を充実するためにきわめて重要なものである．基本的には，産業給食施設などと変わるものではないが，一部の帳票は，各都道府県，政令市などにより，様式や取り扱いが異なっているので所管保健所などの指導に従うことになる．

(1) 食品量表（栄養出納表）および栄養管理報告書

一般に，1か月など一定期間の給与栄養量を算出するために，栄養出納表の作成が保健所などにより指導されている．高齢者福祉施設給食においても，その取り扱いは

前述の産業給食施設と変わるものではない．

東京都の高齢者福祉施設給食における栄養管理報告書の様式は，医療機関の入院時食事療養と同じ様式を用いるように指導されている．様式では，栄養計画としての給与栄養目標量および実施後の給与栄養量の報告を求めているが，給与栄養量を算出するためには，栄養出納表で1か月単位の食品群別1人1日当たり使用量を求め，この数値に食品類別荷重平均成分表の数値を乗じて給与栄養量を算出する．これを一覧表にしたものが食品量表〔p. 144，病院給食食品量表（栄養出納表）参照〕であり，また，栄養管理報告書は所定の様式（病院・介護施設等）を用いて作成し保健所に提出することになっている．東京都以外の道府県に設置された高齢者福祉施設にあっては，保健所などの指導に従って所要の様式の報告書を作成することになる．

(2) 検食簿および食事評価表

高齢者福祉施設給食における検食簿の取り扱いは，基本的には産業給食施設のそれと変わるものではない．しかし，摂食機能障害や消化・吸収能力の減退など健常者とは異なる観点からのチェックが必要で，検食簿の様式は各施設においてさまざまな工夫が図られている．特徴的なこととして検食者のチェック項目に，ほかの施設にはみられない「かゆの炊き上がり状況」や「キザミ食の切り方」などが取り入れられるなど，利用者の目線での食事評価が行われるよう配慮されている．

一方，高齢者福祉施設における最近の傾向として，給食業務を給食サービス専門業者に委託する割合が増加している．委託をする施設側の管理栄養士・栄養士と，給食作業を実際に行う受託側栄養士とが連携・協力して，利用者のQOLの向上に寄与していくことが大切で，その方策の1つに食事評価表の活用がある．

委託側の管理栄養士・栄養士など評価者が，朝食，昼食，おやつ，夕食およびデザートの盛りつけ作業時に点検・チェックを行い，その結果を食事評価表に記入する．問題点や改善を要する評価については，受託側栄養士に連絡し対応を記入させ，施設長などに報告するものである．

食事評価表への記入は，問題点や改善を要する事項に限定されるものではない．利用者のことを考えた調理やていねいな盛りつけなど，よかったことおよび評価できることなども積極的に記録し，受託側の調理業務従事者にも供覧して業務改善に向けた意識の高揚につなげるなど，給食効果の向上への貢献が期待できる．

3 衛生管理

現在，特定給食施設など大量調理施設における衛生管理は，「大量調理施設衛生管理マニュアル」に基づいて実施されている．一般的に「大量調理施設衛生管理マニュアル」は，1回300食以上または1日750食以上の食事を提供する施設を対象としている．しかし，多くの高齢者福祉施設はそれ以下の中小規模調理施設となっている．

このため社会福祉施設などにおける衛生管理については，厚生労働省食品保健課長通知「社会福祉等給食及び学校給食の一斉点検の実施について」に規定する『点検実施上の留意事項』に基づき，「大量調理施設衛生管理マニュアル」に準拠した取り扱

いが保健所などにより行政指導されている．

　しかし，高齢者福祉施設給食における食中毒など衛生事故発生の危険性は，規模の大きな大量調理施設と変わるものではない．また，高齢などのため，産業給食施設などの喫食者に比べ，感染症などに対する抵抗力が低下した利用者，すでに健康を損なっている利用者の存在も多く，衛生事故の防止にはよりいっそうの配慮が求められる．規模の大きな高齢者福祉施設はもとより，中小規模の施設にあっても「大量調理施設衛生管理マニュアル」に基づく衛生管理に努める必要がある．

施設事例　A施設

1　施設の概要

　当施設は，福祉と保健医療とにわたるサービスを一体的に提供することにより，利用者福祉の向上を図ることを目的として設置された．指定介護老人福祉施設（入所定員：412名）および介護老人保健施設（入所定員：78名，通所リハビリテーション：20名）の2つの施設からなっている．
　現在の男女別年齢構成および要介護度別構成を**表3-1，2**に示した．

表3-1　男女別年齢構成

	介護老人福祉施設			介護老人保健施設		
	男	女	計	男	女	計
利用者数（人）	130	270	400	37	40	77
平均年齢（歳）	78.3	84.7	82.6	70.9	76.3	73.7
最高年齢（歳）	101	103	―	87	92	―
最低年齢（歳）	65	63	―	58	50	―

表3-2　介護程度別構成

	要介護度					合計
	1	2	3	4	5	
介護老人福祉施設（人）	45	60	49	105	129	388
介護老人保健施設（人）	8	21	24	15	7	75

2　給食の運営形態

　調理などの給食業務は，従来の直営方式から委託方式に移行し現在に至っている．配膳方法は，ホットワゴンを使用した中央配膳で，適時・適温給食を実施している．
　また，摂食機能障害への対応や利用者の要望に応じたきめ細やかな食事形態の設定，代替食などによる個人対応，各フロアの食堂に出向いての出張料理，行事食や誕生会などのイベントメニューにより，利用者のニーズを取り入れた食事の提供に努めている．

1）食事の種類

（1）一般食
常食，かゆ食，流動食など．

（2）特別食
糖尿病食，糖尿・減塩食，減塩食，糖尿性腎症食，腎臓食，膵炎食，胃術後食，検

査食など医師の指示による特別食（医療機関における特別治療食に相当）．

施設別の食事の種類別比率を**図3-1**に示したが，各施設利用者の健康・身体状況などにより著しい差が認められる．

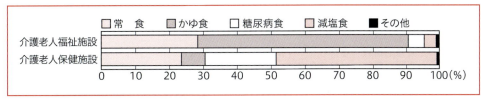

図3-1 ■施設別食数比率

2）施設側と受託者の業務分担

施設側および受託側の業務は，給食業務委託仕様書により明確に区分されている．内容を**表3-3**に示した．

給食業務の一部を委託することのメリットには，①人事管理の必要がない，②コストの削減，③施設側管理栄養士・栄養士の給食管理業務が軽減され，利用者の要望に対応しやすくなる，などがある．デメリットとしては，①利用者とのかかわりが少なくなり，求められている対応が十分に理解されないことがある，②受託側従事者の退職・異動などにより，業務が安定しない場合がある，などが考えられる．

3）施設側業務日誌

受託業者を指導・監督していくためには，業者が作成する帳票類のほか，施設側も独自の記録が必要であると考え「業務日誌」を作成している（**表3-4**）．内容は，ミーティングの記録，寮訪問での利用者の意見，おもに衛生状態を確認するチェックリストなどとなっており，結果は，受託業者にも回覧を行っている．

3　栄養・食事管理業務

1）栄養基準量の設定

高齢者には，同じ年齢でも体格や身体活動の状況などに著しい違いがみられる．当施設では，利用者個々の必要な栄養量を算定し，その結果に基づいて栄養基準量（給与栄養目標量）を設定している．

(1) エネルギー基準量の設定方法
① 利用者個々の推定エネルギー必要量を**表3-5**に基づいて算定する．
② 算定した個人別推定エネルギー必要量の総和を求め，これを総人数で除して平均必要量とする（**表3-6**）．
③ エネルギー平均必要量を区切りのよい数値になるよう端数処理を行い，これを常食「中」のエネルギー基準量とする．個人ごとの健康状態や身体活動の状

表 3-3 業務分担表

区分 事項	施設側の業務	受託側の業務
栄養管理	栄養基準量の算定★ 食品構成の設定★ 個別栄養管理の指示 献立作成★ 栄養出納表の作成★ 栄養管理報告書の作成 集団・個別栄養指導の実施 嗜好調査の立案・実施 残食調査の立案	栄養指導への協力 嗜好調査への協力 残食調査の実施・報告
食数管理	食数の把握 食事せんの管理 食札作成の指導・監督	食事伝票・食事せんの整理 利用者入所・食事変更の処理★ 食札の作成・管理 食数集計表の作成★ 選択食の調査結果の入力★
食品材料管理	食材料の購入指導 検収・棚卸の確認 給食費の進行管理	食料品消費日計表の作成★ 食品納入業者の選定 発注書・納品書・在庫品受払簿作成★ 検収・棚卸の実施 請求書（食品納入業者）の作成
作業管理	調理・食器指示の指導・監督 食事の調理・盛りつけ・配膳・下膳・洗浄・消毒・保管作業の指導・監督 選択食・出張料理・指導・監督 適温給食実施の指導・監督	調理指示書・食器指示書の作成 食事の調理・盛りつけ・配膳・下膳・洗浄・消毒・保管作業 選択食・出張料理の実施 食事の温度管理および調査
衛生管理	業務従事者および作業の衛生管理，指導・監督 清掃業務の指導・監督 健康診断および検便の確認 保存食の確認	給食業務従事者および作業の衛生管理 調理室・配膳室・食堂・食器洗浄室などの清掃 健康診断および検便の実施・記録 保存食の保存
設備管理 労務管理	設備・機器・備品の管理・指導 人員適正配置の確認 勤務状況の確認 業務日誌などの確認	設備・機器・備品の日常の保守 勤務表の作成 出勤簿管理 業務日誌などの記入
教育指導 その他	安全衛生・調理技術など教育計画の指導 施設関連部門との連絡調整 給食委員会の開催と運営	給食業務従事者に対する安全衛生・調理技術などの職場内教育・研修の実施 給食委員会などへの参加

★コンピュータ使用業務

況に対応するため，各施設とも大・中・小の3区分を設定した．**表 3-7** に，施設別の一般食「常食」の栄養基準量と食品構成を示した．

(2) その他の基準量について

「日本人の食事摂取基準」に設定された 50〜69 歳および 70 歳以上の食事摂取基準に準拠して基準量としている．

2）食品構成表の設定

当施設の食品構成表を **表 3-7** に示した．食品構成表の設定に当たっては，次のことに配慮した．

表3-4 施設側業務日誌（記入例）

業務日誌（施設側）
〇年〇月〇日（　）

副所長	給食担当係長	次席	栄養士	業務責任者

項目	内容
今日の予定 ① 行事食 ② 会議 ③ 修理・工事等 ④ その他	② 所内連絡会

《連絡事項》（施設側⇨委託側）
・ホットワゴンNo.4、温度設定に異常があるため、予備車と交換するように指示

寮訪問（○○2階）〔担当：○○〕 ・そうめんのつゆがおいしいとの声があり、そうめんの残菜は少なかった ・肉はやわらかくておいしいとのこと	《委託業者からの報告事項及び特記事項》 ・○月上期の食材納入予定業者について 《受託側ミーティング》 ・食事サービス委員会の概要報告（食事サービスは、おおむね順調に履行されているが、盛りつけ量にばらつきがあったことが指摘された。十分注意するように）
寮訪問（○○3階）〔担当：○○〕 ・そうめんの日、おかずとして出た豚ひれ肉はやわらかくて食べやすいと好評 ・ただし、おなかいっぱいで、そうめんを残す利用者がいた	《委託側ミーティング》 ・七分つき発芽玄米食を召し上がっている利用者に対するアンケートの内容項目の検討について ・給食業務連絡会の協議事項の確認 ・バイキング食の打ち合わせ
《備考》 ・保健所の立ち入り検査あり。とくに問題なし	

委託業務チェックリスト（網かけの部分は必要のつどチェックを行う。空白の部分で確認できなかった場合は−を記入）

チェック項目		チェック時間 担当者	11：00		3：30		5：00	
1. 仕込み作業	①包丁、まな板の区分				○		○	
	②マスクの着用				○		○	
	③かご、ざる等のじか置き				○		○	
	④翌朝以降の仕込み						—	
	⑤まな板、包丁等の放置		○		○		○	
	⑥仕込んだ食材の放置		○		○		○	
2. 調理作業	①調理器具のじか置き		○		○			
	②調理機器の清掃状態						—	
3. 盛りつけ開始時間	①喫食2時間前盛りつけ				○			
	②配膳車の設定温度		△	No.4	○		○	
	③配膳車の電源		○		○			
4. 盛りつけ作業	①手袋、マスク等の着用		○		○		○	
	②準備中の食器の衛生		○		○		○	
	③おやつの盛りつけ時間		○					
5. 盛りつけ量	①盛りつけ状態を確認		○				○	
6. 盛り残し	①盛り残しが常温で放置						△	一部あり
7. ホットワゴン	①清掃・整備の状態				○			
8. 食器の漂白	①食器の漂白		○		○		○	

《特記事項》

表 3-5 ■ 個人別推定エネルギー必要量の算定方法

推定エネルギー必要量＝1日の基礎代謝量×身体活動レベル
　☆1日の基礎代謝量＝年齢・性別基礎代謝基準値（kcal/kg/日）×標準体重（kg）
　　年齢・性別基礎代謝基準値（kcal/kg/日）
　　　［年齢］　　［男］　　［女］
　　　50〜69歳　 21.5　　 20.7
　　　70歳以上　 21.5　　 20.7
　☆標準体重（kg）＝身長（m）^{2}×22（22＝BMI値）
　☆日常生活の内容と身体活動レベルの目安

日常生活の内容	身体活動レベル
ほぼ寝たきり	1.1
ベッド上安静 ※寝たきりより，やや動きが多い ※移動に車椅子を利用（乗降・操作介助または乗降介助・操作自立）	1.2
ベッド外活動 ※移動に車椅子を利用（乗降・操作自立） ※歩行器・杖使用および独歩の人で1時間程度歩いている人	1.35
リハビリテーション施行中	1.5

「日本人の食事摂取基準」を参考に，施設のADL調査項目（※印）を挿入した

表 3-6 ■ エネルギー平均必要量算定表（介護老人福祉施設）

NO.	身長(m)	体重(kg)	BMI	性別	年齢(歳)	年齢・性別基礎代謝基準値	標準体重(kg)	身体活動レベル	エネルギー必要量(kcal)
1	1.47	35.9	16.6	女	94	20.7	47.5	1.5	1,180
2	1.65	47.7	17.5	男	73	21.5	59.9	1.3	1,674
3	1.57	53.0	21.6	男	89	21.5	54.2	1.4	1,631
4	1.46	43.5	20.4	女	81	20.7	46.9	1.3	1,262

合　計　59,709 kcal
人　数　　　41 人
平　均　 1,456 kcal

① 設定には，（特社）東京都施設給食協会が例示している病院用食品類別荷重平均成分表を用いる．
② 多様な食品をまんべんなく使用する．
③ 栄養基準量（給与栄養目標量）が充足できる内容とし，ビタミンB$_1$，カルシウム，鉄など充足しにくい栄養素については，特定保健用食品などを活用する．
④ 日々提供している食事に用いている食品の使用量に準拠した内容とする．

3）献立作成

　毎日の食事は，健康の保持および疾病を予防するのみでなく，生活に潤いや豊かさを与える重要な要素でもあるため，利用者に喜ばれる質の高い献立を作成する必要がある．

表 3-7 施設別の栄養基準量（給与栄養目標量）と食品構成

一般食・常食		介護老人福祉施設			介護老人保健施設		
		大	中	小	大	中	小
栄養基準量	エネルギー（kcal）	1,650	1,450	1,250	1,800	1,600	1,400
	たんぱく質（g）	65	60	55	70	65	60
	脂質（g）	35	35	35	40	40	40
	炭水化物（g）	270	220	180	290	240	200
	食塩相当量（g）	7未満	7未満	7未満	7未満	7未満	7未満
	水分（g）		1,300〜1,500			1,400〜1,600	
食品構成	穀類　米	240	180	120	270	210	150
	その他	10	10	10	10	10	10
	いも類	50	50	50	50	50	50
	豆・大豆製品	40	40	40	40	40	40
	魚介類	70	70	70	70	70	70
	肉類	45	45	45	45	45	45
	卵類	40	40	40	40	40	40
	乳類	100	100	100	200	200	200
	野菜　緑黄色	120	120	120	120	120	120
	その他	230	230	230	230	230	230
	果実類	60	60	60	60	60	60
	海草類	3	3	3	3	3	3
	油脂類	10	10	10	10	10	10
	砂糖類	15	15	15	15	15	15
	調味料類　みそ	15	15	15	15	15	15
	その他	45	45	45	45	45	45

（1）献立作成上の留意事項（高齢者福祉施設としての特徴的なこと）

① おやつを含めた栄養量の配分

　　おやつは，日常生活のなかで楽しみの1つであることと，1回の食事で摂取できる食事量が少ない高齢者においては軽食として考えることもできる．そのため，朝，昼，夕3回の食事のほかに，おやつも含めた栄養量の配分を行うことが望ましいと考えている．当施設では，朝食：昼食：夕食：おやつの配分を1：1.4：1.3：0.3の割合となるよう一応の目安を設定している．

② 高齢者の嗜好を考慮

　　高齢者は，長く培った食歴を変えることを好まず，嫌いなものは残すという人が多いため，とくに嗜好性には留意する．当施設の利用者が好きな料理としてあげるものには，「刺身」，「天ぷら」，「鰻の蒲焼」，「豚カツ」，「にぎり寿司」，「肉じゃが」，「鮭の塩焼き」，「カレーライス」，「親子丼」などがある．一方「魚のピカタ」など献立名から料理のイメージのわきにくい料理は敬遠されやすい．

③ 安全で食べやすい食品・料理の選択，料理の組み合わせ

　　高齢者は，歯が悪くなりかむ力が衰えるため，かたい食品の使用は控える．または圧力鍋を使用するなど，やわらかく仕上げる工夫をする．さらに，唾液の分泌量が減少しているため，パサパサした料理の重複も控える．

④ 便秘の予防を考慮した内容

海草類や根菜類，豆類など繊維の多い食品を献立に盛り込む．当施設では，利用者の希望により七分つき米と発芽玄米をブレンドした主食も選択できるようにしている．

(2) サイクル献立

サイクル献立は，一定期間の献立を作成し，これを繰り返し使用する方法である．当施設において定期的に作成している献立は，常食のほかに軟菜食や特別食，選択食，代替食などと種類が多い．精度の高い献立に仕上げるためには，サイクル献立を活用すると効率的である．当施設では，春，夏，秋，冬の4パターンのサイクル献立を設定している．また，行事食や選択食などを盛り込んだ，年間のサイクル献立も併せて作成している．

4) 給食サービスの充実

(1) 選択食

① 毎日実施している朝のパン食は，原則として1週間単位で選ぶことができる．しかし，1週間続けてパン食だと飽きてしまう利用者がいるので，週の半分をパン食，残り半分はごはん食が選べるパターンも採用している．また，食べる機能の低下に対応するため，食パン，サンドイッチ，パンがゆのなかから選ぶことができるようにしている．

② 昼の2種類の料理の選択では，フロア単位の少人数での選択食にも対応している．たとえば，「親子丼と天丼」の場合は，親子丼は1つひとつ親子鍋でつくる．「いつもはかゆだが，ごはんで食べたい」との要望に応えるなど，きめ細かな対応を行っている．

③ 利用者が選びやすいように，一方の選択食献立の内容を利用者が好きな料理，季節が感じられる料理，なじみのある料理としている．

(2) 行事食などのイベントメニュー

「食」をとおして行事や歳時，季節の移り変わりを感じてもらえるように，行事食や誕生会食，季節献立，季節のちらし寿司献立など，さまざまなイベントメニューを提供している．献立には，旬の素材や料理または郷土料理などを盛り込んでいる．行事食には，メッセージカードを添えている．実際に提供したイベントメニューの献立を**表3-8, 9**に示した．

(3) 出張料理

出張料理とは，各フロアに調理師が出向き，利用者の目の前で調理の一部実演を行うものである．介護老人福祉施設と介護老人保健施設の各フロアで，年2回実施している．給食部門からみると12フロアあるため，年24回実施している．献立は，にぎり寿司や手打ちうどんなどで，にぎり寿司の場合はすし屋のように，利用者のオーダーに応じて寿司をにぎり提供している．食べやすく半分にカットしたり，食べる機能の低い人用にはねぎとろ状の具を使った寿司をつくったり，利用者がその日食べたい内容や量にも対応している．

表3-8 ■ 正月献立

	朝 食	昼 食	夕 食
元日	ごはん 京風寿椀 数の子 伊達巻 日の出蒲鉾 昆布巻き 紅白なます	ごはん 餅入り清汁 有頭えびの酒蒸し 甘鯛の照り焼き―菊花かぶ・南天葉添え だし巻き卵 栗きんとん くわいしんじょ お煮しめ 干菓子 果物（いちご）	ごはん 松風焼き―穴子の八幡巻き―金柑の甘露煮・酢どりうど添え きんぴらごぼう ゆり根の梅肉和え 寿淡雪かん
2日	ごはん 白菜と油揚げのみそ汁 鯛の子甘露煮 黒豆―ちょろぎ添え 錦卵 ゆず大根	ごはん 初夢汁 鰆西京焼き―杵しょうが添え 鶏つくね甘辛煮 里いもと京にんじんの含め煮 菊観和え 果物（みかん）	赤飯 筑前煮―紅白結び麩飾り なすのゆず味噌かけ 翁和え
3日	ごはん 里いもと大根のみそ汁 はぜの甘露煮 お多福豆 かわりきんぴら しば漬け	かに散らし寿司 野菜の炊き合わせ 庄内麩の赤味噌仕立て 果物（みかん）	ごはん 新巻鮭―日の出あんず かぶのあんかけ―木の芽添え 七福なます

表3-9 ■ 季節のちらし寿司献立

	料理名	おもな食材
4月	春菜寿司	菜の花，スモークサーモン，甘えび，ふき，たけのこ，うど
5月	ますのちらし寿司	ます，大正えび，厚焼き卵，しいたけ，絹さや
6月	穴子と空豆のちらし寿司	穴子，空豆，大正えび，錦糸卵，おぼろ，絹さや
7月	みょうが寿司	みょうが，開きえび，厚焼き卵，鰻蒲焼き，いんげん
8月	ばらちらし寿司	鰆，穴子，大正えび，錦糸卵，しいたけ，れんこん
9月	山菜と茸のちらし寿司	しめじ，しいたけ，舞茸，山菜，開きえび，厚焼き卵
10月	菊花ちらし	黄菊，紫菊，開きえび，おぼろ，かんぴょう，油揚げ，絹さや
11月	吹き寄せ寿司	大正えび，厚焼き卵，さつまいも，くり，ぎんなん，にんじん
12月	鮭といくらのちらし寿司	鮭，いくら，錦糸卵，みつば，きゅうり，しその葉
1月	かにちらし寿司	かに，錦糸卵，おぼろ，しいたけ，れんこん
2月	梅酢寿司	ひらめ，甘えび，梅酢れんこん，錦糸卵，絹さや
3月	菜の花寿司	菜の花，錦糸卵，いくら，まぐろ，しいたけ，れんこん

　いつもの食事とは違った雰囲気のなかで楽しみながら食事をとってもらい，食事に変化と潤いを与えることを目的として実施している．この企画は，利用者に大好評で，笑顔があふれたなごやかな食事風景となっている．また，普段は食の進まない利用者もよく食べる，料理を丸飲みする人もゆっくり味わいながら食べる，かむ動きが引き出せるなど，利用者のADLの向上にも寄与している．

（4）きめ細かな食事形態の設定

多くの高齢者に，加齢や脳血管障害の後遺症などを起因とする中途障害が認められ，摂食・咀嚼・嚥下機能の低下がみられる．これら機能低下の状況は，人それぞれ多様である．また，要介護高齢者は，低栄養状態に陥りやすいため，必要な栄養素の確保が重要な課題となっている．一人ひとりの利用者に配慮した安全で食べやすい状態に調製した，きめ細かな食事形態を設定している．これは，入所している利用者の食べる機能を観察してから設定するとよい．表3-10に，当施設の食事形態の一覧表を示した．また，図3-2に施設別食事形態数の比率を示した．同じ高齢者福祉施設であっ

表3-10　食事形態一覧表

■主　食
　ごはん，軟飯，かゆ，おにぎり（大きさはニーズに応じて），七分つき玄米（ごはん，かゆ）
　ブレンダーかゆ（普通，硬め，やわらかめ，つぶし状）
■副　食

区　分		基本的考え方（仕上がり状態の目安）	機能上の特徴
そのまま		安全で食べやすいもの 嗜好，味つけ，色彩などに考慮したおいしいもの	咀嚼・嚥下機能ほとんど問題なし
一口大食		一口大サイズ ・スプーンですくいやすい大きさ	手指が不自由 咀嚼・嚥下機能ほとんど問題なし
軟菜食		歯ぐきでつぶせ，かみ切れるやわらかさ ・指でつぶせるバナナくらいの硬さ ・軟菜で水分を含んだしっとり感のあるもの ・基本は小さめの一口大サイズ	咀嚼・かみ切る力が低下 食塊を形成する力が低下 嚥下機能はほとんど問題なし 理解力あり
軟菜つぶし食		軟菜食をつぶしたもの	咀嚼機能は軟菜食と同じ 嚥下機能がやや低下
嚥下食	ムース食	舌で押しつぶせるやわらかさ ・スプーンで押したとき，軽い力でスーッと押せる硬さ ・粒のないムース状 ・適度な粘度，凝集性があり，変形しやすい状態	咀嚼，食塊の形成が困難 軽度の嚥下困難
	ブレンダー食	とろりとしたマヨネーズ状 ・きめ細かく，なめらかで，のどごしのよい状態	摂食・咀嚼・嚥下困難 咽頭内圧が低い
	ゼリー食	ゼリー状（1.5％濃度） ・きめ細かく，のどごしのよい状態 ・高エネルギー・高たんぱく質食品など特別用途食品を活用	摂食・咀嚼・嚥下困難 ブレンダー食ではムセが生じる

注）めん，おやつは通常の食事形態と別の形態をオーダー可．

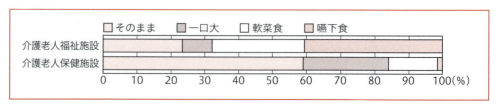

図3-2　施設別食事形態数の比率

ても施設に入所する目的に応じて，食事形態のオーダー状況に違いがみられる．**表3-11**に一般食の「そのまま」の献立と「軟菜食」の献立および「軟菜食」の仕上げ方のポイントを示した．

5）給食関係調査

利用者の要望に沿った食事を提供するためには，嗜好調査や残菜調査などにより利用者の意向を最大限取り入れることが重要である．また，当施設のように高齢者福祉施設としては規模が大きい施設の場合には，なるべく多くの意見を頻繁に聞ける体制づくりが必要である．そのため管理栄養士・栄養士による「寮訪問」を日常業務の1つと位置づけて各フロア訪問を実施し，利用者から寄せられる意見を聴取し集約を行っている．次に，当施設が実施した給食関係調査のなかから事例を示す．

（1）嗜好調査

● 満足度調査

原則として利用者全員を対象としている．毎年1回以上実施する．対象が高齢者であるため，文字は大きくし，答えやすく，負担にならない質問数とし，自筆が困難な利用者には寮職員に聞き取り調査を依頼する．集計結果は，食事サービス委員会などの場で報告するとともに，当施設の「事業概要」に盛り込むなど所内外に周知を行っている．

表3-12にもっとも基本的な調査項目をあげた．

● 目的別調査

具体的な目的を設定して調査を行う．当施設が実施した例としては，軟菜食のきざみ方を改善するための調査がある．目的は，軟菜食の利用者には「どの程度まで形を残した状態の食事の提供が可能か」を検討するための基礎資料を得ることとし，結果を活用して食事形態別の提供の充実を図った．そのほか，めん類の嗜好傾向を把握するための調査や，主菜や副菜料理の好き・嫌いを把握することを中心とした調査などを行ってきた．

（2）残菜調査

毎年2回以上実施してきた．1回の調査期間は1週間とし，朝・昼・夕の3回の食事について行う（計27食）．内容は，主食，汁物，副食（料理ごと）の盛りつけ重量と残菜重量を計量し残菜率を算出した．集計結果は，一覧表とするほか，肉料理，魚料理など食品材料区分ごとに集約をしている．おおむね，大豆・豆腐料理，卵料理の残菜率が低く，野菜料理が比較的高い．また，肉と魚では，やや肉のほうが高いが，あまり差のない傾向が出ている．

（3）「連絡ノート」

ホットワゴンには，「連絡ノート」を設置している．寮職員に，利用者から寄せられた意見などを代筆してもらうなど，「寮訪問」では把握できない利用者の声をとりまとめ，対応が必要な意見には検討を行い，食事サービスの改善に活用している．これについても，対応の状況を一覧表とし，各フロアにフィードバックを行っている．

表 3-11 ■ 一般食の常食および軟菜食の献立（例）

		一般食（常食）			一般食（軟菜食）		
	料理名	材料名	1人当たり分量（g）	料理名	材料名	1人当たり分量（g）	仕上げのポイント
朝食	ごはん	米	60	軟飯	米	60	1) みじん状の具はむせやすいため，やわらかい食材を使用
	みそ汁	みそ	12	みそ汁[1]	みそ	12	
		かぶ	25		かぶ	25	
		油揚げ	3		充填絹ごし豆腐	15	
	卵とじ	鶏卵	50	卵とじ[2]	鶏卵	50	2) 煮汁にとろみをつけてから卵でとじ，口当たりがよくソフトに仕上げる
		たまねぎ	35		たまねぎ	35	
		絹さや	5		絹さや	5	
		だし汁	15		だし汁	50	
		でんぷん	0.3		でんぷん	1	
		砂糖	2		砂糖	2	
		みりん	2		みりん	2	
		塩	0.4		塩	0.4	
		しょうゆ	2		しょうゆ	2	
	青菜の おかか和え	こまつな	60	青菜の おかか和え[3]	こまつな	60	3) こまつなはやわらかくゆでたものを1 cm角に切る．とろみつきだし割りしょうゆで和え，まとまりのよい，しっとりとした状態に仕上げる
		削り節	0.3		削り節	0.3	
		しょうゆ	3		しょうゆ	3	
					だし汁	6	
					でんぷん	3	
	白菜漬け	はくさい	25	白菜漬け	はくさい	25	
昼食	そうめん	そうめん（乾）	70	そうめん[4]	そうめん（ゆで）	180	4) そうめんは5〜6 cm長さにカットしてゆで，1%のとろみをつけためんつゆをかけて提供する
		だし汁	90		だし汁	90	
		みりん	18		みりん	18	
		薄口しょうゆ	18		薄口しょうゆ	18	
		きゅうり	20		でんぷん	1.3	
		みかん（缶）	20		グリーンアスパラガス	10	
		ねぎ	10		みかん（缶）	20	
					ねぎ	10	
	豚ヒレ肉の 梅ソースかけ	豚ヒレ肉	45	豚肉の 梅ソースかけ[5] a	豚ももひき肉	45	5) ひき肉にたまねぎややまといもなどを混ぜ，蒸したもの(a)に，とろみつきの梅ソース(b)をかける
		塩	0.1		たまねぎ	12	
		料理酒	2		殺菌卵	2.4	
		でんぷん	3		コーン油	1.4	
		みりん	1		やまといも	4.5	
		しょうゆ	1		でんぷん	1.2	
		梅肉	4		料理酒	1.5	
		砂糖	1.5	b	梅肉	4	
		みりん	3		砂糖	1.5	
		薄口しょうゆ	2.5		みりん	3	
		だし汁	5		薄口しょうゆ	2.5	
	付合せ	おくら	10		だし汁	10	
		赤ピーマン	10		でんぷん	0.6	
		黄ピーマン	10	付合せ	おくら	10	
		塩	0.2		赤ピーマン	10	
					黄ピーマン	10	
					塩	0.2	
	果物	すいか	60	果物	すいか	60	
	乳飲料	乳飲料	125	乳飲料	乳飲料	125	
おやつ	かぼちゃの 小倉あんかけ	かぼちゃ	72	かぼちゃの 小倉あんかけ	かぼちゃ	72	
		砂糖	1		砂糖	1	
		塩	0.1		塩	0.1	
		あずき	12		あずき	12	
		砂糖	8		砂糖	8	
		塩	0.1		塩	0.1	
夕食	ごはん	米	60	軟飯	米	60	6) 脂ののったさけを指定し，ふっくらと焼く．一口大に切り，切り身状に再成形して提供する．くずあんをかける
	鮭の塩焼き	さけ（生）	70	鮭の塩焼き[6]	さけ（生）	70	
		塩	0.6		塩	0.6	
	付合せ	大根おろし	40		だし汁	30	
		しょうゆ	2		でんぷん	0.9	
		しその葉	1	付合せ	大根おろし	40	
		ラディッシュ	10		しょうゆ	2	
		塩	0.1		しその葉	1	
					ラディッシュ	10	
					塩	0.1	
	炊き合わせ	ごぼう	20	炊き合わせ[7]	なす	25	7) なす，とうがん，さつまいもは小さめの乱切りにし，水分を含んだやわらかい状態に煮て提供する
		しめじ	15		とうがん	25	
		さつまいも	30		さつまいも	30	
		砂糖	1.5		砂糖	1.5	
		みりん	2		みりん	2	
		薄口しょうゆ	4		薄口しょうゆ	4	
	ふきの 酢味噌かけ	ふき水煮	40	ふきの 酢味噌かけ[8]	ふき（水煮）	20	8) ふきはカッターにかけ，すりごま状にしたものをカラギーナンを使ってゼリーにする．酢味噌をかけて提供する
		白ごま（炒り）	1		だし汁	20	
		みそ	4		カラギーナン	0.4	
		酢	2		ねりごま	1.5	
		砂糖	2		みそ	4	
					酢	2	
					砂糖	2	

表 3-12 ■ 調査項目の概要

1. 食事は楽しみか　　　　　　　2. ごはん（おかゆ）の炊き方
3. ごはんの温かさ　　　　　　　4. 副食（おかず）の量
5. 副食（おかず）の味つけ　　　6. 盛りつけ方
7. 以下の料理で，好きな料理には○，嫌いな料理には×を記入して下さい．
　（　）カレーライス　　（　）天ぷら　　　　（　）肉じゃが
　（　）うどん　　　　　（　）さば味噌煮　　（　）だし巻き卵
　（　）焼きそば　　　　（　）刺身　　　　　（　）きんぴらごぼう
　（　）ラーメン　　　　（　）ハンバーグ　　（　）酢の物　　　などを例示

4 品質・調理管理業務

1）購　入

　給食材料については，原則として複数の業者から「見積り書」を取り，比較を行って安価な業者から購入を行っている．また，単に金額のみでは品質に問題が出てしまう場合があるので，必要に応じてサンプルの提示を求め，食味の比較を加味する場合がある．
　なお，発注は1週間単位で行っており，毎週水曜日に翌週の火曜日から翌々週の月曜日までに納入させる発注書を作成している．また，食数変更に伴う過不足が生じないようにするため，前日に発注量の変更を行うなどの調整を行っている．

2）調理の標準化

　大量調理においては，日々の料理の仕上がり状態を一定化することが必要不可欠である．このため食事形態ごとの調理方法，料理の写真などを記載した「介護食マニュアル」を作成している．**表 3-13** にそのなかの1つの料理を例示した．

3）料理の評価

　日々の料理の仕上がり状態を確認してよりよい食事を提供するために，栄養士が行う食事の評価表（**表 3-14**）を作成している．対応策については，受託業者との業務連絡会や日々のミーティングなどで協議を行っている．

5 衛生管理

　より安全でおいしい食事を提供するために衛生管理は，高齢者福祉施設の給食管理においても非常に重要な事項である．当施設のように，規模の大きな施設になると給食業務従事者の数が多くなり，衛生に関する知識レベルもさまざまである．このため従事者の意識を高めるとともに，知識の向上を図るために当施設の「衛生管理マニュアル」を作成している．**表 3-15** に，記載内容を簡単に示したが，受託側給食業務従事者の職場内研修などに使用している資料である．

表 3-13 ■ 介護食マニュアル
料理名〔天丼〕

献立名	食品名(数量)	使用量(g)	備考	【調理方法・注意点】
天丼	精白米	70		①ごはんを炊く
	大正えび(30)	60	フライ用	②ピーマンは,縦4つ割りにする
	小麦粉	15		③花かつお,こんぶでだしをとる
	殺菌卵	10		④しょうゆ,みりん,③で丼たれをつくる
	ピーマン(40)	10		⑤小麦粉に殺菌卵,冷水を加え,揚げ衣をつくる
	油	7		⑥大正えびに,小麦粉と⑤をつけて油で揚げる ピーマンは素揚げ
	しょうゆ	10	丼たれ	⑦丼にごはんを盛り,丼たれをかけ,たれにくぐらせたえび,ピーマンをのせる
	みりん	10		
	花かつお	1.5		
	こんぶ	0.2		
	水	50		

一口大食
＊えび,ピーマンを一口大に切る
ほかは同じ

食品名	使用量(g)	備考	軟菜食	ムース食
			【調理方法・注意点】	【調理方法・注意点】
精白米	55		①軟飯を炊く	①えびしんじょ(軟菜食⑩)に,だしを加え高速カッターでおろし状にする
えびのすり身	40	しんじょ	②しんじょ用のたまねぎをカッターにかける	②天汁(軟菜食⑥)に,でん粉でとろみをつける(濃度3％)
たまねぎ	16		③えびすり身に,殺菌卵,②,やまといも,コーン油,でん粉を加え,カッターにかけ,バットに流して蒸す	③①を②とだしで濃度調節
殺菌卵	3		④③を1.5cm角に切る	《注》濃度調節(仕上がり状態) 軟らかめのマッシュ状. 上あごにはり付く粘りがないように調節する
コーン油	2		⑤花かつお,こんぶでだしをとる	
やまといも	4		⑥しょうゆ,みりん,⑤で天汁をつくり,でん粉でとろみをつける(1％濃度)	
でん粉	2		⑦小麦粉に殺菌卵,冷水を加え揚げ衣をつくる	④グリーンアスパラガス(軟菜食⑪)を高速カッターでおろし状にし,増粘剤でまとめる
小麦粉	10		⑧⑦で揚げ玉をつくる	⑤器に③を盛り,④を添え,②をかける
殺菌卵	7		⑨⑧を,沸騰させた⑥に浸す	※かゆは別盛り
油	5		⑩⑨と④をサックリと合わせる	
グリーンアスパラガス(細)	10		⑪グリーンアスパラガスは,小口スライス切りにし,色どりよく,軟らかくゆでて,塩味をつける	
塩	0.1		⑫丼に軟飯を盛り,⑩,⑪をのせる	
しょうゆ	10			
みりん	10			
花かつお	1.5			
こんぶ	0.2			

表 3-14 ■ 食事の評価表

食事の評価　○○年　　8月○日（　）　　《夕食》			
	【そのまま】		
	献立名	評価		
		味つけ（おいしさ）	硬さ（炊き方）	量
	ごはん	美味　**普通**　まずい	硬い　**よい**　軟かい	多い　**普通**　少ない
	軟飯	美味　**普通**　まずい	硬い　**よい**　軟かい	多い　**普通**　少ない
	かゆ	美味　**普通**　まずい	硬い　**よい**　軟かい	多い　**普通**　少ない
	からすかれいの煮付け	濃い　**よい**　うすい	硬い　**よい**　軟かい	多い　**普通**　少ない
	にんじん甘煮 しその葉	濃い　**よい**　うすい	硬い　**よい**　軟かい	多い　**普通**　少ない
	炊き合わせ	濃い　**よい**　うすい	硬い　**よい**　軟かい	多い　**普通**　少ない
	小松菜のお浸し	濃い　**よい**　うすい	硬い　**よい**　軟かい	多い　**普通**　少ない

《所見》
・からすかれいの煮つけは煮詰めた煮汁がかかっていておいしかった．脂ものっていた．炊き合わせは，煮汁がやや多かったためか多少うす味だった

《対応策》
・味のバランスを考えた味つけとしたが，ごぼうは味を強くしたほうがよかった

【荒キザミ食】

【キザミ食】

《所見》
・お浸しがかための仕上がりだった

《対応策》
・生が高価なため，いそいで冷凍に変更したが，取り扱いが上手くなかった．次回は十分注意するとの回答が受託業者よりあった

	【極キザミ食】			
	献立名	評価		
		味つけ	なめらかさ	量

《所見》
・とくに問題はなかった．味，なめらかさ，ともによかった

《対応策》

表 3-15 ■衛生管理マニュアルの概略

項　目	内　容
Ⅰ　衛生管理マニュアル	施設・設備の管理 従事者の衛生管理 原材料の納入など
Ⅱ　食中毒の基礎知識	食中毒予防の3原則 腸炎ビブリオ サルモネラなど
Ⅲ　厨房内での決まりごと 　　（具体的事項）	作業開始前に行うこと 包丁，まな板の使用区分，洗浄・消毒 盛りつけ手袋，マスクの着用など
Ⅳ　食品衛生Q＆A	2次汚染 細菌発育の3条件 マスクを着用する理由など
Ⅴ　記録，点検表などのチェックリスト	衛生管理点検表 検収の記録簿など

6 栄養指導

　高齢者は，食事と関係が深い複数の疾病を抱えていたり，食べる機能の低下や障害を抱えての1人暮らしであったりなど，「食」に関する悩みや疑問が多く，他のライフステージに比べても栄養指導のニーズは高まっている．

1) 高齢者に栄養指導を行うときの留意事項

① 1回の指導ですべてを理解できる利用者が少ないため，急がずに繰り返し行う．
② 利用者の食にかかわる事項（疾病，検査値，身体状況，食欲，理解度，家族状況など）を把握し，実態に沿った指導計画を立てて実施する．
③ 利用者のQOLを低下させることなく食事の管理ができるように，利用者の立場に立った指導を心掛ける．
④ 指導するときには，わかりやすく話す．また，短時間で行う．
⑤ 興味をそそる指導媒体を使用する（リーフレットやビデオなど）．

2) 当施設における栄養指導の状況（数種類の指導を組み合わせて）

① 入所時の食事説明：入所後1週間くらいを目安に，当施設の特別食（食事療法のための食事）についての説明を行う．
② 食事療法の説明：入所後2週間くらいを目安に，食事療法のポイントについての説明を行う．特別食の利用者全員を対象とするため，利用者の状況によってはパンフレットの配布のみの場合もある．
③ 個別栄養指導：退所時に，医師または家族の希望により実施している．
④ 集団栄養指導：2～3か月に1回程度実施している．

⑤ 栄養教育ポスター・リーフレットの掲示：リラックスタイムにみてもらえるよう各フロアの食堂に掲示する．

3）高齢者用栄養指導パンフレットの作成

① 高齢者の食事，介護食，糖尿病食，減塩食，便秘や貧血などについて作成した．
② パンフレットは，なるべく大きな文字を使用し，絵や図，写真を多くした．
③ わかりやすい内容となるように心がけた．
④ 食事の宅配情報や調理したことがない人向けの調理指導，コンビニや外食の活用方法など，利用者が欲しい情報をパンフレットに盛り込んだ．

施設事例　B 施設

1　施設の概要

　当施設は，各種社会福祉サービスを提供するために社会福祉法人が設置した，特別養護老人ホームを主体とする高齢者福祉施設である．当施設の設立は，要介護高齢者の増大が大きな社会問題として認識されるようになってきた21世紀直前で，比較的歴史の浅い施設である．

　当施設を利用する高齢者に配慮して，都市郊外に広がる緑豊かな自然に囲まれた場所に建てられた．常勤する職員にとっては，通勤のアクセスがあまりよいとはいえないが，利用者にとっては心穏やかに生活できる環境に恵まれた立地となっている．

　施設の中庭には，職員によって花木や草花が植えられ，年間をとおして季節の花々が咲き乱れ，利用者の心を和ませている．また，施設2階のロビーは，小ギャラリーになっていて，絵画や写真，手芸など利用者の作品や，地域の人たちの作品が展示されている．ギャラリーでは，定期的に陶芸教室が開催され，近隣の住民にも開放しているので，利用者が地域の人たちと交流する場となっている．

　特別養護老人ホームの建物は，日当たりのよい高台に位置する4階建てである．管理栄養士・栄養士が所属する給食部門は，建物の1階に設置され，給食部事務室，厨房および職員食堂などで構成されている．

　当施設では，利用者に提供するサービスのうちでも，食事をもっとも重要なものの1つに位置づけている．当施設を生活の場としている利用者の多くは，提供される食事を楽しみの1つとしている．利用者本位の食事サービスを提供するために当施設では，給食業務を受託業者に委ねるのではなく，食事サービス全般を施設の責任のもとで行う直営方式で運営している．直営方式の利点としては，施設の行事や地域の歳時などに合わせて行うイベント食の日に，栄養部門の職員はもとより事務職を含めた他部門の職員も協力して，利用者に喜んでもらえる食事サービスの演出などができることである（**表3-16**）．

　特別養護老人ホーム利用者の平均年齢は，男性では82.6歳，女性では84.4歳となっている（**表3-17**）．

　身体活動レベル別の構成では，「高い」に該当する利用者はなく，男性の61%および女性の70%が「低い」に該当するレベルとなっている（**表3-18**）．

　介護保険制度では，寝たきりや認知症などで常時介護が必要（要介護状態）になった場合や，家事や身支度などの日常生活に支援が必要（要支援状態）になった場合に，介護サービスを受けることができるとされている．

　利用者の介護度認定の状況は**表3-19**に示すとおりである．

表 3-16 ■ 食事サービス利用者の状況

対象	内訳（人）				計（人）
特別養護老人ホーム	特別介護棟	49	虚弱・一般棟	55	104
ショートステイ	特別介護棟	7	虚弱・一般棟	9	16
デイサービス	認知症高齢者	10	高齢者	35	45
ケアハウス					50
配食サービス					70
職員食	朝 4	昼 40	夕 10		54

表 3-17 ■ 最高年齢・最少年齢と平均年齢

性別	最高（歳）	最少（歳）	平均（歳）
男	94	70	82.6
女	98	61	84.4

表 3-18 ■ 特別養護老人ホーム利用者の身体活動レベル（人）

身体活動レベル	性別	60〜69歳	70〜79歳	80〜89歳	90〜99歳	計
Ⅰ 低い	男		4	4	3	11
	女	2	11	26	21	60
Ⅱ ふつう	男		3	2	2	7
	女		6	17	3	26
Ⅲ 高い	男					
	女					
合計		2	24	49	29	104

表 3-19 ■ 特別養護老人ホーム利用者の介護度認定状況（人）

性別	介護度	60〜69歳	70〜79歳	80〜89歳	90〜100歳	計
男	1			1		1
	2			1		1
	3					
	4		2	2	4	8
	5		5	2	1	8
	小計		7	6	5	18
女	1		1	4	2	7
	2		2	6		8
	3		4	5	3	12
	4	2	6	14	9	31
	5		3	11	14	28
	小計	2	16	40	28	86
合計		2	23	46	33	104

2 給食の運営と関連組織

1）組　　織

　特別養護老人ホームはほかの特定給食施設と異なり，比較的小規模であるとともに，入所者以外の高齢者福祉サービス利用者のための食事サービスを行っている場合が多いことが特徴となっている．このため給食部門は，多様な高齢者福祉サービスを行う社会福祉法人組織の一部門として位置づけられている（図3-3）．

　当施設の給食部門は，主任栄養士（管理栄養士）をトップとして，特別養護老人ホーム利用者のための施設給食ラインと，入所者以外の高齢者福祉サービス利用者のための食事サービス事業ラインとで構成されている．施設給食ラインには，栄養士と調理員が配置されている．また，食事サービス事業ラインには，栄養士，事務員，調理員および食事の搬送を担当する運転手が配置されている．

　給食部門は，組織上2つのラインに分かれているが，日常の給食業務では，それぞれのラインの繁忙時間には相互に応援体制をとるなど，給食部門所属職員が力を合わせて施設が掲げる目標の実現のために参画している．

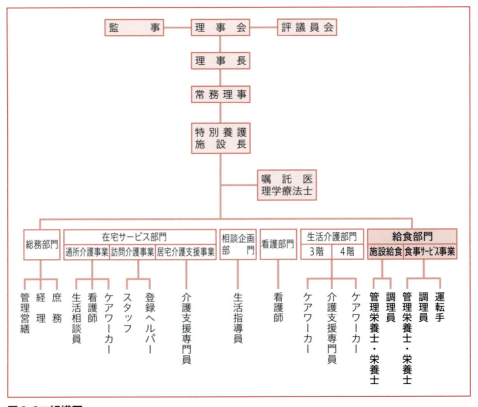

図3-3　組織図

2）給食業務の流れ

当施設における給食業務の流れの概要を**図3-4**に示した．基本的には，ほかの特定給食施設における給食業務と変わるところはない．

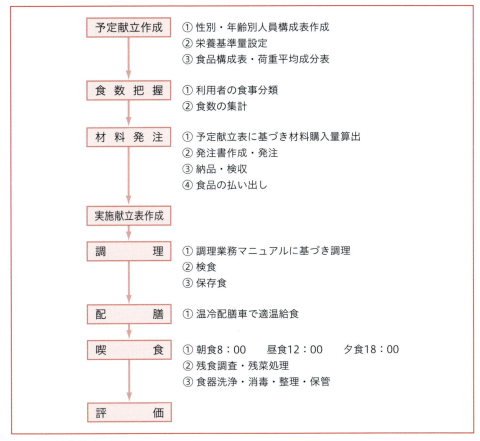

図3-4 ■ 給食業務の流れ

3）業務分担

給食部門に所属する管理栄養士・栄養士（主任栄養士ならびにそのほかの栄養士），調理員および食器洗浄員が担当する業務は，それぞれ次に示すとおりである．

（1） 主任栄養士
　① 給食部事業計画および報告書作成
　② 給食委員会の開催[注1)]
　③ 栄養管理（基礎栄養量作成，栄養管理報告書の作成と保健所への提出など）
　④ 献立作成・調理指導
　⑤ 利用者訪問（利用者から食事サービスに対する要望や意見の聴取）
　⑥ 栄養スクリーニング（栄養状態や身体状況，健康状態の把握）

⑦ 給食部職員の労務管理（健康管理，勤務表作成，研修計画）
⑧ 給食部門内設備の整頓や改善
⑨ 実習生の指導，外来者の応対
⑩ 各種委員会出席[注2)]

(2) 栄養士
① 給食材料管理（発注[注3)]，検収・保管・出庫・在庫のチェック）
② 食数表の整理，食札の作成
③ 検食簿の整理
④ 給食日誌への記入
⑤ コンピュータ入力
⑥ 調理室内の温度・湿度測定と衛生管理，冷蔵室および冷凍室温度の測定・記録
⑦ 残菜調査・嗜好調査の実施と整理
⑧ 非常食の管理[注4)]

(3) 調理員
① 調理作業時および就業時の使用水の点検
② 調理マニュアルに基づく仕込み，調理（加熱調理中の中心温度測定・記録），盛りつけ，配膳作業
③ 調理設備，厨房器具の清掃・整理

(4) 食器洗浄員
① 主食盛りつけ補助（昼食，夕食）
② 各フロアにて下膳作業（昼食，夕食）
③ 使用済み食器の洗浄・保管
④ 温冷配膳車の清掃
⑤ 調理室内外の清掃

注1) 給食委員会（毎月1回開催）
　　　構成メンバー：委員長；給食部門長
　　　　　　　　　　メンバー；施設長，寮母長，看護師，介護職員，生活相談員，調理師

注2) 各種委員会
　　　① 運営委員会　　④ ケアサービス委員会　　⑦ ケアカンファレンス会議
　　　② ホーム委員会　⑤ 身体拘束なき介護委員会
　　　③ 入退所委員会　⑥ 介護サービス計画会議

注3) 発注業務
　　　① 業者選択（業者は，1業種当たり2業者以上と契約）
　　　　　例：八百屋3業者，魚屋3業者，肉屋2業者など．
　　　② 検収は，発注書の内容と納品された材料の数量が合っているか，また，品質はどうか，鮮度は保たれているかなどを表面温度計や中心温度計も活用してチェックし，適切と判断された食材料は種類別に所定の保管場所に保管する．

注4) 非常食の管理
　　　当施設では，900食分の食料および飲料水を確保するとともに皿，はし，スプーンなどの食器類と非常食献立表を保管している（食材は，常食・かゆ食・キザミ食に対応できるものになっている）．

表 3-20 休日勤務の概要

職種	業務	人数（人）	始業時間～終業時間	備考
栄養士	給食管理	1	8：45～17：45	
事務員	配食サービス	1	10：00～19：00	祝日のみ
調理員	早番勤務	2	5：30～14：45	
	中番勤務	2	8：45～17：45	
	遅番勤務	2	10：30～19：30	
	配食サービス	1	8：45～17：45	祝日のみ
	配食サービス補助	1	10：00～16：00	
食器洗浄員	早番勤務	2	8：30～13：30	
	遅番勤務	2	13：30～20：30	
運転手	配食サービス	4	15：30～18：30	祝日のみ
給食部職員	管理栄養士	2人		
	栄養士	6人		
	調理師	3人		
	その他	16人		
	計	27人（正規12人，パートタイマー15人）		

4）勤務体制

当施設の勤務体制（週5日制，実働40時間）のうち，出勤者が少なくなる休日勤務の概要を**表3-20**に示した．

給食部では，職員の質の向上をめざし，職員全員有資格を目標とし，月1回の勉強会や施設内・外講習会，研修会への参加，一流レストランなどでの試食会などを実施している．

年1回開催される「施設内研究発表会」のための研究課題への取り組み，全国福祉協議会での発表など，職員は研鑽に努めている．

3 栄養・食事管理業務

1）栄養基準量（給与栄養目標量）

（1）高齢者の食事摂取基準

当施設利用者の約70％は，身体活動レベルⅠの「低い」に該当している．

「日本人の食事摂取基準」における高齢者が該当する年齢階級の，各栄養素の食事摂取基準量を**表3-21**に示した．

（2）栄養基準量（給与栄養目標量）

当施設における栄養基準量（給与栄養目標量）は，**表3-21**に示した高齢者の食事摂取基準量と年齢階級別人数とにより算出している．

表 3-21 ■ 高齢者の食事摂取基準量（身体活動レベルⅠ：低い）

年齢(歳)	性別	推定エネルギー必要量(kcal)	たんぱく質*(g)	脂肪エネルギー比率**(%)	カルシウム**(mg)	鉄*(mg)	ビタミン A*(μgRAE)	B₁*(mg)	B₂*(mg)	C*(mg)
50～69	男	2,100	60	20～30	700	7.5	850	1.3	1.5	100
	女	1,650	50	20～30	650	6.5	700	1.1	1.2	100
70以上	男	1,850	60	20～30	700	7.0	800	1.2	1.3	100
	女	1,450	50	20～30	600	6.0	650	0.9	1.0	100

*推奨量　　**目標量

表 3-22 ■ 高齢者の栄養基準量算出（例）

年齢(歳)	性別	人数	エネルギー(kcal)	たんぱく質(g)	脂質(g)	カルシウム(mg)	鉄(mg)	ビタミン A(μgRAE)	B₁(mg)	B₂(mg)	C(mg)
50～69	男	0	0	0	0	0	0	0	0	0	0
	女	2	3,300	100	82.5	1,200	13.0	1,300	2.0	2.4	200
70以上	男	18	28,800	1,080	720.0	10,800	117.0	10,800	18.0	19.8	1,800
	女	84	113,400	4,200	2,839.2	46,200	504.0	46,200	67.2	75.6	8,400
合計	男	18	28,800	1,080	720.0	10,800	117.0	10,800	18.0	19.8	1,800
	女	86	116,700	4,300	2,921.7	47,400	517.0	47,500	69.2	78.0	8,600
総合計		104	145,500	5,380	3,641.7	58,200	634.0	58,300	87.2	97.8	10,400
平均	男		1,600	60.0	40.0	600	6.5	600	1.0	1.1	100
	女		1,357	50.0	34.0	551	6.0	552	0.8	0.9	100
総平均			1,400	51.7	35.0	560	6.1	561	0.8	0.9	100

注）毎年4月15日に入所者の性・年齢構成を確認し，栄養基準量を算出している．

算出例を**表 3-22** に示した．

2）食 形 態

常食の献立を基本として，次のような食形態で食事を提供している．
主　食：常食，かゆ食およびミキサー食（本人の希望によりパン食が選択できる）
副　食：常食，キザミ食，極キザミ食，ミキサー食およびミキサーゼリー食

高齢者は，心身の機能の低下によりさまざまな疾患をもっている．老化は，遺伝的要因や環境要因によって影響を受けることが多い．とくに食生活は，疾病を予防するとともに ADL（日常生活動作）の向上や生きがいを高め，さらには生活に満足感を与える．

当施設では，個々の利用者の特性に応じるため，栄養アセスメントを行い，栄養プランを立て，これを介護サービス計画に組み入れ，他職種の協力を得て食事サービスを実施している．

また，できるだけ経口による摂取ができるように，関連する各部署と密に連携をとり合っている．

3）特色ある食事サービスの内容

● 毎月，曜日を決めてバイキングを実施

利用者の嗜好を聞き取り，献立に反映させ，いつもとは異なる食事形式・雰囲気づくりで，好きな料理を好きなだけ食べてもらう．また，給食部門の職員総出で入所者の希望を聞いて料理を取り分けるなど，コミュニケーションをとるためのよい機会としている．

● 手づくり料理の提供

季節の行事食，とくに正月や敬老の日の祝い膳およびクリスマスディナーは，メッセージカードや箸袋などにも工夫をこらしている．

● 嚥下支援食の提供

嚥下困難な利用者など経口摂取がむずかしくなった人にも，できるだけ口から食べ物をとっていただけるように工夫している．

● 毎月1回喫茶サービスを実施

手づくりのお菓子と飲み物を用意し，ボランティアの協力を得て，利用者との会話の時間やピアノの弾き語り，ハーモニカの演奏などを楽しんでもらっている．

● にぎり寿司の実施

嗜好調査などで，高齢者が好きな料理の上位にあがることが多いにぎり寿司の各フロアの食堂への出張サービスを実施している．

● 適温給食の実施

温冷配膳車を使用し，配膳のクイックサービスも充実させた適温給食を実施している．

4）行事食

当施設における行事食などのイベントメニューを**表3-23**に示した．

5）今後の課題

栄養管理計画を充実させて，利用者の身体機能や身体活動レベルの向上をめざすためには，よりいっそう食事サービスにかかわる職員とともに，利用者のサービスに関係する職員間のチームワークや努力が要求される．

近年，利用者本人や家族の食事サービスに対する要望が増えてきている．一人ひとりの利用者のニーズに応える食事サービスの重要性が問われている．また，施設での死の看取り（ターミナルケア）に給食部門としてどうかかわっていけるのかが，今後の重要な課題としてあげられる．

表 3-23 年間行事食一覧表

月	行　事	献　立	備　考
4月	お花見 にぎり寿司の日	桜ずし，清汁，煮しめ，果物，桜餅 鮪，ひらめ，卵焼き，和え物，汁物	・おかわり自由
5月	端午の節句 開設記念日	ちまき，清汁，鰹香味焼き，煮物，漬物，柏餅 赤飯，赤だし味噌汁，肴，盛り合わせ，紅白まんじゅう	・こいのぼり，菖蒲を飾る ・まんじゅうは箱入り，のし付
6月	にぎり寿司の日	鮪，帆立，卵焼き，お浸し，漬物，汁物	・おかわり自由
7月	七夕 土用の丑の日	ちらし寿司，七夕そうめん，水羊羹 うなぎ蒲焼き，ごま和え，漬物，汁物	・にんじん，薄焼き卵などを星型に型抜きして飾る．笹の葉，七夕飾り ・うなぎの代替用意
8月	納涼祭	模擬店（焼きそば，稲荷寿司，綿菓子，あんみつ，すいか，ジュースなど）	・手づくりの屋台，はっぴを着て祭りを盛り上げる
9月	敬老祝い膳 秋分の日	赤飯，寿椀，炊き合わせ，錦和え，和菓子 おはぎ，和え物，汁物	・寿模様の紙に献立を書き，お膳に添える．箸袋も寿用のものを用意する ・こしあん，ごま，きな粉の3種類
10月	シャロームデイ	栗ごはん，すまし汁，焼き魚，煮物，酢の物，果物	・バイキング，喫茶などの行事食のとき写真をパネルに貼って，皆さんに楽しんでもらう
11月	にぎり寿司の日	はまち，鮪，えび，和え物，汁物，果物	・おかわり自由
12月	クリスマスディナー 大晦日	パン，ビーフシチュー，帆立のテリーヌ，サーモンサラダ，ケーキ，ワインなど おにぎり，年越しそば，天ぷら柚香和え，漬物	・クリスマス用箸袋，職員の手書きのメッセージが入ったカードを添えて
1月	正月祝い膳 七草がゆ 鏡開き	おせち料理 七草がゆ，煮物，漬物，果物 お汁粉，煮物，果物	・祝い箸，お屠蘇も用意
2月	節分 にぎり寿司の日	豆ごはん，めざしなど 鮪，鯛，ひらめ，お浸し，汁物，果物	・居室で豆まき ・おかわり自由
3月	桃の節句 春分の日	ちらし寿司，清汁，照り焼き，煮物，菜の花お浸し，ひしもち おはぎ，煮物，汁物	・雛飾り，桃の花を飾る

臨地・校外実習における学習課題とポイント（例）
高齢者福祉施設給食

学習の課題（項目）	学習のポイント
1. 実習施設の概要	
ⅰ 利用者の状況	・年齢・性別構成，身体活動レベル，ADL
ⅱ 給食の運営形態	・直営・委託，契約書，給食運営要綱，配食形態
ⅲ 給食部門の位置づけ	・組織図，人員配置表
2. 給食運営管理	
ⅰ 管理栄養士・栄養士の担当職務	・管理者，監督者，業務分担表
ⅱ 調理師等調理作業従事者の業務	・シフト表，各種作業マニュアル
3. 栄養管理	
ⅰ 栄養基準量の設定	・年齢・性別構成表，荷重平均食事摂取基準算定表
ⅱ 食品構成の設定	・栄養基準量，食品類別荷重平均成分表
ⅲ 献立作成	・食品構成表，食品類別荷重平均単価表
ⅳ 栄養出納と栄養管理報告	・栄養出納表，栄養管理報告書
4. 給食材料の購入	
ⅰ 業者の選定と契約	・業者選定の方法，契約書
ⅱ 発注業務	・発注量の算定，発注書
5. 検収と食材の保管	
ⅰ 時期と担当者	・検収時刻，担当職員
ⅱ 方法と記録	・検収技法（温度測定），検収記録簿
ⅲ 食材の保管	・食材別の保管場所，保管温度
6. 衛生管理	
ⅰ 作業中の温度管理	・加熱調理中の温度測定，記録と保管
ⅱ 調理作業時間管理	・加熱作業マニュアル，作業工程表
ⅲ 施設・設備管理	・始業時点検，作業中の点検，終業時点検
ⅳ 保存検食	・対象食品と採取方法・採取量，保管温度
7. 福祉施設における調理の特徴	
ⅰ 高齢者対応献立の特性	・献立計画，実施献立，咀嚼・嚥下障害等対応
ⅱ 障害をもつ利用者への対応	・再加工調理，濃厚流動食，治療用特殊食品
ⅲ 調理作業の標準化	・作業工程表，各種作業マニュアル
ⅳ 調理室（調理場）のレイアウト	・設備・機器の設置を示す平面図
ⅴ 調理機器	・設置機器，使用状況，操作マニュアル
8. 給食関係調査	
ⅰ アンケート調査	・嗜好調査，食生活習慣調査
ⅱ 残食調査	・残食記録表，集計表，集計の結果と活用
9. 検食と結果の活用	
ⅰ 検食の記録・集計・報告	・検食簿，集計表，結果報告書
10. 栄養指導	
ⅰ 指導の方法	・集団栄養指導，個別栄養指導，居室等ラウンド
ⅱ 指導媒体	・献立の展示，ポスター，栄養メモ，ポップ

第4章

入院時食事療養

総　論

1　入院時食事療養の概要

　病院等保険医療機関で取り扱われている入院時食事療養は，喫食者が入院中の患者であること，入退院による短期間での入れ替わりが激しいこと，各患者の栄養アセスメントに基づいた栄養・食事管理が行われていること，提供する治療食の種類が多いこと，病状の推移により治療食の内容変更が激しいことおよび年間をとおして朝・昼・夕，1日3回の食事を提供していることなどを特徴としてあげることができる．

1）趣　　旨

　入院時食事療養制度では，「**食事は，医療の一環として提供されるべきものであり，それぞれ患者の病状に応じて必要とする栄養量が与えられ，食事の質の向上と患者サービスの改善をめざして行われるべきものである**」〔厚生労働省保険局医療課長通知『入院時食事療養の実施上の留意事項について』保医発第0306009号，2006（平成18）年〕と，その趣旨が明確に示されている．この通知でもわかるように，病院等保険医療機関が患者に提供している食事は，医療の一翼を担う「治療食」としての位置づけが確立している．

　病院等保険医療機関が患者に提供する「治療食」は，各患者の病状や身体状況などに適切に対応するため，適応するエネルギーや栄養素の量および食事形態などの調整を行っている．たとえば，心臓病や高血圧症対応のナトリウム（管理の対象は食塩相当量），糖尿病対応のエネルギーおよび腎臓病対応のたんぱく質・食塩相当量・エネルギーなどのように，対象疾病の治療に直接かかわる栄養素などを特別に制限あるいは付加した食事（「特別治療食」という）とともに，栄養素などの調整は行わないが患者の栄養状態を良好に保つことで間接的に治療に貢献する食事（「一般治療食」という）を含め，入院時食事療養によって提供される食事はすべて「治療食」として取り扱われている．

2）管理栄養士・栄養士の設置基準など

　医療法施行規則（病院の人員等の基準）では，病床数100床以上の病院にあっては栄養士1名以上，医療法施行規則（特定機能病院の人員の基準）では，管理栄養士1名以上の設置が義務づけられている．また，健康増進法では，特別な栄養管理が必要な病院等医療機関として都道府県知事から指定された病院に，管理栄養士の必置を規定している．

　管理栄養士は，多くの病院等保険医療機関の入院時食事療養部門の管理者として，栄養科長や栄養管理室長などとして就任している．従来，入院時食事療養部門の管理

者である管理栄養士は，治療食の指示（食事せんの発行）を行う医師，食事介助などを行う看護師が所属する病棟看護部門との連絡・調整に努め，部門の管理栄養士・栄養士，調理師などを指揮して，入院時食事療養の円滑な運営に尽力してきた．

しかし，2012（平成24）年度の診療報酬の改定により，新たに栄養管理体制の確保が入院基本料の算定要件とされるなど，管理栄養士が担当する業務は，大きな変換点を迎えて今日にいたっている．

新たな入院基本料等算定要件には，
① 栄養管理を担当する常勤の管理栄養士が1名以上配置されている．
② 管理栄養士をはじめとして医師，看護師，その他の医療従事者が共同して栄養管理を行う体制を整備している．
③ 入院時に患者の栄養状態を医師，看護師および管理栄養士が共同して確認し，特別な栄養管理の必要性の有無について入院診療計画書に記載している．
④ 特別な栄養管理が必要とされた患者については，栄養管理計画を作成している．
⑤ 栄養管理計画には，栄養補給に関する事項，その他栄養管理上の課題に関する事項，栄養状態の評価間隔などを記載する．
⑥ 特別な栄養管理を必要とする患者について，栄養管理計画に基づいた栄養管理を行うとともに，栄養状態を定期的に記録している．
⑦ 特別な栄養管理を必要とする患者の栄養状態を定期的に評価し，必要に応じて栄養管理計画を見直している．

などがある．管理栄養士は，患者の入院に際して医師や看護師などで構成される医療チームに参画し，栄養管理計画の作成と同計画の遂行に適応する治療食の選定などを担当するようになり，病棟における管理栄養士業務が大幅に拡大し，従来担当してきた業務とは著しく変容している．

2 栄養部門の業務

1）概　要

病院などの医療機関においては，入院時食事療養，栄養食事指導および医療チームの一員としての病棟における栄養管理業務を担当する部門を栄養部，栄養科または栄養管理室などとよび，多くの場合，診療科の一部門に位置づけられている．多くの病院などの医療機関では，栄養部門の責任者として管理栄養士を配置し，栄養部門が所管する業務全般についての管理を行っている．とくに，入院時食事療養の運営に当たっては，患者が入院生活を送っている各病棟を担当する医師や看護師との十分な連携に努める必要がある．

また，近年になって診療報酬制度の改正に伴い，医師や看護師などとともに医療チームを構成し，その一員として患者の栄養管理にかかわる管理栄養士の業務が活発に展開されるようになってきた．

● 栄養部門における入院時食事療養関連の業務
① 医療チームの一員としての栄養管理
② 入院時食事療養の企画
③ 入院時食事療養の栄養計画
④ 入院時食事療養の献立業務
⑤ 入院時食事療養の運営・統制
⑥ 入院時食事療養の効果判定
⑦ 施設・設備，食品および調理機器・器具などの衛生管理
⑧ 入院時食事療養従事者の健康管理
⑨ 栄養食事指導
⑩ 関連部門との連絡・調整

2) 医療チームの一員としての活動

　管理栄養士が病棟や外来において，医療チームの一員として患者の栄養管理に携わる業務には，栄養管理計画関連業務，摂食障害入院医療管理加算関連業務，栄養サポートチーム加算関連業務および糖尿病透析予防指導管理料関連業務などがあり，近年これらの業務を実施している病院等医療機関が増加している．

（1）栄養管理計画

● 入院基本料および特定入院料の施設基準

　入院基本料および特定入院料の施設基準では，栄養管理体制の確保を入院基本料および特定入院料算定の要件とした．

① 栄養管理を担当する常勤の管理栄養士が1名以上配置されている．ただし，有床診療所は，非常勤であっても差し支えない．
② 管理栄養士をはじめとして，医師，看護師，その他の医療従事者が共同して栄養管理を行う体制を整備し，あらかじめ栄養管理手順を作成する．
③ 入院時に患者の栄養状態を医師，看護師，管理栄養士が共同して確認し，特別な栄養管理の必要性について入院診療計画書に記載している．
④ ③において特別な栄養管理が必要とされた患者について，栄養管理計画を作成している．
⑤ 栄養管理計画には，栄養補給に関する事項，その他栄養管理上の課題に関する事項，栄養状態の評価間隔などを記載する．
⑥ 当該患者について，栄養管理計画に基づいた栄養管理を行うとともに，栄養状態を定期的に記録している．
⑦ 当該患者の栄養状態を定期的に評価し，必要に応じて栄養管理計画を見直している．
⑧ 特別入院基本料および短期滞在手術料1を算定する場合は，①から⑦までの体制を満たしていることが望ましい．
⑨ 当該保険医療機関において①の基準が満たせなくなった場合，当該基準を満たさなくなった日の属する月を含む3か月に限り，従来の入院基本料などを

算定できる．

(2) 糖尿病透析予防指導管理料
① 厚生労働大臣が定める施設基準に適合している保険医療機関が対象となる．
② 糖尿病の患者（厚生労働大臣が定める者に限る）であって，医師が透析予防に関する指導の必要があると認めた患者に対して，当該保険医療機関の医師，看護師または保健師および管理栄養士などが共同して，必要な指導を行った場合に月1回に限り算定できる．
③ ヘモグロビンA1cが6.5％以上，または内服薬やインスリン製剤を使用している外来の糖尿病患者
④ 糖尿病性腎症第2期以上の患者（透析療法を行っている患者を除く）

(3) 摂食障害入院医療管理加算
① 摂食障害入院医療管理加算は，摂食障害を有する患者に対して医師，看護師，精神保健福祉士，公認心理師(平成30年3月31日時点で臨床心理技術者であった者について，公認心理師とみなす)，管理栄養士などによる集中的かつ多面的な治療が，計画的に提供されることを評価したものである．
② 当該加算の算定対象となる患者は，摂食障害による著しい体重減少が認められる者であって，BMI（Body Mass Index）が15未満であるものをいう．

(4) 栄養サポートチーム加算
① 厚生労働大臣が定める栄養管理を要し栄養管理計画を策定している患者（栄養障害の状態にある患者，栄養管理をしなければ栄養障害の状態になることが見込まれる患者）に対して，患者のQOLの向上，原疾患の治癒促進および感染症などの合併症予防を目的とし，当該保険医療機関の保険医，看護師，薬剤師および管理栄養士などが共同して，必要な診療（リスクマネジメント）を行った場合に，週1回に限り所定点数が加算できる．ただし，入院栄養食事指導料，集団栄養食事指導料および乳幼児育児栄養指導料は別に算定できない．
② 栄養スクリーニングにおいて血中アルブミン値が3.0 g/dL以下で，栄養障害の状態と判定された場合
③ 経口摂取または経腸栄養への移行を目的として，現在静脈栄養法を実施している場合
④ 経口摂取への移行を目的として，現在経腸栄養法を実施している場合
⑤ 栄養サポートチームが栄養状態を改善させ，また，必要に応じて経口摂取への円滑な移行を促進する必要がある場合など

3 栄養・食事管理業務

入院時食事療養で提供する治療食は，一般治療食と特別治療食とに大別することができる．一般治療食は，治療食を調製するうえでエネルギーや特定の栄養素などの増減を必要としない患者に対応するための治療食である．また，特別治療食は，治療食を調製するうえでエネルギーや特定の栄養素などの増減を必要とする患者に対応す

る，疾病治療の直接的な手段として提供される治療食である．そのほか，疾患の有無や病状の検査を目的とした検査食，濃厚流動食や経腸栄養剤などの栄養療法食を区別して取り扱う場合もある．

1）一般治療食における食事基準と食品構成

（1）食事基準

　一般治療食の食事摂取基準量は，性，年齢，体位，身体活動レベルおよび病状に基づいて，患者個々に算定された医師の指示（指示を記載した票を「食事せん」という）による食事摂取基準量の使用が原則とされている．この方法によらない場合は，2006（平成18）年3月6日厚生労働省保険局医療課長通知（保医発第0306009号）「入院時食事療養費に係る食事療養及び入院時生活療養費に係る生活療養の実施上の留意事項について」（最終改正：2016（平成28）年3月4日保医発第0304第5号）に基づいて，以下のように算定することになる．

　「日本人の食事摂取基準」別添の参考表から，推定エネルギー必要量および栄養素〔脂質，たんぱく質，ビタミンA，ビタミンB_1，ビタミンB_2，ビタミンC，カルシウム，鉄，ナトリウム（食塩相当量）および食物繊維〕の数値を適切に用いる．このとき，患者の体位，病状，身体活動レベルなどを考慮する．また，推定エネルギー必要量は，治療方針に沿って身体活動レベルや体重の増減などを考慮して，適宜増減することが望ましい．

　患者個々に算定された医師の指示による食事摂取基準を用いないときの食事摂取基準量は，あくまでも献立作成の目安であるが，食事の給与に際しても病状，身体活動レベル，アレルギーなど個々の患者の特性について，十分配慮を行う必要がある．

　一般治療食における食事基準（給与栄養目標量：栄養基準量）設定の実際は，一般治療食常食喫食患者の性別，年齢階級別構成を調べて，「日本人の食事摂取基準」の数値を用いて荷重平均食事摂取基準量を算出する．これを端数処理して一般治療食常食の栄養基準量とする．次に，一般治療食常食の栄養基準量をもとにして，かゆ食および流動食の食事基準量を求め，これらをまとめて一般治療食の食事基準としている．

（2）食品構成

　一般治療食の食事基準（給与栄養目標量）の設定が済むと，食事基準に適応した献立を検討することになるが，献立作成業務を円滑に進めるための方策として，食事基準に適応する食品構成を設定する．

　食品構成の作成手順は産業給食に準拠して行う．ただし，食品構成表の栄養計算には，各医療機関の常食における食品の使用実績（1サイクルまたは1か月など）に基づく，食品類別荷重平均成分表の数値を用いる．なお，医療機関独自の食品類別荷重平均成分表の作成が困難な場合には，都道府県などが公表している病院用の食品類別荷重平均成分表を活用する．

　五分がゆ食や三分がゆ食などでは，常食や全がゆ食に比べて使用できる食品が限られてくるため，食品構成の栄養計算に常食の食品類別荷重平均成分表を用いると，食品構成表と献立表との計算値の乖離が大きくなる．五分がゆ食や三分がゆ食などでは，

常食の食品類別荷重平均成分表の数値を各食品の使用実績に基づいて見直し，かゆ食の食品類別荷重平均成分表を設定することが望ましい．

2）特別治療食における食事基準および食品構成

(1) 食事基準

　入院時食事療養では，特別治療食が必要な患者には医師が発行する食事せんに基づいて，適切に調製された特別治療食が提供されなければならないとされており，一般治療食の食事摂取基準量と同様に性，年齢，体位，身体活動レベル，病状に適応する食事摂取基準量を，医師が指示することを原則としている．しかし一般的には，事前に栄養部門と医局などによる検討から各医療機関の実情に即した食事基準（約束食事せん）を設定しておき，医師は多様な食事基準のなかからもっとも適切な治療食を選択し指示を行っている．また，食事基準（約束食事せん）で対応が困難な患者には，患者個々の食事基準や献立（一般に「個人対応食」とよんでいる）による治療食の提供が行われている．

　特別治療食の食事基準は，一般治療食を基本として単一あるいは複数の栄養素を，病態に応じて増減して設定される．代表的な特別治療食の食種には次のようなものがある．

　① 塩分（ナトリウム）コントロール食：高血圧症，心臓病などに対応
　② エネルギーコントロール食：糖尿病，肥満症などに対応
　③ 脂肪（脂質）コントロール食：膵臓病，脂質異常症などに対応
　④ たんぱく質コントロール食：肝臓病などに対応
　⑤ たんぱく質・塩分コントロール食：腎臓病などに対応

(2) 食品構成

　特別治療食の食種別食事基準に基づいて，それぞれの食品構成を作成する．一般治療食に比べエネルギー，たんぱく質，脂質および食塩（ナトリウム）など栄養成分のコントロールが必要な特別治療食では，食種によって食品の使用に制約がある．

　そこで食種別に食品構成を設定する場合には，各医療機関における特別治療食の食種別食品使用実績（1サイクルまたは1か月など）をもとに，○○コントロール食食品類別荷重平均成分表を作成し，食種別食品構成の栄養量の計算に用いる．食種別の食品構成が設定できない場合には，当該特別治療食の食事基準に照らして，もっとも近似した食種の食品類別荷重平均成分表を用いて，前述の方法により所要の補正を行うことで対応する．

　特別治療食の調製には，たとえば，たんぱく質・塩分コントロール食における「低たんぱく質ごはん」などの治療用特殊食品を用いることがある．この場合，食品構成表に「低たんぱく質ごはん」の欄を設け，栄養計算には当該食品の成分値を使用する．

3）献立業務

　入院時食事療養における献立業務の基本は，産業給食などにおける取り扱いと変わるものではない．しかし，多様な疾病や病態に対応するために，多種類の献立表の作

成が必要になっている．そこで最初に一般治療食常食献立を作成し，これを基本献立としてかゆ食や特別治療食献立の検討が行われる．

(1) 献立作成の手順

● **一般治療食常食**

食事基準に基づいて設定された食品構成表を用いて，一般治療食の常食献立を作成する．手順の概要は次のとおりである．ただし，一般治療食常食に複数の食事基準が設定されている医療機関においては，対象患者がもっとも多い食事基準に基づく献立を基本献立とする．

通常入院時食事療養では，一定期間（7日×○週）のサイクルメニューを設定し，これを用いて当該期間の献立作成を行っている．なお，サイクルの期間は，平均在院日数により検討される．

① **主食を決める**

まず朝食の主食を「ごはん」にするか「パン」にするか「選択制」にするかを決める．次に昼食や夕食の主食の内容を決める．一般的にサイクルメニューでは，パンやめん類の使用日を曜日で設定することが多い．

② **汁物を決める**

朝食の主食が「ごはん」の献立では，みそ汁を組み合わせるのが一般的である．そのほかの汁物には，スープ（洋風，中華風），清汁，吸い物，かき玉汁，けんちん汁および豚汁などがあるので，汁物を組み合わせる献立と，汁の種類および具材を決める．

③ **主菜を決める**

- 食材料　：魚介類，肉類，鶏卵および大豆製品
- 調理法　：煮物，煮込み物，焼き物，揚げ物，炒め物，蒸し物など
- 料理様式：和風料理，洋風料理，中華風料理，郷土料理など
- 味つけ　：食塩，しょうゆ，みそ，砂糖，酢，カレー粉，ケチャップなど

これらの要素を組み合わせて主菜となる料理と，必要に応じて付け合わせを決める．

④ **副菜（温菜）を決める**

- 食材料　：野菜類，いも類，海草類，きのこ類など
- 調理法　：煮物，揚げ物，炒め物，蒸し物，煮浸しなど

これらの要素の重複に注意しながら組み合わせ，副菜（温菜）を決める．

⑤ **副菜（冷菜）を決める**

- 食材料　：野菜類，いも類，海草類など
- 調理法　：サラダ，酢の物，和え物，お浸し，漬物など

これらの要素の重複に注意しながら組み合わせ，副菜（冷菜）を決める．

⑥ **デザートを決める**

フルーツ，乳製品および菓子類などをつける献立と内容を決める．

● **一般治療食全がゆ食**

一般治療食常食献立の作成作業が終了したら全がゆ食献立を作成する．あらかじめ

常食献立におけるおもな使用食品や調理法などについて，かゆ食献立での使用の可否を検討し一覧表にまとめておくとよい．

主食は，ごはんを全がゆに変えるほか，パンやめん類を組み合わせることができる．

副食は，脂肪や繊維が多い食品，消化の悪い食品や調理法を見直しの対象とする．

● 一般治療食分がゆ食および流動食

五分がゆ食では，全がゆ食献立を基本として，主食を五分がゆに変え，副食は消化のよい食品や調理法を選択する．

三分がゆ食では，五分がゆ食献立を基本として，主食を三分がゆに変え，副食はより消化のよい食品や調理法を選択する．

流動食では，おもゆに液状の料理を組み合わせる．使用できる食品が限られてくるので，使用可能な食品の範囲内で献立を検討する．

● 展開による特別治療食

特別治療食の献立作成は，一般治療食献立または，ほかの特別治療食献立を基本献立として，それぞれの食事基準に適応するように内容を展開するのが一般的である．展開による献立作成は，献立業務を合理的に進めるとともに治療食調製業務の効率化，食材料費の節約などにも貢献する．

《具体的な献立展開の方法》
① 主食の種類や分量を検討する．
② 主菜や副菜の使用食品および使用量，調理法などを検討する．
③ 調味料の種類や使用量を検討する．
　・濃口しょうゆ　⇨減塩しょうゆ
　・フレンチドレッシング　⇨ノンオイルドレッシング
④ 乳製品の付加または削減を検討する．
⑤ 付加食を検討する．
⑥ 医療用特殊食品の活用を検討する．

(2) 献立の統制

入院時食事療養の業務は，管理栄養士・栄養士が主体となって行う食事基準および食品構成の設定と献立作成から，献立に基づく食品材料の調達，さらには治療食の調製へと進展する．

入院時食事療養では，治療食の種類が多いこと，盛りつけ量や調理形態に配慮を要する治療食があること，食種別の調製数に日々の変動があることなどから，献立作成の段階では把握できない問題点が実施後に明らかになることがある．当該医療機関の調理作業能力では対応が困難な献立などについては，献立を担当する管理栄養士・栄養士と治療食の調製を分担する調理業務従事者によって，献立会議などの機会を活用して検討と見直しを行い，精度管理の推進と業務の効率化につなげることが重要である．

とくに，管理栄養士・栄養士の手うすな時間帯に調理が行われる朝食は，食事基準どおりの治療食が適切に調製されるように，十分な検討とその成果が献立に反映されるような配慮が必要である．

4）治療食の調製業務

（1） 食数管理

● 食事せん

　入院時食事療養における治療食の提供は，医師が発行する食事せんに基づいて行われる．食事せんは，すべての入院患者を対象として開始，変更および食止めなど，そのつど発行されなければならない．

　特別治療食の食事せんでは，特別治療食に適応する病名の記載，提供した治療食の経過がわかるよう個人別保管，また，特別食加算の対象となる食事せんは別に保管することになっている．

● 食数集計表

　食事のつど決められた時間に各病棟から栄養部門へ，必要な治療食の種類（禁忌食品，再加工調理などを含む）と数をまとめた食数表が提出される．入院時食事療養部門では，院全体の予定食数に対する増減を把握するために，食数集計表を作成する．

　食数集計表の作成以降に発生した治療食の変更（追加，内容の変更，禁食・外泊・退院による治療食の停止）については，食数集計表の数値の増減（＋，－）で訂正を行い，最終的にまとめた数値が実施食数となる．

● 患者食管理票

　入院時食事療養では，各種治療食献立表に基づいて調製および盛りつけされた治療食を病棟へ配膳する前に，患者食管理票を用いて管理栄養士・栄養士などが献立と盛りつけられた料理との照合，食札と食種との照合などを行い，用いた患者食管理票は記録として保管する．

（2） 食材管理

● 食料品消費日計表（食品使用一覧表）

　食料品消費日計表（食品使用一覧表）は，当該日の治療食の調製に用いた各食品の使用状況一覧表である．食種別，食事区分別に，1人当たり食品使用量に予定食数を乗じて求められる総使用量を集計したものである．1日に必要な食品とその総使用量を把握することができる．

● 発注，納品，在庫品受払い

　入院時食事療養における発注および検収は，基本的には産業給食などと変わるものではない．しかし，入院時食事療養の特徴として，食種別にそれぞれ食数を設定すること，緊急入院や時間外の治療食内容の変更などに対応しなければならないこと，使用する食品の種類が多いこと，治療用特殊食品を用いることなどがあげられる．

　このような条件のもとで，日々の発注業務を円滑に行っていくためには，生鮮食品および棚食品の別に発注期間や発注日と変更日などを設定しておくとよい．

　発注，納品，在庫品受払いには，それぞれ発注書，納品書，在庫品受払簿が用いられている．

● 病院給食食品量表（栄養出納表）

　入院時食事療養における給与栄養量の算定には，病院給食食品量表（栄養出納表）

が用いられている．病院給食食品量表の作成手順などは，産業給食の栄養出納表の取り扱いに準拠している．

入院時食事療養における栄養管理の適否の検討は，荷重平均食事摂取基準（給与栄養目標量）と，実際の給与栄養量の実績との照合によって行われる．これを効率よく行う一手法として，食品構成と食品類別使用実績とを比較する．このため病院給食食品量表は毎月作成する必要がある．

(3) 食事基準と給与栄養量

入院時食事療養における栄養管理は，食事の提供が治療の一環として行われているだけに重要である．とくに特別治療食は，栄養成分のコントロールによる病状の回復を目的としていることから，給与栄養量が食事基準に満たなかったり過剰となることは避けなければならない．

毎日の給与栄養量と食事基準とを一致させることはむずかしいが，一般治療食では給与栄養量を食事基準の±10％以内にとどめる．また，特別治療食では，乖離を極力小さくしなければならない．

(4) 検食の実施

入院時食事療養では，治療食の点検のための検食は，医師または管理栄養士・栄養士によって，1日3回の食事について実施するとともに検食簿にその結果を記入する．

検食は，通常一般治療食の常食を対象としているが，必要に応じて特別治療食についても実施することが望ましい．

保存検食は，産業給食に準拠して行われている．

(5) 栄養管理報告書の提出

各都道府県などでは，入院時食事療養に対しても栄養管理報告書の提出を求めている．指定された提出月に栄養管理報告書を作成し，所管の保健所に提出するとともに控えを保管しておかなければならない．

栄養管理報告書の様式，提出月などは，各都道府県などでそれぞれ定められている．

5）栄養管理委員会

入院時食事療養では，食事療養の内容の改善・充実を図るために，医師，看護部門，事務部門および栄養部門の代表で構成する栄養管理委員会（給食委員会）の設置が義務づけられている．

栄養管理委員会の事務局は栄養部門が担当し，入院時食事療養の運営，食事基準や食品構成，食事せんおよび栄養食事指導に関することなどが協議されている．

6）関係調査

入院時食事療養では，嗜好調査を年4回程度，また，残食調査は毎日3回の食事について実施し，記録を保管することとされている．治療食の内容の充実と患者サービスの向上を図っていくためには，提供している治療食の評価，また，入院患者の要望や意見などの把握が不可欠である．

● 病院などの医療機関において実施されている調査
　① 入院時食事療養に関する満足度調査
　② 入院前の食生活状況調査
　③ 嗜好調査
　④ 残食調査
　⑤ 料理の温度調査
　⑥ 汁物の塩分濃度調査
　⑦ 食品の価格調査など

施設事例　A 施設

1　施設の概要

　当病院は，45年ほど前に大都市の都心部に設置された許可病床数230床の比較的規模の小さい総合病院である．病院の周辺には，ターミナル駅から続く商業施設ビルとオフィスビルが混在するなかに，近年になって高層マンションの開発が進み，都心で暮らす住民が増加している地域である．電車やバス，地下鉄で10分程度の場所に，規模の大きな公立病院や大学病院があり，当院を利用する患者の確保が課題となっている．

　当院における現在の診療体制は，内科系および外科系を合わせて11の診療科で構成されている．特徴的な診療内容としては，スポーツ外来，女性専門外来，睡眠時無呼吸症候群専門外来および糖尿病などの治療食体験入院などをあげることができる．これらの医療サービスは，地域社会のニーズに応えることを目的として取り入れられたもので，病院利用者の確保にも貢献している．

1）入院時食事療養の状況

　当院における入院時食事療養は，治療食の提供にかかわるすべての責任を病院が負って運営する直営方式が採用されている．

　当院における治療食の提供は，入院時食事療養（Ⅰ）の届出を行っている．管理栄養士による管理のもとでの特別食加算をはじめ，各病棟に設置した食堂で喫食することによる食堂加算の対象となる食事サービスを実施し，それぞれ診療報酬の算定を行っている．また，適時・適温での食事サービス，1日3回の食事のうち2回以上を，患者に主菜の選択をしてもらう選択メニューによる食事サービスも行っている．

　入院時食事療養は，当院が定める「給食運営方針」に基づいて運営されており，朝食の配膳時間は午前7時30分，昼食は午前11時45分および夕食は午後6時となっている．

　治療食の盛りつけ・配膳は，調理室内の盛りつけコーナーにおいて料理などをトレーにセットし，温冷配膳車に納めて病棟まで搬送する中央配膳方式で行っている．

2）入院患者の状況

　入院患者に提供している治療食の平均的な日の昼食における種類と食数は，「食種対応一覧表」に示したとおりである（**表4-1**）．許可病床数は230床であるが，術前・術後の禁食や中心静脈栄養療法などにより，治療食の提供は160食程度となっている．

　提供している治療食の内容別パターンでは，主食6種類と副食40種類（献立表が作成されているもの）で，最大240パターンの治療食の提供に備えている．また，

表 4-1 ■ 食種対応一覧表（例）

分類		副食＼主食		ごはん	全がゆ	七分がゆ	五分がゆ	三分がゆ	おもゆ	合計	栄養成分調整
一般食	常菜		大	1						1	
			中	55						55	
			小	11						11	
	産婦		大	2						2	
			中	2						2	
	小児										
	学齢			3	1					4	
	高齢										
	軟菜			3	15					18	
	五分・七分菜					2	3	2		7	
	三分菜							1		1	
	流動								2	2	
	特別流動										
特別食	エネルギー指定食	800 kcal									
		900 kcal									
		1,000 kcal									
		1,100 kcal									
		1,200 kcal		5	1					6	塩分5g・3 コレステロール制限・1
		1,300 kcal			1					1	
		1,400 kcal		5						5	塩分5g・3
		1,500 kcal		1						1	塩分5g・1
		1,600 kcal		6	2					8	塩分5g・4
		1,700 kcal		1						1	塩分5g・1
		1,800 kcal		2	2					4	塩分5g・2
	たんぱく質指定食	たんぱく質20g									
		たんぱく質30g									
		たんぱく質40g		2	1					3	塩分5g・2, 4g・1 /コレステロール制限・1
		たんぱく質50g		1	1					2	塩分5g・1, 4g・1
		たんぱく質60g		4						4	塩分5g・2, 4g・2
		たんぱく質70g		8	1					9	塩分5g・9
		たんぱく質80g									
		たんぱく質90g		1						1	
	脂肪制限食	脂肪0g									
		脂肪10g		1	2					3	
		脂肪20g		1						1	
		脂肪30g		2						2	
	胃潰瘍食	常菜									
		軟菜									
		七分菜									
		五分菜									
		三分菜									
		流動							1	1	
		特別流動									
	胃術後食 6回分食	常菜									
		軟菜									
		七分菜									
		五分菜									
		三分菜									
		流動							1	1	
		特別流動									
	術前食										
	アレルギー食			3						3	
	貧血食										
	離乳食	1									
		2									
		3									
		4									
	経口経管食								1	1	
	ヨード制限食										
	プリン体制限食										
	小児扁桃食										
合計				120	29	3	2	1	5	160	

個人・代替対応の内容		人
1 個人対応	おにぎり	3
	骨ぬき	5
	皮むき	4
	朝, 昼, 夕パン食	2
	朝, パン食	6
	うどんのとき煮込み	1
	朝, 茹卵追加	1
	とろみつき	9
2 代替（食べられない）対応	パン禁止	7
	うどん禁止	8
	乳製品禁止	2
	牛乳禁止	13
	ヨーグルト禁止	2
	卵禁止	1
	肉禁止	1
	鶏肉禁止	1
	魚禁止	1
	さば禁止	3
	いわし禁止	1
	納豆禁止	4
	しょうが禁止	1
	揚げもの禁止	2
計		78

個人対応率

$$\frac{78\,人}{160\,人} = 49\%$$

成分制限	患者数
塩分制限 5g	28人
塩分制限 4g	4人
コレステロール制限	2人
計	34人

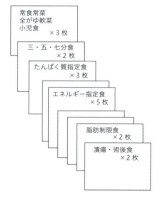

献立表
- 常食常菜／全がゆ軟菜／小児食 ×3枚
- 三・五・七分食 ×2枚
- たんぱく質指定食 ×3枚
- エネルギー指定食 ×5枚
- 脂肪制限食 ×2枚
- 潰瘍・術後食 ×2枚

食事内容パターン数
主食（6種類）×副食（40種類）= 240種類
- 献立表のあるもの
  - ミキサー／キザミ = 240種
  - 減塩5g／減塩4g = 240種
  - 個人対応（50%増）

240パターンのそれぞれに，咀嚼・嚥下など摂食障害に対応するためのミキサー，キザミなど再加工調理を行っている．

当院では，個々の患者の食事サービスに対する要望には可能な限り応えるように努めている．このため食べやすさに配慮した再加工調理，また，嗜好性に配慮した禁忌食品に代わる代替食品による対応などを行っている．これら個人対応の実施率は，毎食治療食調製数のほぼ50％程度を占めている．

近年，地域住民の高齢化を反映して，入院患者のうち高齢者の占める割合が上昇傾向を示している．高齢者疾患の特徴として，治癒までの期間が長い，治癒にいたらないこともあるなどがあげられる．結果として，在院日数が長期化しやすいといわれている．しかし，当院における平均在院日数は，クリニカルパスの導入などの努力により約15日となっている．

なお，特定給食施設の給食管理にポイントを合わせるため，ここでは入院基本料に係る栄養管理体制については割愛した．

2 給食の運営と関連組織

1) 組　　織

当院における栄養部門の位置づけは，栄養科という名称で薬剤科，看護科などとともに診療部門に属し，栄養科長は管理栄養士が務めている（**図4-1**）．

従来当院の栄養部門は，事務長から医事課長につながる事務部門に属していた．治療食の提供や栄養食事指導を担当する栄養部門の業務を円滑に運営するためには，当該業務の性格からして他部門との協調，とくに看護部門など診療各部門との良好な連携が不可欠である．また，栄養部門の積極的な業務の展開によって，治療効果をあげるために治療食が果たす役割の重要性が広く認識され，事務部門から内科系の診療部門に所属するよう組織改正が行われ，現在にいたっている．

栄養部門に所属する職員は，栄養士としては科の実務を統括する管理職である栄養科長（管理栄養士）のもとに，管理栄養士である栄養主任技術員と主任技術員，非常勤栄養士1名の計4名の栄養士，また，調理師としては給食用特殊料理専門調理師である調理業務長，2名の調理主任および調理師7名の計10名が常勤調理師，並びに2名の非常勤調理師とによって構成されている．

2) 運営管理業務

当院における給食管理業務は，第1段階に当たる入院時の医師の診断と，その結果に基づく治療食の依頼に始まり，第6段階の提供した治療食に対する評価まで，連続して進められる各段階の所要業務について実施されている．各段階における給食管理業務の流れを**表4-2**に示した．

栄養部門が円滑に給食業務を管理運営するためには，入院患者の治療食関連情報の発生源に当たる病棟看護部門，また，食材の契約から支払いまでの事務的処理を担当

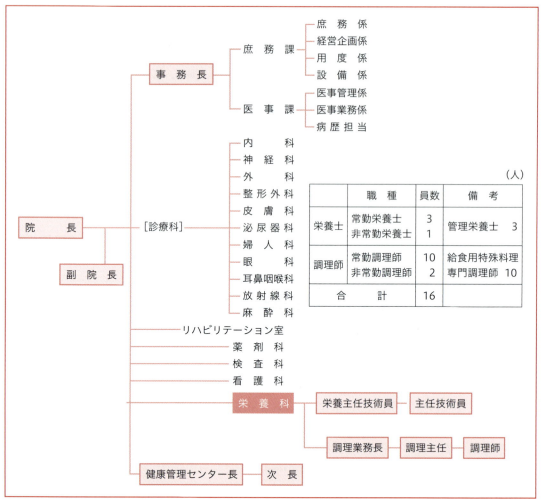

図4-1 病院の組織と栄養部門

する事務部門との連携が必要である．当院における栄養部門を中心とした他部門との連携の状況を，業務の流れに沿ってまとめたものを「給食業務フローチャート」に示した（図4-2）．

　給食業務の効率的な運営を目指して，当院が開発したソフトを用いるコンピュータを導入している．給食管理システムの概要を図4-3に示した．給食業務へのコンピュータの導入により，給食管理業務の合理化を推進するとともに，給食部門全般にわたる生産性の向上を図ってきたところである．

　栄養部門におけるコンピュータ活用の状況は，パソコンの活用による「給食管理システム」にとどまっている．現在，より一層の給食管理業務の効率化を図るため，オフコンを導入した院内LANを立ち上げ，現行の「給食管理システム」に加えて，病棟における食事オーダーから食数集計および食札業務，さらには事務部門における入院時食事療養の費用の算定までを一貫してフォローする「給食オーダリングシステム」の検討を行っている．

表 4-2 ■ 給食管理業務の流れ

段階	給食の流れ	備考	帳票類
第1段階 診断・方針	1. 来院 2. 医師の診断 　a. 診断の結果，再来 　b. 診断の結果，入院 　①診療部門：医師の診断 　②事務部門：診断の結果入院手続 　③看護部門：病棟入院 　④栄養部門：食事依頼 3. 栄養士の栄養指導 　a. 外来　b. 入院時，在院中　c. 退院時 　d. 退院後 　（医師の発行する栄養指導せんによる）	・医師の診断の結果，栄養食事指導が行われる (1)外来患者…栄養指導室 (2)入院時，在院中 糖尿病教室（医師，管理栄養士，薬剤師，検査技師） (3)退院時指導 （管理栄養士） (4)退院後の追跡指導 （管理栄養士）	・医師が発行する食事指導せん（栄養指導指示書）
第2段階 食数把握	4. 食数把握 　1）医師より食事せん発行 　　　一般食，特別食とも 　2）病棟より食事伝票発行（1日3回，朝，昼，夕） 　　　一般食，特別食とも 5. 食数の集計 　a. 1日分，病棟別食事区分：常食，軟食，特別食，分がゆ食（朝，昼，夕別） 　b. 1日分，食種別給食数区分：朝，昼，夕別 　c. 1か月，食種別給食数区分 　d. 1か月，特別食給食数区分 　e. 1か月，入院患者給食数区分	・病棟から1日3回，朝，昼，夕に食事伝票が発行され，入院，退院，変更の依頼も食事伝票に明記されてくる（入院者カード） ・医師の発行する食事せんに基づき患者の食事カードを作成する．変更のつど記入して，月末に医事課で保健点数計算に使用する	・食事せん ・食事伝票 ・病棟別給食数日計表 ・食種別給食数日計表 ・月別給食数集計表 ・月別入院患者食事給与数表 ・入院者カード
第3段階 献立作成	6. 献立作成 　1）一般食 　　①月別年齢構成表の作成 　　②給与栄養目標量の設定 　　③食品構成表の作成 　　④予定献立作成 　2）特別食 　　約束食事せん（栄養基準量）により予定献立を作成 7. 予定献立表の上司決裁を受ける 　（栄養主任技術員，栄養科長事務取り扱い，院長） 8. 予定献立表の訂正	・特別食献立は一般食献立をもとにして疾病別に材料，調理方法などが食品構成に基づいて展開される ・分がゆ食は副食がそれぞれ異なり，サイクルメニューである ・献立は一般食，特別食ともにサイクルメニューを採用している	・普通食（常食）患者年齢構成表および荷重平均食事摂取基準算出表 ・常食食品構成表 ・かゆ食食品構成表 ・食種別食品構成表 ・治療食栄養基準および食品構成総括表 ・一般食献立表 ・特別食献立表
第4段階 発注・実施	9. 材料発注 　1）予定献立表に基づき材料購入量算出 　2）注文票作成 　3）発注（給食実施の2日前） 　4）材料検収（給食実施の前日） 10. 給食実施 　1）出庫伝票（貯蔵品払出し） 　2）精白米使用量算出 11. 調理…盛りつけ，配膳，洗浄，検査	・発注は一般食，特別食ともに総括して行われ，食品によっては，重量および個数で行われている ・食材料費は，一般食，特別食ともに総括して算出している ・検食は医師，栄養士が毎日行い検食簿に記入する	・発注書 ・発注指示書 ・納品書 ・貯蔵品払出し票 ・食品使用日計表 ・精白米使用量日計表 ・検食簿 ・患者食管理票
第5段階 栄養事務	12. 栄養事務 　1）実施献立に基づいて給与栄養量の算出（栄養出納表），一般食，特別食 　2）栄養月報（給食数，材料費，栄養指導，実施数の院内報告），一般食，特別食 　3）病院給食施設栄養管理報告書作成（保健所提出） 　4）給食日誌	・院内の栄養月報告は給食数，材料費，栄養指導実施数など，まとめて報告する	・病院給食食品量表 ・栄養出納表 ・栄養月報 　（給食，栄養指導件数） ・栄養管理報告書（病院・介護施設） 　（管轄保健所）
第6段階 総合評価	13. 評価 　1）嗜好調査 　2）喫食調査 　3）その他 　　ベッドサイドでの聞きとり調査	・全喫食者対象に調査する ・食事形態別に調査する	・アンケート調査表 　残食調査表 　（主食および副菜に対する調査） ・聞きとり調査表

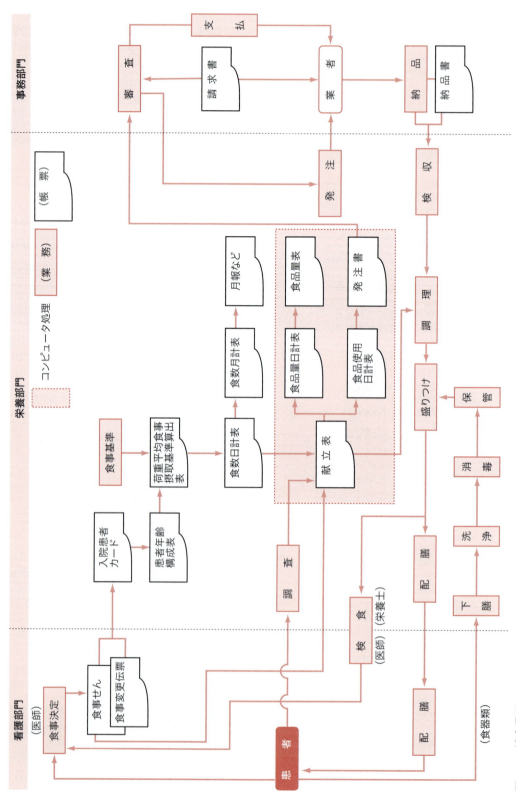

図 4-2 ■ 給食業務フローチャート

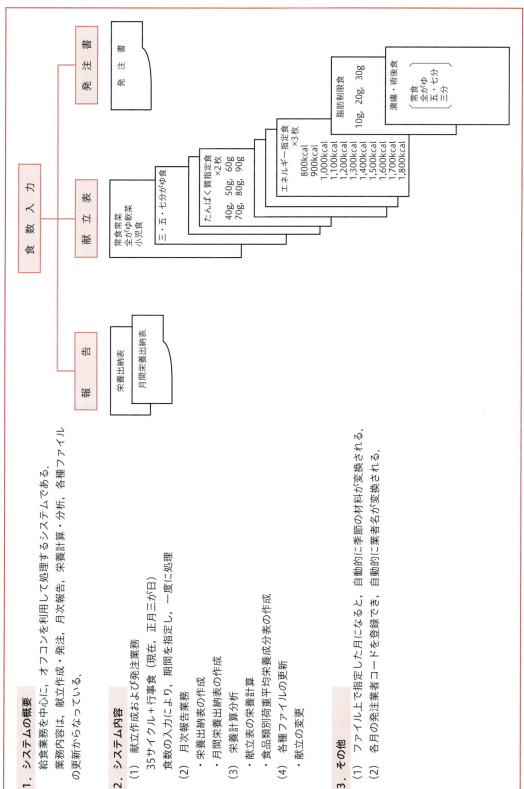

1. システムの概要

給食業務を中心に、オフコンを利用して処理するシステムである。業務内容は、献立作成・発注、月次報告、栄養計算・分析、各種ファイルの更新からなっている。

2. システム内容

(1) 献立作成および発注業務
35サイクル＋行事食（現在、正月三が日）
食数の入力により、期間を指定し、一度に処理

(2) 月次報告業務
・栄養出納表の作成
・月間栄養出納表の作成

(3) 栄養計算業務
・献立表の栄養計算
・食品類別荷重平均栄養成分表の作成

(4) 各種ファイルの更新
・献立の変更

3. その他

(1) ファイル上で指定した月になると、自動的に季節の材料が変換される。
(2) 各月の発注業者コードを登録でき、自動的に業者名が変換される。

図 4-3 給食管理システム

3）職員の能力開発

　栄養部門では，毎年度当初に，年間の業務運営目標を設定している．また，個々の目標については，具体的な推進計画を立てて計画的な業務運営を図っている．日ごろの業務の遂行に当たっては，定期的に行う業務運営目標の実現に向けた取り組みの評価と，その結果に基づく計画の見直しによる目標の管理に努めている．

　目標の管理による業務の運営は，多くの作業や場面で新たな知識と能力を必要とする．業務運営目標の実現に向けた取り組みは，栄養部門に属する職員の能力開発に大きく貢献している．また，治療食の調製に当たっては，衛生，栄養，経済および嗜好など多様な観点からの検討が不可欠である．限られた予算のもとで，安全な治療食を，食事摂取基準（給与栄養目標量：栄養基準量）を確保するとともに患者からの満足が得られる状態に調製することは容易なことではない．栄養部門では，各治療食の献立，内容および調理方法などを検討する調理研究会を，毎月2回定例開催するなどの取り組みを行っている．

　これらの取り組みによって得られる成果は，直接治療食の改善に生かすとともに，各種提案制度への参加，学会や雑誌などにおける発表などにつながっている．

3 施設・設備

　当院の栄養部門は1階に位置し，調理室を中心に栄養科事務室，休憩室，乾物倉庫，冷凍庫および残菜室などが有機的に配置されている．

　調理室内は，仕込みコーナー，一般治療食調理コーナー，特別治療食調理コーナー，炊飯コーナー，配膳コーナー，配膳車プールおよび食器洗浄コーナーにブロック分けされている．また，調理室に隣接して調乳室が配置され，配膳コーナーに接続して配膳専用エレベーターが設置されるなど，作業動線の短縮化が十分配慮されたレイアウトとなっている（図4-4）．

　調理室内は，「大量調理施設衛生管理マニュアル」に基づいて，汚染作業区域と非汚染作業区域の境界を明確にし，境界は壁や冷蔵庫などの大型調理器具で区分するとともに，通行可能な箇所には調理靴除菌マットを敷設することで，食品や料理間の2次汚染の防止に努めている．また，調理器具・食器などは，洗浄後器具消毒保管庫および食器消毒保管庫にて殺菌・保管し，使用時には必ず消毒済のものを使用することにしている．殺菌済調理器具の使用が困難なときには，アルコールによる消毒を行ってから用いることを徹底している．

4 栄養・食事管理業務

1）栄養基準量と食品構成

　入院患者に提供する治療食は，一般治療食と特別治療食とに大別される．一般治療

食の食事摂取基準（給与栄養目標量：栄養基準量）は，性，年齢，体格，身体活動レベルおよび症状などに応じて，個々に適正量が決められるべきものである．特定の食事摂取基準を一律に，多人数の患者に適用できるものではない．主治医が個々の患者に適応する食事摂取基準を設定することを原則としている．これによらない場合には，2006（平成18）年3月6日付厚生労働省保険局医療課長通知（保医発第0306009号）「入院時食事療養費に係る食事療養及び入院時生活療養費に係る生活療養の実施上の留意事項について」〔最終改正：2016（平成28）年3月4日保医発第0304第5号〕に基づいて算出した食事摂取基準を用いて栄養管理を行っている．

一方，特別治療食の食事摂取基準（給与栄養目標量：栄養基準量）は，事前に医局と栄養部門との協議によって設定した約束食事せんから，主治医が指定する食事基準に従うことを原則としている．約束食事せんに適応する食事基準がないときには，性，年齢，体格，身体活動レベルおよび症状などに基づいて主治医が設定する食事摂取基準を用いることになっている．

栄養部門では各治療食について，食事基準に定める食品構成を用いて献立を作成する．特別治療食の献立は，調理作業の効率化を考慮して一般治療食献立を基本献立として，疾病別に使用食材，使用量および調理方法などの増減ならびに変更による献立の展開によって対応している．

さらに，当院では，医師，管理栄養士，看護師，薬剤師および臨床検査技師による医療チームを構成し，NST（栄養サポートチーム）活動に力を傾注している．NSTの対象となる患者は，血清アルブミン値が 3.0 g/dL 以下で医療チームによって低栄養と判定されたケースを主体に，治療食の提供と栄養食事指導を管理栄養士が個別に対応する体制をとっている．NST活動は，毎週火曜日に医療チームによる回診を行い，その結果に基づいてカンファレンスを開催している．カンファレンスでは，栄養管理方法についてもメンバーによる検討が行われ，検討の結果と支援のあり方などについて主治医に提案を行っている．

2）食事療養サービスの改善

（1）適温サービス

温かい料理は温かく，冷たい料理は冷たく，料理がおいしく感じられる適温での提供を推進するため，保温庫・保冷庫とともに温冷配膳車を用いている．また，主菜の調製に当たっては，衛生管理の観点もふまえて，料理が出来上がる時間を，患者が喫食する2時間以内となるように努めている．

（2）選 択 食

朝食は，和食と洋食の献立を用意し，患者の好みに応じて選択できるようにしている．昼食と夕食では，どちらかの食事区分で2種の献立から好みの献立が選択できるようにしている．食事の選択は，昼食のトレーに調査用紙をセットして，下膳時に回収するアンケート方式を採用している．

（3）イベントメニュー

患者に，食事を入院中の楽しみの1つと感じてもらえるように，献立に行事や歳時，

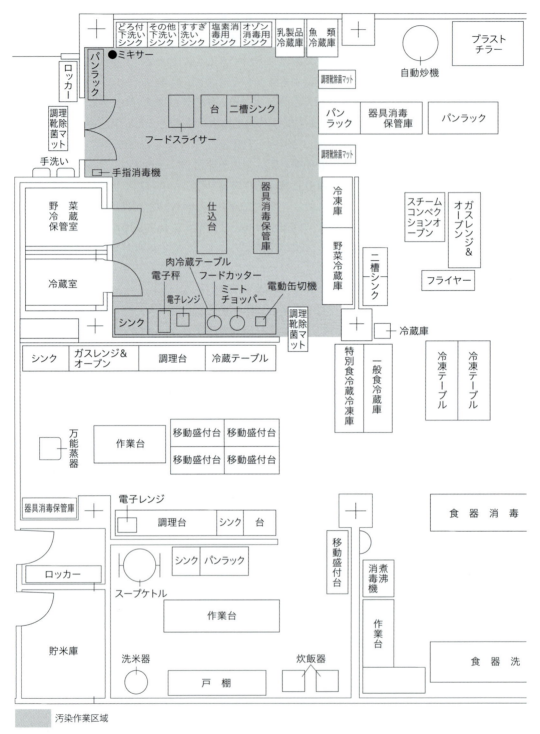

図 4-4 ■ 調理室平面図

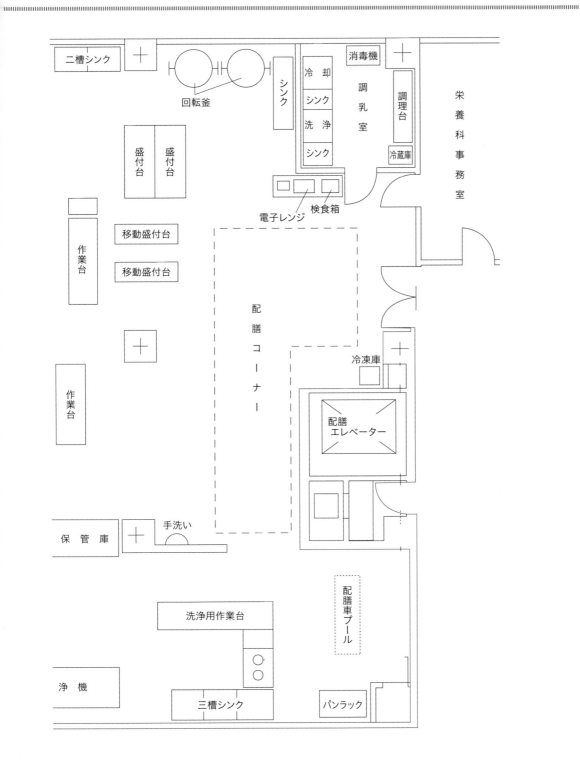

季節感を取り入れた「お楽しみ食」献立を提供している．この「お楽しみ食」は，15年ほど前から患者サービスの向上を目指し，月に1度から始めて毎年計画的に実施回数を増やしてきた．現在では，季節食や歳時食をはじめ，丼シリーズやコンサート食などレパートリーを増やして，毎週1回以上提供している（**表4-3**）．また，入院中に誕生日を迎えた患者には，夕食に「お誕生日のお祝い膳」を提供している．

（4）個人対応

治療食の調製に当たっては，牛乳・乳製品，肉，魚および卵などの禁忌食品，また，患者の病状に配慮した個人対応を重視している．とくに，咀嚼・嚥下障害がある患者に対しては，キザミ食は一口大から極小キザミまでの3段階で対応し，ミキサー食や誤嚥防止のとろみ食も普通とかための2通りのとろみあんを用意するとともに，準備食としてペースト食の対応も行っている．

3）給食関係調査

毎食，主食と副食別に残食量調査を行い記録している．また，入院している患者の実情に応じて，アンケート方式や聞き取り調査などにより，年4回程度食事調査を実施している．

なお，これらの集計結果は，食事内容の改善に用いるとともに栄養委員会などにおける検討資料として活用している．

4）検食とその活用

検食は，内科系医師，外科系医師および管理栄養士によって実施し，検食簿にその所見を記録している．検食簿に記載された所見は，集計して食事内容の改善に用いるとともに栄養委員会などにおける検討資料とする．

5）栄養委員会

栄養委員会は，当院の栄養委員会設置要領に基づき，栄養・給食業務の改善などに関する重要事項を審議し，かつ関係部門との連絡調整の円滑化を図るため，院長の諮問機関として月1回定例開催している．委員会の構成員は，内科，外科，泌尿器科，婦人科の医師，看護科長，内科系看護長，外科系看護長，事務長，医事課長，栄養科長からなり，事務局は栄養科となっている．なお，会議の議事録は3年間保管している．

5 衛生管理

当院の入院時食事療養における衛生管理は，全面的に「大量調理施設衛生管理マニュアル」に基づいて行っている．

● 衛生管理体制を確立するための重要管理事項
① 原材料の受け入れおよび下処理段階における衛生管理を徹底する．
② 加熱調理食品については，中心部まで十分に加熱し，食中毒菌を死滅させる．

表 4-3 ○○年度「お楽しみ食」年間実施一覧表（例）

月	日	内容（歳時食 & 季節食）
4月	1〜7, 8〜14, 15〜21, 22〜28	○◎（5日）季節・選択食（桜のちらし寿司，鰆の木の芽焼） ○（9日）季節食（山菜ちらしそば） ○◎（18日）季節・選択食（たけのこご飯） ○◎（26日）季節・選択食（鰹のたたき） ●緑の日（29日）（グリーンアスパラガスのマリネ）
5月	29〜5, 6〜12, 13〜19, 20〜26	●子供の日（5日）（いなり，ふと巻き寿司） ○◎（10日）季節食・選択食（春野菜の炊き合わせ・グリンピースごはん） ○（14日）季節食（鯛そうめん） ○◎（23日）季節・選択食（木の芽ソースかけ・そら豆ごはん） ☆◎（30日）丼シリーズ・選択食（ビビンバ）
6月	27〜2, 3〜9, 10〜16, 17〜23, 24〜30	○（4日）季節食（冷しきつねうどん・そら豆添え） ○◎（14日）季節・選択食（ほたるいかの酢みそあえ） ○◎（19日）季節・選択食（ずんだあえ） ○◎（27日）季節・選択食（穴子重）
7月	1〜7, 8〜14, 15〜21, 22〜28	●七夕（7日）（そうめん，鮎塩焼） ○◎（10日）季節・選択食（梅ごはん） ◎●土用の丑（20日）（A鰻重，Bしゃぶしゃぶ） ○◎（24日）季節・選択食（漬物寿司） ○（30日）季節食（カレー南蛮うどん）
8月	29〜4, 5〜11, 12〜18, 19〜25	○（6日）季節食（冷し中華） ○◎（14日）季節・選択食（はも吸い） ○（20日）季節食（松茸ごはん） ◎○（27日）季節・選択食（めごちの天ぷら）
9月	26〜1, 2〜8, 9〜15, 16〜22, 23〜29	☆（3日）丼シリーズ（海と山の幸のスパゲッティー） ●重陽の節句（9日）（栗ごはん，菊花椀） ●十五夜（21日）歳時食（月見椀，きぬかつぎ） ○（24日）季節食（茶そば，ハゼ天ぷら）
10月	30〜6, 7〜13, 14〜20, 21〜27	○◎（2日）季節・選択食（あけぼの寿司） ●目の日（10日）（くこの実スープ） ○◎（18日）季節・選択食（栗ごはん） ★（24日）コンサート食（秋の吸い物） ☆◎（25日）丼シリーズ・選択食（A天重，Bムニエル） ☆◎（31日）丼シリーズ・季節・選択食（鮭といくらの親子丼）
11月	28〜3, 4〜10, 11〜17, 18〜24	○◎（6日）季節・選択食（ふき寄せごはん） ○◎（14日）季節・選択食（A石狩鍋，B肉鍋） ○◎（22日）季節・選択食（まぐろの山かけ） ☆◎（29日）丼シリーズ・選択食（A天丼，Bステーキ丼）
12月	25〜1, 2〜8, 9〜15, 16〜22, 23〜29	○◎（6日）季節・選択食（Aおでん，Bポトフ） ☆（10日）丼シリーズ（ほうとう） ●冬至（22日）歳時食（南瓜サラダ） ◎●クリスマス（24日）歳時・選択食（クリスマスケーキ，Aローストチキン，B牛ひれステーキ） ●大晦（31日）（年越しそば）
1月	30〜5, 6〜12, 13〜19, 20〜26	●正月料理（1〜3日） ●七草（7日）（七草がゆ） ●鏡開き（11日）（おしるこ） ●成人式（13日）（紅鮭のさしみ） ○◎（23日）季節・選択食（Aあんこう鍋，B肉鍋） ○（28日）季節食（鍋焼きうどん）
2月	27〜2, 3〜9, 10〜16, 17〜23	●節分（3日）歳時食（いわしの煮付け） ★（12日）コンサート食（水菓子，いちご） ☆◎（14日）丼シリーズ・季節・選択食（A親子丼，B牛丼・ふろふき大根） ○（18日）丼シリーズ（飲茶，青山ラーメン） ○◎（27日）季節・選択食（目鯛の信州蒸）
3月	24〜2, 3〜9, 10〜16, 17〜23, 24〜30, 31	●ひな祭り（3日）（ちらし寿司） ○◎（14日）季節・選択食（山菜天ぷら） ○（18日）季節食（春野菜の炊き合わせ） ○◎（28日）季節・選択食（鰆の塩焼き）
備考		

（歳時食24回
季節食33回
丼シリーズ 8回
コンサート食 2回
選択食158回
（週3回以上））

●歳時食　○季節食　◎選択食　☆丼シリーズ　★コンサート食

③ 加熱調理後の食品および非加熱食品の 2 次汚染の防止を徹底する．
　④ 食中毒菌が付着した場合に菌の増殖を防ぐため，原材料および調理後の食品の温度管理を徹底する．
　⑤ 同様に，調理から喫食までの時間をできる限り短縮する．
　これらを確実に実行するための点検・記録を行うとともに，必要に応じて改善措置を講じている．
　このため，検査などに伴う延食（喫食時間の遅延）は，病棟において 10℃以下の専用冷蔵庫に保管していても，配膳後 1 時間を経過した食事はすべて廃棄し，必要となった時間に代替食の提供で対応している．

6 栄養食事指導

　糖尿病などの生活習慣病の患者に対して，医師の指示（熱量・熱量構成，たんぱく質量，脂質量および不飽和脂肪酸/飽和脂肪酸比などを指示した栄養食事指導指示書）に基づき，当科で作成したオリジナル資料や媒体を使い，個別および集団栄養食事指導（2 名以上 15 名以内）を行っている．指導は，月曜日から金曜日までの午前と午後，完全予約制となっている．なお，指導後は，診療録（カルテ）に栄養食事指導内容の要点を記録している．

　また，栄養食事指導の内容の理解を支援するため，当院にて調理された糖尿病などの治療食を喫食することにより，食事療法を実感してもらう当院オリジナルの週末食事体験入院も実施している．

施設事例　B施設

1　施設の概要

　当院は，胎児から新生児，乳児，幼児，学童，思春期から成人に成長・発達し，次の世代を育む過程を総合的かつ継続的に診る医療を行う場として2002（平成14）年3月に開設された．
　承認病床数は490床，1日当たりの外来受け入れ患者数は約1,000名である．

1）入院時食事療養の状況

　当院は，入院時食事療養（Ⅰ）の届出を行い，特別食加算，食堂加算の対象となる食事サービスを実施し，栄養サポートチーム加算とともに算定を行っている．

- 食事開始時間
  朝食：　7時00分
  昼食：12時00分
  夕食：18時00分

　なお，離乳食の1回食は15時，2回食は10時および15時が食事開始時間となっているために，上記以外の時間帯にも配膳を行っている．また，幼児食および学童食の対象児には，10時と15時におやつを提供している．

2）入院患者の状況

　当院における食種の設定は，常食喫食患者の年齢構成を考慮して，思春期（12～17歳）および成人（18歳以上）の別に一般治療食常食を3食種設定している．
　毎月作成している入院患者年齢構成表に基づいて算出される一般治療食常食の平均給与栄養目標量（食事基準）は，エネルギー2,000 kcal，たんぱく質65 gで推移している．
　一般治療食の食数では，ミルク食，妊産婦食，学童食および幼児食が多く，特別治療食の食数では，アレルゲン除去食が多くなっている．
　最近の平均在院日数は，11日程度である．しかし，なかには長期にわたり入院を要する患者も在院している．

2　給食の運営形態と関連組織

1）食事療養の運営形態など

　当院における入院時食事療養の運営形態は，いわゆる準直営方式である．当院所属の定員内職員を主体にして，受託会社の職員による業務支援を受けながら入院時食事

療養にかかわる業務を実施している．

委託業務の範囲は，配膳・下膳作業，盛りつけ作業，調乳作業，食器・哺乳瓶洗浄作業および野菜・果物の下処理作業などである．

2）栄養管理部門の位置づけ

当センターは，事務部，病院，研究所，臨床研究センター，バイオバンクの5つの組織によって構成されている．

栄養管理部門は，病院組織の診療部の1部門として位置づけられており，総合診療部，内科系診療部，外科系診療部，こころの診療部（小児のこころの問題および乳幼児期の親子関係の問題への対応），周産期センター，薬剤部，看護部などが同じ組織で活動している（図4-5）．

なお，当院では，患者にとって最適な医療を提供するために，それぞれ関連する部門が連携して医療チームを編成し，チーム医療の推進に努めている．

3）栄養管理部門の組織

栄養管理部門の責任者（栄養管理部長）は医師である．現在，栄養管理部長は副院長が併任し，栄養管理にかかわるすべての業務を総括している（図4-6）．

栄養管理室長は，管理栄養士の資格を有し，臨床栄養管理ならびに入院時食事療養管理にかかわる企画および運営を総括している．また，副栄養管理室長は，栄養管理室長を補佐するとともに栄養管理部門のリスクマネジメントも受け持っている．

さらに，管理栄養士のなかには，NST（栄養支援チーム）専門療法士，日本糖尿病療養指導士などの資格を有する職員がいる．

4）職員の能力開発

栄養管理部門では，毎年度当初に業務運営目標を策定し所属の職員に公表している．職員は，この栄養管理部門の年間目標に沿った個人目標を設定し，目標管理を励行することで個々の能力の向上を図っている．個々の職員がそれぞれ職務遂行能力を開発・向上させることは，栄養管理部門全体の効率的・効果的な運営や，各人の資格取得や学会などでの発表にもつながっている．

院内では，すべての職種を対象とした感染対策研修会，医療安全研修会および栄養サポート勉強会などが開催されている．栄養管理部門の職員は，これらの研修会や勉強会などに参加して，医療人に必要な知識や技術の習得に努めている．業務の都合でこれらの研修会などに参加できない職員には，勤務時間外を活用した研修会などのビデオ聴講，また，eラーニング受講の機会が提供されている．

院外における研修では，所轄の保健所が定期的に開催している各種研修会への参加，栄養関連学会での発表や聴講および勉強会などへの参加により，担当職務の適切な遂行を目指して自己研鑽を積んでいる．これら研修会などに参加した職員は，栄養管理部門のミーティングなどの場において伝達講習を行い，研修会などで得た情報の職場内での共有を促進し，部門全体の業務改善に向けた取り組みの推進に活用している．

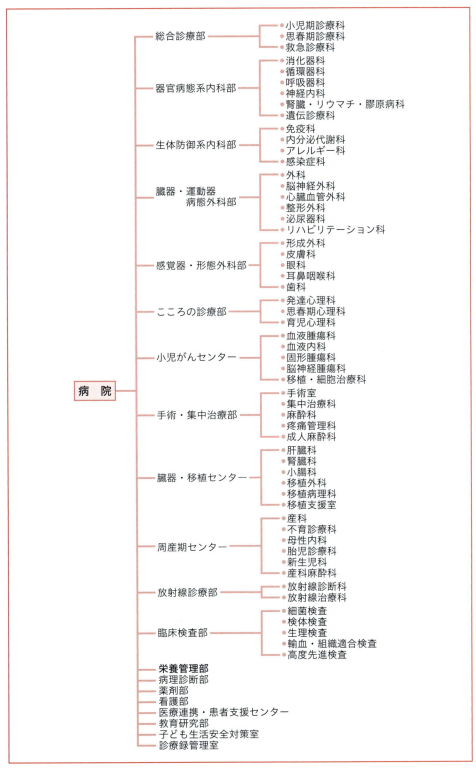

図4-5 ■病院の組織

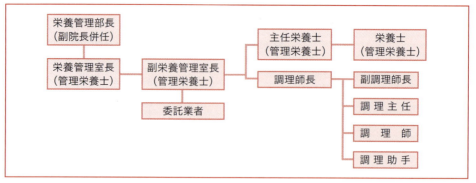

図4-6 ■ 栄養管理部の組織

3 施設・設備

　当院の施設規模は，地上12階・地下2階である．地上部の1～3階は救急および外来，4～11階は病棟，12階は食堂および家族控室となっている．一方，地下2階は機械室であり，栄養管理部門は地下1階に設置されている．

　栄養管理部門の総面積は，946 m^2 である．その内訳でおもなエリアは，栄養管理部事務所54 m^2，厨房341 m^2，調乳室49 m^2，食品庫45 m^2 および検収室18 m^2 などである．

　栄養管理部門の換気設備には，調理室全体の換気・空調を行う「換気天井システム」が採用されている．

　調理室で治療食をセットしたトレーを収納した配膳車は，配膳車プールを経由して専用のエレベーター（配膳車2台収容可能）により各病棟まで搬送を行っている．

　なお，栄養相談室は，栄養管理部門とは別に外来部門に設置されている．

4 栄養・食事管理業務

　入院患者の食事は，各患者の主治医からの指示や栄養管理計画に基づいて提供されている．栄養管理部門では，主治医による指示や栄養管理計画などの情報をもとに毎食，食種別や主食別，コメント別などの集計表を作成し，これに基づいて食数管理を行うことで，調理作業の効率化を図っている．

　一方，各治療食の献立は，各診療科と栄養管理部の協議によって設定された栄養基準量に基づいて作成されている．献立を遵守した調理・盛りつけを行うことで，医師の指示や栄養管理計画どおりの治療食が患者に提供される仕組みを形成している．

　治療食が患者に提供されるまでには，食数管理や献立管理のほかにも，発注管理，衛生管理，精度管理および安全管理などが必要である．

　治療食の提供後には，患者からの評価を受けるために嗜好調査などを行い，その結果から課題や問題点の把握に努め，確認された課題や問題の改善方策について検討を

行っている．改善の方策としては，具体的な献立や調理作業などの改善計画を立案し，給食管理業務のなかに取り入れることで課題や問題の解消を図っている．栄養管理部門では，日々この取り組みの流れを繰り返し，絶えず患者のニーズに適応した治療食の提供を目指している．

1）栄養基準量

（1）一般治療食の栄養基準量

当院では，年齢区分ごとの推定エネルギー必要量を算出するために入院患者の身体計測を行っている．測定の結果は，1～2歳，3～5歳，6～7歳，8～9歳，10～11歳，12～14歳，15～17歳の各年齢階級別に取りまとめ，年齢区分ごとの平均体重から推定エネルギー必要量を算定している（**表4-4**）．

表4-4　年齢区分別の身体計測結果と推定エネルギー必要量

	年齢区分	平均身長（cm）	n	平均体重（kg）	n	食事摂取基準 基準体重(kg)	推定エネルギー必要量
男	1～2歳	79.9±7.2	46	10.4±1.9	58	11.7	876±176
	3～5歳	99.4±11.8	50	15.3±3.8	57	16.2	1,226±312
	6～7歳	115.0±10.0	21	20.3±5.1	23	22.0	1,229±320
	8～9歳	123.8±9.2	23	23.9±5.3	26	27.5	1,385±323
	10～11歳	129.4±27.1	19	31.7±12.4	23	35.5	1,759±712
	12～14歳	152.6±8.3	18	40.1±13.7	20	48.0	1,822±636
	15～17歳	163.2±9.0	12	53.9±18.7	14	58.4	2,266±793

	年齢区分	平均身長（cm）	n	平均体重（kg）	n	食事摂取基準 基準体重(kg)	推定エネルギー必要量
女	1～2歳	79.9±5.9	31	10.3±1.7	40	11.0	845±152
	3～5歳	96.3±7.1	34	14.3±3.1	41	16.2	1,092±245
	6～7歳	114.4±13.3	14	21.3±5.1	15	22.0	1,225±308
	8～9歳	124.4±10.8	16	25.1±6.3	17	27.2	1,376±368
	10～11歳	138.1±12.9	21	30.3±13.8	21	34.5	1,559±726
	12～14歳	146.7±10.7	15	37.5±10.6	16	46.0	1,630±475
	15～17歳	156.1±7.0	5	48.1±23.9	9	50.6	1,896±947

推定エネルギー必要量の算出は，年齢区分別基礎代謝量に身体活動レベル『「低い」の代表値』を乗じ，エネルギー蓄積量を加算することで行っている．

> 推定エネルギー必要量（kcal／日）＝基礎代謝基準値（kcal/kg／体重／日）×平均体重（kg）×身体活動レベル『「低い」の代表値』＋エネルギー蓄積量（kcal／日）

なお，常食については，喫食患者の年齢構成を用いて荷重平均食事摂取基準量（栄養基準）を算出している（**表4-5-a**）．

表 4-5-a ■ 栄養基準一覧表（一般治療食）

食種および区分		エネルギー(kcal)	たんぱく質(g)	脂質(g)	炭水化物(g)	適応(参考)
一般食	常食-1	2,000	70	50	310	成人（18歳〜）
	常食-2	2,200	75	55	350	思春期（12〜17歳）
	常食（主食小盛）	1,700	65	50	250	
	妊産婦食-1	2,100	75	55	320	妊婦
	妊産婦食-2	2,300	80	55	370	授乳婦
	妊産婦食（主食小盛）	1,800	70	50	250	
	学童食-1	1,350	50	35	210	6〜7歳
	学童食-2	1,650	65	50	235	8〜9歳
	学童食-3	1,950	70	55	295	10〜11歳
	幼児食-1	1,050	35	25	170	1〜2歳
	幼児食-2	1,300	45	35	200	3〜5歳
	離乳食-1	20	1	0.5	10	5〜6か月（1回食）
	離乳食-2	250	10	5	40	7〜8か月（2回食）
	離乳食-3	500	20	10	75	9〜11か月（3回食）
	離乳食-4	1,000	35	30	130	12〜15か月（3回食）
	ミルク食					
	全がゆ食-1	1,000	40	25	130	幼児
	全がゆ食-2	1,400	55	40	190	学童
	全がゆ食-3	1,600	65	50	220	成人
	五分がゆ-1	750	35	20	100	幼児
	五分がゆ-2	1,100	45	30	140	学童
	五分がゆ-3	1,200	55	35	160	成人
	流動食	800	25	20	125	

注）栄養基準量は，「日本人の食事摂取基準」を基に，当院の患者の特性を考慮して作成した．

また，たんぱく質，脂質および炭水化物の食事摂取基準量は，総エネルギー量に対するそれぞれのエネルギー比率によって算出している．

- たんぱく質　　　エネルギー比率　15％程度
- 脂質　　　　　　エネルギー比率　25％程度
- 炭水化物　　　　エネルギー比率　60％程度

さらに，ビタミンとミネラルについては，各栄養素の推奨量（RDA）または目安量（AI）を基準値として採用している．

(2) 特別治療食の栄養基準量

特別治療食の栄養基準量は，栄養管理部において対象患者の特性などを踏まえ，各診療科と協議して作成している（**表 4-5-b**）．

2）食品構成表

食品構成表は，あらかじめ使用する食材の地域性や使用頻度を考慮し，年齢階級別荷重平均食事摂取基準量を充足する内容で作成している．

3）約束食事せん

約束食事せんは，医師，管理栄養士および事務（医事課職員）が共通の認識のもと

表 4-5-b ■栄養基準一覧表（特別治療食）

	食種	エネルギー(kcal)	たんぱく質(g)	脂質(g)	炭水化物(g)	食塩相当量(g)	その他	適応疾患
エネルギーコントロール食	E-800	800	40	30	90			糖尿病，肥満症，脂質異常症，脂肪肝
	E-1000	1,000	45	30	130			
	E-1200	1,200	45	30	175			
	E-1400	1,400	55	35	210			
	E-1600	1,600	60	40	240			
	E-1800	1,800	70	50	270			
	E-2000	2,000	80	55	300			
	妊産婦1600（分割）	1,600	60	40	240			妊娠糖尿病
	妊産婦1700（分割）	1,700	65	45	250			
	妊産婦1800（分割）	1,800	65	45	275			
	妊産婦2000（分割）	2,000	70	50	310			
	妊産婦2100（分割）	2,100	75	50	330			
	妊産婦2200（分割）	2,200	80	60	330			
	妊産婦−1600	1,600	60	40	230			妊娠糖尿病，妊産婦体重コントロール
	妊産婦−1800	1,800	65	50	255			
	妊産婦−2000	2,000	75	55	280			
	学童1600	1,600	60	45	250			小児糖尿病（5回食）
	学童1800	1,800	70	50	250			
	学童2000	2,000	70	55	270			
たんぱく質ナトリウムコントロール食	減塩食（妊産婦）	2,100	75	55	300	8		妊娠高血圧症候群，妊娠浮腫
	減塩食（授乳婦）	2,300	80	55	350	8		
	小児PN-1	800	20	20	130			腎炎，ネフローゼ症候群，腎不全，高血圧症，心不全，肝不全
	小児PN-2	1,000	25	30	160			
	小児PN-3	1,200	30	35	190			
	小児PN-4	1,400	40	35	230	6未満〜3（選択制）		
	小児PN-5	1,500	50	45	220			
	小児PN-6	1,600	70	50	220			
	PN-1	1,800	30	45	320			
	PN-2	1,800	45	50	290			
	PN-3	2,000	55	50	330			
	PN-4	2,000	70	50	310			
	PN-5	2,000	80	55	310			
脂質コントロール食	F-1（共通）	500	10	5	100			膵炎，胆石症，胆のう炎，急性肝炎
	小児F-2	600	35	10	90			
	小児F-3	800	40	15	125			
	小児F-4	1,000	45	20	160			
	F-2	900	55	15	135			
	F-3	1,350	70	20	220			
	F-4	1,700	75	30	280			
IBD食	幼IBD-10	900	35	10	170		食物繊維4g	潰瘍性大腸炎，クローン病
	幼IBD-15	900	35	15	170		食物繊維4g	
	学IBD-15	1,800	65	15	350		食物繊維7g	
	学IBD-30	1,900	70	30	340		食物繊維7g	

表 4-6 ■外科系手術食

食種	食事開始 1日目 朝	昼	夕	2日目 朝	昼	夕	3日目	4日目	適応疾病など
手術食-1	流動食			5分がゆ			全がゆ食	常食	消化管等
手術食-2	全がゆ			常食					虫垂手術等の軽症手術等
手術食-3	5分がゆ			全がゆ			常食		耳鼻等
手術食-4	流動	5分	全がゆ	常食					扁桃摘出（術）等
手術食-5	流動	5分	全がゆ	妊産婦食（28W〜）					帝王切開

表 4-7 ■食事区分と食種など

食事区分	食種
一般治療食	離乳食（4区分），幼児食（2区分），学童食（3区分），妊産婦食（3区分），常食（3区分），流動食，五分がゆ食（3区分），全がゆ食（3区分）
特別治療食	エネルギーコントロール食（19区分），たんぱく質・ナトリウムコントロール食（13区分），脂質コントロール食（7区分），IBD食（4区分），ウィルソン病食，糖原病食，乳糜胸水，SCT（造血幹細胞移植）食，検査食（注腸検査食，ヨード制限食），アレルギー食，貧血食，ミルク食，濃厚流動食ほか

で使用できる内容で設定されている．しかし，当院における治療食のオーダーでは，患者の年齢や病態により栄養基準一覧表に記載のないオーダーが多い．このようなケースでは，別途医師に対する内容の確認を行い，個別オーダー食として取り扱っている．

また，外科系手術食として食種別の進め方および適応疾病などを備えている（**表4-6**）．

4）献立作成および献立表

治療食の種類は，一般治療食，特別治療食（検査食，アレルギー食およびミルク食などを含む）に区分されている（**表4-7**）．

（1）サイクルメニュー

サイクルメニューの作成期間は，基本的には35日（5週間）である．このサイクルメニューを季節に応じて内容を変更しながら活用している．

（2）行事食

急性期対応の医療機関である当院においても，行事食などのイベントメニューは，患者が入院生活のなかで楽しみにしていることの1つであることから，年間計画に基づいて実施している（**表4-8**）．

（3）選択メニュー

選択メニューは，一般治療食のほか特別治療食の一部においても提供しているために，メニュー相互の給与栄養量に差が出ないよう十分に考慮している．

表 4-8 ■ 行事食の実施状況

月	行 事 食	月	行 事 食
4 月	お花見（桜ずし）	10 月	ハロウィン（かぼちゃグラタン）
5 月	みどりの日（ピースごはん） 子どもの日（たけのこごはん，柏餅）	11 月	
6 月	歯の衛生週間（乳料理ほか）	12 月	冬至（かぼちゃ煮） クリスマス（ローストチキン，ケーキ） 大晦日（年越しそば）
7 月	七夕（そうめん，水菓子） 土用の丑（うなぎ蒲焼き）	1 月	お正月（祝膳） 成人の日（お赤飯）
8 月	夏メニュー（焼肉ほか）	2 月	節分（福豆） バレンタイン（チョコレートケーキ）
9 月	防災の日（非常食） 十五夜（月見団子） 秋分の日（おはぎ）	3 月	ひな祭（ちらし寿司，雛あられ） ホワイトデー（クッキー） 春分の日（おはぎ）

(4) 病棟配布用献立表

病棟配布用献立表を**表 4-9**に例示した．

5）適温給食サービス

当院では，治療食の適温を維持するための機器として温冷配膳車を導入し温度管理を行っている．なお，温冷配膳車の庫内温度を設定温度帯（温室では 65～68℃および冷室では 5～10℃）にするためには，通電後 20～30 分の時間を要するため，事前に温冷配膳車の電源を入れている．また，季節による温度の変動に対応するための温度調節管理を行いながら実施している．

6）食事療養サービスの改善

(1) 選択できる食事

当院では，院内 LAN システムを利用して，朝食，昼食および夕食の選択食を実施している．病棟における入力情報は自動集計され，食数表や食札に反映されて栄養管理室でプリントアウトできる．

選択食を実施している食種は，常食，学童食，妊産婦食および妊産婦食-2000（エネルギーコントロール食）の 4 食種である．

(2) 個人対応の実施状況

当院においては，食物アレルギー患児（者）数の増加とともに，食物負荷試験の実施により年々アレルゲン除去食のオーダー数が増加している．栄養管理部では，アレルゲン除去食基本献立（卵完全禁止献立，卵・牛乳完全禁止献立および牛乳完全禁止献立など）をベースに，個別の禁止食品（いか，たこ，甲殻類，ナッツ類，小麦，とろろいも，さといもおよび肉など）に応じて，それぞれに対応する個別の献立を作成している（**図 4-7**）．また，その他食欲不振児（者）への対応などもあり，個別に献立を作成しなければならないケースは，1 日当たり約 50 人となっている．

表 4-9 ■ 献立表（例）

学童食10月 献立表

日	朝	10時	昼 選択A食	昼 選択B食	15時	夕 選択A食	夕 選択B食
1(火)	米飯 なめこ汁 鰯カツオ煮 白菜磯和え 切干炒煮	牛乳	パン グラタン ワカメサラダ ジャム・バター 野菜ジュース	鯖カレー風味焼 ワカメサラダ お浸し 野菜ジュース	のむヨーグルト ドーナッツ	米飯 ポークケチャップソース ビーマンソテー お浸し 押三絲 オレンジ	米飯 はまち照焼 お浸し 押三絲 オレンジ
2(水)	米飯 みそ汁 スクランブルエッグ 土佐煮 しらす和え	牛乳	米飯 ポークトマト煮 ミズナサラダ 野沢菜漬け	ケンチンうどん 南瓜煮 胡麻和え 野菜ジュース	のむヨーグルト ブッカチョコ	芋御飯 鱈西京焼 ナス炒め 胡麻和え 梨	芋御飯 鶏唐揚 ナス炒め 胡麻和え 梨
3(木)	米飯 みそ汁 納豆 お浸し 大根煮しめ	牛乳	米飯 肉とピーマンの細切炒 マセドアンサラダ 和え物	魚ゴマダレ焼 マセドアンサラダ 和え物	ジュース かえでの実	米飯 アジフライ お浸し 酢の物 バナナ	ビビンバ丼 若布スープ お浸し バナナ
4(金)	米飯 みそ汁 厚焼卵 ごま和え きのこ醤油煮	牛乳	パスタシーフード サラダ 乳酸菌飲料	米飯 サラダ 乳酸菌飲料	ブドウジュース ビスコ	米飯 銀鮭ムニエル りんご 南瓜煮	米飯 沢煮椀 焼売・春巻 りんご 南瓜煮
5(土)	米飯 みそ汁 焼豆腐 お浸し ひじき炒煮	牛乳	米飯 おろし煮 なすカレー炒め ナムル	鶏バジル焼 なすカレー炒め ナムル	のむヨーグルト カッパエビセン	五目ご飯 豚しゃぶ ベーコン炒め かぶ甘酢和 オレンジ	五目ご飯 めかじき味噌焼き ベーコン炒め かぶ甘酢和 オレンジ
6(日)	米飯 なめこ汁 目玉焼き 細切昆布炒め のり佃煮	牛乳	米飯 すまし汁 鮭とハンバンソテー お浸し 胡麻酢和え	肉うどん お浸し 胡麻和え	のむヨーグルト ミニたいやき	米飯 鶏中華炒め 春雨サラダ 桜大根漬け バナナ	米飯 ムニエル 春雨サラダ 桜大根漬け バナナ
7(月)	米飯 みそ汁 若鶏八幡巻 お浸し れんこん金平	牛乳	カレーライス シュリンプサラダ 福神漬らっきょ ジュース	米飯 シュリンプサラダ タルタルソース	ムニエル お浸し ジュース	野菜ジュース アボカドアイスクリーム	米飯 薬味焼 炒り豆腐 ナムル 梨	米飯 ロールキャベツスープ煮 炒り豆腐 ナムル 梨
8(火)	米飯 みそ汁 さつま揚煮 野菜炒め お浸し	牛乳 8・10西コーヒー牛乳	サンドイッチ 野菜スープ 魚 ヨーグルト	米飯 野菜スープ 煮魚 サラダ しば漬 ヨーグルト	野菜ジュース ベジたべる	米飯 赤魚照焼 金平ごぼう しらす和え りんご	米飯 タチウオきのこソース 金平ごぼう しらす和え りんご
9(水)	米飯 みそ汁 ウィンナー こんにゃく煮 お浸し	牛乳	米飯 麻婆豆腐 酢の物 インゲンソテー	カニトマトクリームパスタ 海草サラダ インゲンソテー	ジュース ウエハース	米飯 かじき香味焼き いりこご飯 じゃが炒煮 お浸し オレンジ	いりこご飯 ポークケチャップソース じゃが炒煮 お浸し オレンジ
10(木)	米飯 みそ汁 焼ししゃも 磯和え きのこ醤油煮	牛乳	米飯 ホイコーロー ツナサラダ お浸し	そうめん 大学芋	卵焼・焼売 お浸し	のむヨーグルト ソフトサラダ	米飯 むつ照焼 野沢菜漬 すまし汁 里芋含煮 バナナ	米飯 卵の野菜餡かけ中華風 野沢菜漬 すまし汁 里芋含煮 バナナ
11(金)	米飯 みそ汁 納豆 切干炒煮 焼のり	牛乳	あんかけヤキソバ 付け合せ サラダ ヨーグルト	米飯 付け合せ サラダ ヨーグルト	豚味噌漬煮 ポテチ	ブドウジュース	米飯 鶏肉唐揚 なべしぎ お浸し ぶどう	豆腐ステーキ なべしぎ お浸し ぶどう
12(土)	米飯 みそ汁 信田袋煮 ごま和え きゃらぶき	牛乳	米飯 鶏オイスターソース ベーコン炒め ワカメサラダ	パン フィッシュ&チップス ワカメサラダ	スープ チーズタルト	のむヨーグルト	米飯 めかじきみそ焼 お浸し 巨峰	すまし汁 大豆とひじき炒煮	米飯 松風焼 お浸し 巨峰	すまし汁 大豆とひじき炒煮
13(日)	米飯 みそ汁 厚焼卵 煮浸し のり佃煮	牛乳 8西ココア	わかめ御飯 豚肉オニオンソテー 大根煮 お浸し	天プラうどん 大根煮 お浸し	のむヨーグルト ポテコ	米飯 親子煮 湯豆腐 浅漬 バナナ	米飯 生鮭照焼 湯豆腐 浅漬 バナナ
14(月) 体育の日	米飯 みそ汁 スクランブルエッグ お浸し ふりかけ	牛乳	チキンカレー 福神漬らっきょ のむヨーグルト	トマトサラダ 米飯 トマトサラダ のむヨーグルト	かれい煮魚 白菜漬	野菜ジュース ミニたいやき	しめじ御飯 銀だら西京焼 キャベツスープ煮 お浸し オレンジ	しめじ御飯 肉生姜焼 キャベツスープ煮 お浸し オレンジ
15(火)	米飯 みそ汁 さんまの素付け お浸し 茄子炒煮	牛乳	ハンバーガー コーンクリームスープ ミソマヨサラダ ジュース	米飯 ミソマヨサラダ ジュース	たらタラコマヨ焼 オクラ和え	野菜ジュース ドーナッツ	米飯 サーモン塩焼 かぶそぼろ煮 ごま酢和え 梨	牛肉アスパラ炒め 米飯 かぶそぼろ煮 ごま酢和え 梨

都合により、内容を一部変更する場合があります。あらかじめご了承ください。

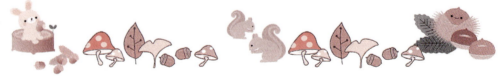

コメント一覧

きざみ	ほぐし	一口大きざみ	朝・牛乳→ヨーグルト	朝・牛乳→豆乳
昼・牛乳→ヨーグルト	昼・牛乳→豆乳	塩分制限5g	塩分制限6g	貧血食
昼・パン禁	めん禁	混ぜご飯禁	丼物禁	納豆禁（薬）
グレープフルーツ禁（薬）	ブロッコリー禁（薬）	卵完全禁	牛乳完全禁	卵・牛乳完全禁
魚完全禁	小麦禁	そば禁	ナッツ禁	大豆完全禁
ダイズ完全禁（みそ・しょうゆ可）	肉類完全禁	鶏肉禁	豚肉禁	牛肉禁
魚卵禁	甲殻類禁	貝類禁	えび禁	いか禁
たこ禁	かに禁	さば禁	米禁	米・小麦禁
いも類禁	とろろ芋禁	じゃが芋禁	里芋禁	さつま芋禁
とうもろこし禁	ごま禁	瓜類禁	メロン禁	すいか禁

[前ページ] [次ページ]

[確定] [戻る]

図 4-7 ■ 禁止コメント一覧表

5 品質・調理管理業務

1）購 入

（1） 業者の選定および契約

給食材料の購入は，取り扱い種類別に業者と一定期間の単価契約を結び，契約に基づいて購入を行っている．契約期間は，野菜類では半月単位，魚類では1か月単位，肉類では3か月単位および冷凍食品や乾物類では6か月単位となっている．

納入業者の選定は，取り扱い種類別に複数の業者から見積書を徴収し，見積単価の比較審査を行って決定している．

（2） 発注業務

各業者への給食材料の発注は，特殊なものを除き半月単位で行っている．食品名，納品日，使用日，食事区分および数量を記載した発注書を作成し，発注書を業者に渡すことで発注を行っている．

納品前日に予定食数の確認を行い，給食材料の不足が生じないように，また，超過量が最小限となるように発注量の微調整を行い，業者に納品量の変更を指示している．

2）検　収

（1）検収の時期および担当職員

業者が納品する時間は，原則として9時30分〜12時および13時〜15時の時間帯に設定している．

検収は，事務職員と管理栄養士または調理師が担当している．事務職員は，発注書に基づく数量や規格のチェックを行い，管理栄養士または調理師は品質（鮮度）についてチェックを行っている．

（2）検収の方法および記録

納品されてくる給食材料について管理栄養士または調理師が行う検収は，当院が定める検収基準に基づいて実施されている．検収室に「納入業者記録表」を備え，品質および品温の確認記録を記入している（表 4-10）．

なお，原材料については，品名，仕入元の名称および所在地，生産者の名称および所在地，ロットが確認可能な情報ならびに仕入年月日を記録するための「原材料管理記録簿」を検収室に備えている（表 4-11）．

（3）納品後の給食材料管理

納品されてくる給食材料のうち生鮮食品は，庫内温度がコンピュータによって制御できる冷蔵庫または冷凍庫に，食品別に区分けして保管している．また，保管のための容器には，専用のコンテナを使用している．

3）調理作業の標準化

（1）調理業務の分担

調理業務は，勤務体制ごとの作業分担表に基づいて行っている（図 4-8）．

（2）仕込み業務

食材の仕込み作業は，出来上がる料理の評価に直結することから，対象年齢に応じた規格指示を行っている．

① じゃがいも：拍子木切り 5×5×40㎜，乱切り大 30×30㎜・小 15×15㎜㎜，1/4 カット 50g，1/8 カット 25g，いちょう切り 5㎜，ダイス 10㎜

② たまねぎ：スライス 2㎜・5㎜・10㎜，ダイス 2㎜・5㎜・10㎜，乱切り大 30×30㎜・小 20×20㎜

③ にんじん：せん切り，拍子木切り大 10×10×30㎜・小 5×5×30㎜，ダイス 5㎜・10㎜，乱切り大 25×25㎜・小 15×15㎜，シャトー 40㎜ 15g，花形 5㎜，いちょう切り 2㎜・3㎜，短冊 5×30㎜

（3）加熱調理業務

焼き物や揚げ物，また，回転釜を使用した際の煮物などについては，必ず中心温度計を使用しての計測を行っている．なお，その計測温度と時間についての記録を保管している．

表4-10■納入業者記録表（例）

　　　　　　　　　　年　　月　　日　　　　　　　　　年　　月　　日

業者名	納品時間	室温(℃)	品　名	温度(℃)	点検	納品時間	室温(℃)	品　名	温度(℃)	点検
	：					：				
	：					：				
	：					：				
	：					：				
	：					：				
	：					：				

表4-11■原材料管理記録簿（例）

　　　　　　　　　　　　　　　納品業者名
　　　　　　　　　　　　　　　所　在　地
　　　　　　　　　　　　　　　　　　　年　　月　　日納品分

食品名	生産者 (製造元・加工元の名称)	所在地	ロット (年月日もしくはロット番号)	仕入れ年月日

（4）盛りつけ業務

盛りつけ作業を行うコーナーは，年間をとおして25℃前後を確保している．また，盛りつけに伴って調理された食材に直接手を触れることをなくすために，ディスポーザブル手袋を使用し，こまめに交換するなどの配慮を行っている．

（5）配食（配膳）業務

調理された食材は，原則として2時間以内に喫食されるようにしている．配膳車にセットするまでにしばらく時間を要するものについては，保冷庫および温蔵庫に保管している．配食には，温冷配膳車を使用している．

（6）洗浄，保管作業

食器洗浄機は，コンベアータイプで1時間当たりの処理能力がトレー（470×330×20㎜）500枚以上，食器（φ140㎜）7,670枚となっている．また，食器などの保管は，ロータリー式消毒保管庫を使用することによって，スペースを最小限に抑えている．食器洗浄後の乾燥は，強制循環方式により85℃，40分間処理を行っている．

施設事例

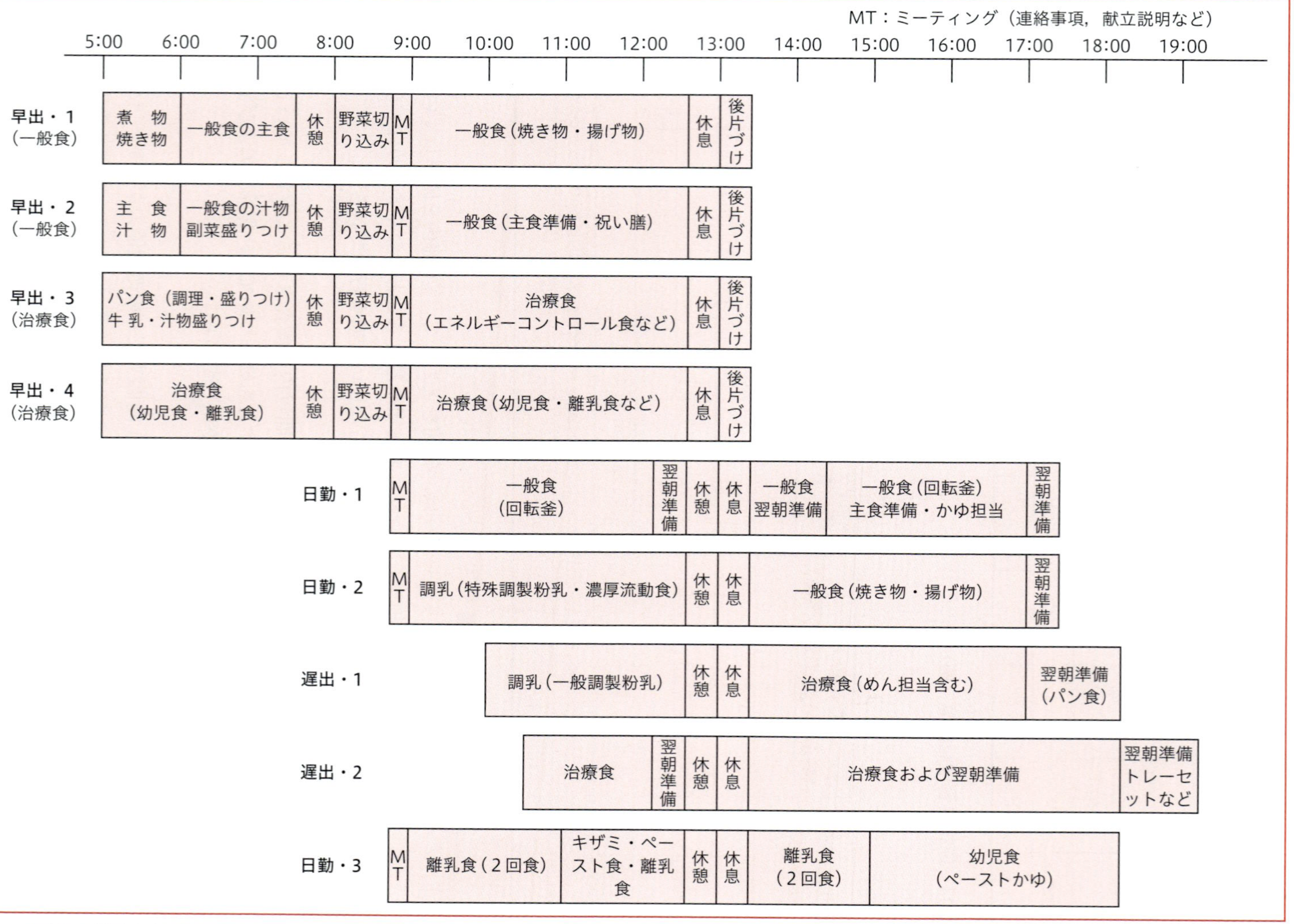
MT：ミーティング（連絡事項，献立説明など）
5:00
6:00
7:00
8:00
9:00
10:00
11:00
12:00
13:00
14:00
15:00
16:00
17:00
18:00
19:00
早出・1（一般食）
煮物 焼き物
一般食の主食
休憩
野菜切り込み
MT
一般食（焼き物・揚げ物）
休息
後片づけ
早出・2（一般食）
主食 汁物
一般食の汁物 副菜盛りつけ
休憩
野菜切り込み
MT
一般食（主食準備・祝い膳）
休息
後片づけ
早出・3（治療食）
パン食（調理・盛りつけ） 牛乳・汁物盛りつけ
休憩
野菜切り込み
MT
治療食（エネルギーコントロール食など）
休息
後片づけ
早出・4（治療食）
治療食（幼児食・離乳食）
休憩
野菜切り込み
MT
治療食（幼児食・離乳食など）
休息
後片づけ
日勤・1
MT
一般食（回転釜）
翌朝準備
休憩
休息
一般食 翌朝準備
一般食（回転釜） 主食準備・かゆ担当
翌朝準備
日勤・2
MT
調乳（特殊調製粉乳・濃厚流動食）
休憩
休息
一般食（焼き物・揚げ物）
翌朝準備
遅出・1
調乳（一般調製粉乳）
休憩
休息
治療食（めん担当含む）
翌朝準備（パン食）
遅出・2
治療食
翌朝準備
休憩
休息
治療食および翌朝準備
翌朝準備 トレーセットなど
日勤・3
MT
離乳食（2回食）
キザミ・ペースト食・離乳食
休憩
休息
離乳食（2回食）
幼児食（ペーストかゆ）

図 4-8 調理業務分担表

（7）廃棄物処理作業

野菜などの下処理作業において発生した廃棄物は，衛生区域を通らず搬出している．また，調理室において盛りつけ後廃棄物となった食材などについても，専用容器に分別（生ゴミ，不燃物，可燃物など）し，衛生的に搬出するようにしている．

4）大量調理の特徴

（1）献立の特性

当院の献立特性としては，食種は1つであっても各年齢区分に沿った対応が求められていることがあげられる．たとえば，「きざみ食」では常食，学童食および幼児食の3区分に分け，かつ，年齢に応じた大きさに再加工調理を行って対応している．また，「ペースト食」についても同様に3区分を設定し，いずれも盛りつけ量の調整を行って対応している（**表 4-12-a**）．

一方，食物アレルギーのように基本献立とは別に個別献立で対応しなければならない患者が多い．患児（者）一人ひとりによってアレルゲンとなる食品が異なったり，また，単品の場合と複数存在する場合とがあり，治療食調理の現場に提示する献立表の指示がとくに細かくなっている（**表 4-12-b**）．

（2）使用給食材料

食物アレルギーの患児（者）に対応するために，大豆成分を含まないしょうゆ，卵および乳成分を含まないパン粉，低アレルゲン化されたご飯および小麦を含まないクッキーなどの給食材料を購入し活用している．

（3）盛りつけ方法など

献立に基づいて調製された料理の盛りつけは，患児（者）名入りの食札に従って，該当する料理をトレーにセットする中央盛りつけシステムで行われている．

当院では，昼食および夕食はクックサーブ，朝食はクックチルを活用する調理システムで運営されている．

6 安全・衛生管理

1）安全管理

当院では，ヒヤリ・ハット（インシデント）および事故（アクシデント）に遭遇した職員には，そのつど発生の状況などを上司に報告させている．栄養管理部門では，報告内容を分析することで食中毒や事故への防止対策を強化している．また，事故防止マニュアルの定期的な見直しを行うとともに，必要に応じて職員の教育や研修を実施している．

たとえば，食物アレルギーの事故防止対策では，次のような対策を立て励行している．
　① 献立を作成する管理栄養士は，使用する給食材料を点検し，アレルゲン食品が除去された内容となっているか確認して献立表に印を押す．
　② その後，献立作成を担当していない別の管理栄養士により再確認を行う．

表 4-12-a ■特別食献立表（例：ペースト食の区分）
○○年○月○日（○）

	ペースト（常）食（g）		ペースト（学）食（g）		ペースト（幼）食（g）	
朝食	ペーストがゆ 300 g		ペーストがゆ 230 g		ペーストがゆ 130 g	
	五分がゆ	300.00	五分がゆ	230.00	五分がゆ	130.00
	みそスープ		みそスープ		みそスープ 1/2	
	みそ	12.00	みそ	12.00	みそ	6.00
	昆布液体だし	3.00	昆布液体だし	3.00	昆布液体だし	1.50
	炒り卵		炒り卵		炒り卵	
	卵	50.00	卵	50.00	卵	50.00
	塩	0.20	塩	0.20	塩	0.20
	バター	1.00	バター	1.00	バター	1.00
	油	2.00	油	2.00	油	2.00
	ほうれん草煮浸し（特）		ほうれん草煮浸し（特）		ほうれん草煮浸し（特）1/2	
	ほうれん草ざく切り	90.00	ほうれん草ざく切り	90.00	ほうれん草ざく切り	45.00
	にんじんせん切り	10.00	にんじんせん切り	10.00	にんじんせん切り	5.00
	鰹パック	1.00	鰹パック	1.00	鰹パック	0.50
	みりん	1.00	みりん	1.00	みりん	0.50
	しょうゆ	4.00	しょうゆ	4.00	しょうゆ	2.00
	（P）ゆずみそ		（P）ゆずみそ		（P）ゆずみそ	
	Pゆずみそ	7.00	Pゆずみそ	7.00	Pゆずみそ	7.00
	牛乳		牛乳		牛乳	
	牛乳	206.00	牛乳	206.00	牛乳	206.00
昼食	ペーストがゆ 300 g		ペーストがゆ 230 g		ペーストがゆ 130 g	
	五分がゆ	300.00	五分がゆ	230.00	五分がゆ	130.00
	野菜スープ		野菜スープ		野菜スープ 1/2	
	野菜スープ	100.00	野菜スープ	100.00	野菜スープ	50.00
	コンソメ	2.00	コンソメ	2.00	コンソメ	1.00
	塩	0.50	塩	0.50	塩	0.25
	鶏クリーム煮（特60）		鶏クリーム煮（特60）		鶏クリーム煮（特30）	
	若鶏胸皮なし 30 g	60.00	若鶏胸皮なし 30 g	60.00	若鶏胸皮なし 30 g	30.00
	バター	3.00	バター	3.00	バター	1.50
	たまねぎスライス 5 mm	20.00	たまねぎスライス 5 mm	20.00	たまねぎスライス 5 mm	10.00
	ベシャメルソース	10.00	ベシャメルソース	10.00	ベシャメルソース	5.00
	1ℓ牛乳	40.00	1ℓ牛乳	40.00	1ℓ牛乳	20.00
	（BF）混合野菜		（BF）混合野菜		（BF）混合野菜	
	（BF）混合野菜	30.00	（BF）混合野菜	30.00	（BF）混合野菜	30.00
	皮むきトマト（マヨ）		皮むきトマト（マヨ）		皮むきトマト（マヨ）	
	トマト	40.00	トマト	40.00	トマト	40.00
	マヨネーズ	5.00	マヨネーズ	5.00	マヨネーズ	5.00
			のむヨーグルト		プリン	
			のむヨーグルト	100.00	プリン	78.00
					のむヨーグルト	
					のむヨーグルト	100.00
夕食	ペーストがゆ 300 g		ペーストがゆ 230 g		ペーストがゆ 130 g	
	五分がゆ	300.00	五分がゆ	230.00	五分がゆ	130.00
	野菜スープ		野菜スープ		野菜スープ 1/2	
	野菜スープ	100.00	野菜スープ	100.00	野菜スープ	50.00
	コンソメ	2.00	コンソメ	2.00	コンソメ	1.00
	塩	0.50	塩	0.50	塩	0.25
	まだいおろし煮（特70）		まだいおろし煮（特70）		まだいおろし煮（特30）	
	まだい 70 g	70.00	まだい 70 g	70.00	まだい 30 g	30.00
	砂糖	1.00	砂糖	1.00	砂糖	0.50
	みりん	3.00	みりん	3.00	みりん	1.50
	しょうゆ	8.00	しょうゆ	8.00	しょうゆ	4.00
	大根	40.00	大根	40.00	大根	20.00
	さつまいもバター煮		さつまいもバター煮		さつまいもバター煮 1/2	
	さつまいも乱切り小皮むき	80.00	さつまいも乱切り小皮むき	80.00	さつまいも乱切り小皮むき	40.00
	砂糖	4.00	砂糖	4.00	砂糖	2.00
	バター	1.00	バター	1.00	バター	0.50
	レモン 全果, 生	3.00	レモン 全果, 生	3.00	レモン 全果, 生	1.50
	なす炒煮皮むき（分）		なす炒煮皮むき（分）		なす炒煮皮むき（分）	
	皮むきなすダイス	60.00	皮むきなすダイス	60.00	皮むきなすダイス	60.00
	油	3.00	油	3.00	油	3.00
	鰹パック	1.00	鰹パック	1.00	鰹パック	1.00
	酒	2.00	酒	2.00	酒	2.00
	みりん	2.00	みりん	2.00	みりん	2.00
	しょうゆ	3.00	しょうゆ	3.00	しょうゆ	3.00
	ごま油	1.00	ごま油	1.00	ごま油	1.00
	洋なし缶		洋なし缶		洋なし缶 1/2	
	洋なし缶	60.00	洋なし缶	60.00	洋なし缶	30.00

表 4-12-b　特別食献立表（例：アレルギー対応）

〇〇年〇月〇日（〇）

8 W ナ●メ えび・かに禁　　8 E ●ン バ 小麦禁
8 E サ●ウ 甲殻類禁，大豆禁（みそ・しょうゆ・油可）

	幼 2 ― 卵・牛乳完全禁		幼 2 ― 卵完全禁		幼 2 ― 牛乳完全禁	
朝食	米飯　100 g 　精白米 みそ汁（キャ）　1/2 　みそ 　昆布液体だし 　キャベツ短冊 しらす干し（10） 　しらす干し　×　→ 8 W ナ●メ ツナ水煮 40 g 青梗菜浸し（特）　1/2 　青梗菜ざく切り 　しょうゆ　×　→ 8 E ●ン バ 栗しょうゆ1.5 （P）のり佃煮　　皮むきトマト 　P のり佃煮　　　トマト 20 豆乳プレーン　10 時 　豆乳プレーン	47.00 6.00 1.50 15.00 10.00 30.00 1.50 10.00 200.00	米飯　100 g 　精白米 みそ汁（キャ）　1/2 　みそ 　昆布液体だし 　キャベツ短冊 しらす干し（10） 　しらす干し　×　→ 8 E サ●ウ ツナ水煮 40 g 青梗菜浸し（特）　1/2 　青梗菜ざく切り 　しょうゆ （P）のり佃煮 　P のり佃煮 牛乳　10 時 　牛乳	47.00 6.00 1.50 15.00 10.00 30.00 1.50 10.00 206.00	米飯　100 g 　精白米 みそ汁（キャ）　1/2 　みそ 　昆布液体だし 　キャベツ短冊 はんぺん煮 　はんぺん 　鰹パック 　砂糖 　しょうゆ 青梗菜浸し（特）　1/2 　青梗菜ざく切り 　しょうゆ （P）のり佃煮 　P のり佃煮 豆乳プレーン　10 時 　豆乳プレーン	47.00 6.00 1.50 15.00 60.00 0.50 2.00 3.00 30.00 1.50 10.00 200.00
昼食	米飯　100 g 　精白米 清汁　1/2 　昆布液体だし 　塩　　　　8 E ●ン バ 　しょうゆ　×　→ 栗しょうゆ1 　ほうれん草ざく切り たらおろし煮（特 30） 　たら　30 g 　砂糖 　みりん 　しょうゆ　×　→ 栗しょうゆ4 　大根 ポテトそぼろ煮（分）　1/2 　じゃがいも乱切り小 　にんじん乱切り小 　ささみひき肉 　鰹パック 　みりん 　しょうゆ　×　→ 栗しょうゆ2 さくらんぼゼリー 　さくらんぼゼリー	47.00 1.50 0.40 1.00 20.00 30.00 0.50 1.50 4.00 20.00 40.00 7.50 7.50 0.50 1.50 2.00 50.00	米飯　100 g 　精白米 清汁　1/2 　昆布液体だし 　塩 　しょうゆ 　ほうれん草ざく切り たらおろし煮（特 30） 　たら　30 g 　砂糖 　みりん 　しょうゆ 　大根 ポテトそぼろ煮（分）　1/2 　じゃがいも乱切り小 　にんじん乱切り小 　ささみひき肉 　鰹パック 　みりん 　しょうゆ さくらんぼゼリー 　さくらんぼゼリー	47.00 1.50 0.40 1.00 20.00 30.00 0.50 1.50 4.00 20.00 40.00 7.50 7.50 0.50 1.50 2.00 50.00	米飯　100 g 　精白米 清汁　1/2 　昆布液体だし 　塩 　しょうゆ 　ほうれん草ざく切り たらおろし煮（特 30） 　たら　30 g 　砂糖 　みりん 　しょうゆ 　大根 ポテトそぼろ煮（分）　1/2 　じゃがいも乱切り小 　にんじん乱切り小 　ささみひき肉 　鰹パック 　みりん 　しょうゆ りんご（ふじ）　1/4 　りんご（ふじ） さくらんぼゼリー 　さくらんぼゼリー	47.00 1.50 0.40 1.00 20.00 30.00 0.50 1.50 4.00 20.00 40.00 7.50 7.50 0.50 1.50 2.00 53.00 50.00
	ヘルシーチップキャロット　15 時 　ヘルシーチップキャロット ぶどうジュース　125 　ぶどうジュース　125	10.00 125.00	ヘルシーチップキャロット　15 時 　ヘルシーチップキャロット のむヨーグルト 　のむヨーグルト	10.00 100.00	ヘルシーチップキャロット　15 時 　ヘルシーチップキャロット ぶどうジュース　125 　ぶどうジュース　125	10.00 125.00
夕食	米飯　100 g 　精白米 野菜スープ　1/2　　　8 E ●ン バ 　野菜スープ 　コンソメ　×　→ なし 　塩　　　→ 塩 0.5 　トマト 　たまねぎダイス 5 mm 　カリフラワー 八宝菜（鶏）　1/2 　若鶏胸皮なし 　酒 　しょうゆ　×　→ 栗しょうゆ0.5 　はくさい角切り 　たまねぎスライス 5 mm 　にんじん銀杏 3 mm 　油 　スープストック中華　→ なし 　酒 　しょうゆ　×　→ 栗しょうゆ2.5 　でん粉 煮奴　1/6 　絹ごし豆腐 　パウミー　×　→ だし昆布0.1	47.00 50.00 1.00 0.25 10.00 10.00 20.00 20.00 1.00 0.50 30.00 7.50 7.50 1.50 0.30 1.00 2.50 0.50 50.00	米飯　100 g 　精白米 野菜スープ　1/2 　野菜スープ 　コンソメ 　塩 　トマト 　たまねぎダイス 5 mm 　カリフラワー 八宝菜（鶏）　1/2 　若鶏胸皮なし 　酒 　しょうゆ 　はくさい角切り 　たまねぎスライス 5 mm 　にんじん銀杏 3 mm 　油　　　　　　　　（10 W ●ク マ と 　スープストック中華　　同じです） 　酒　　　　8 E サ●ウ 　しょうゆ　　里芋含煮 1/2 　でん粉　（冷）さといも 35 煮奴　1/6　にんじん　15 　絹ごし豆腐　×　だし昆布　0.5 　パウミー　　みりん　1.5 　　　　　　　栗しょうゆ 2	47.00 50.00 1.00 0.25 10.00 10.00 20.00 20.00 1.00 0.50 30.00 7.50 7.50 1.50 0.30 1.00 2.50 0.50 50.00	米飯　100 g 　精白米 野菜スープ　1/2 　野菜スープ 　コンソメ 　塩 　トマト 　たまねぎダイス 5 mm 　カリフラワー 八宝菜（鶏）　1/2 　若鶏胸皮なし 　酒 　しょうゆ 　はくさい角切り 　たまねぎスライス 5 mm 　にんじん銀杏 3 mm 　油 　スープストック中華 　酒 　しょうゆ 　でん粉 卵豆腐　1/3 　卵豆腐	47.00 50.00 1.00 0.25 10.00 10.00 20.00 20.00 1.00 0.50 30.00 7.50 7.50 1.50 0.30 1.00 2.50 0.50 83.00

施設事例

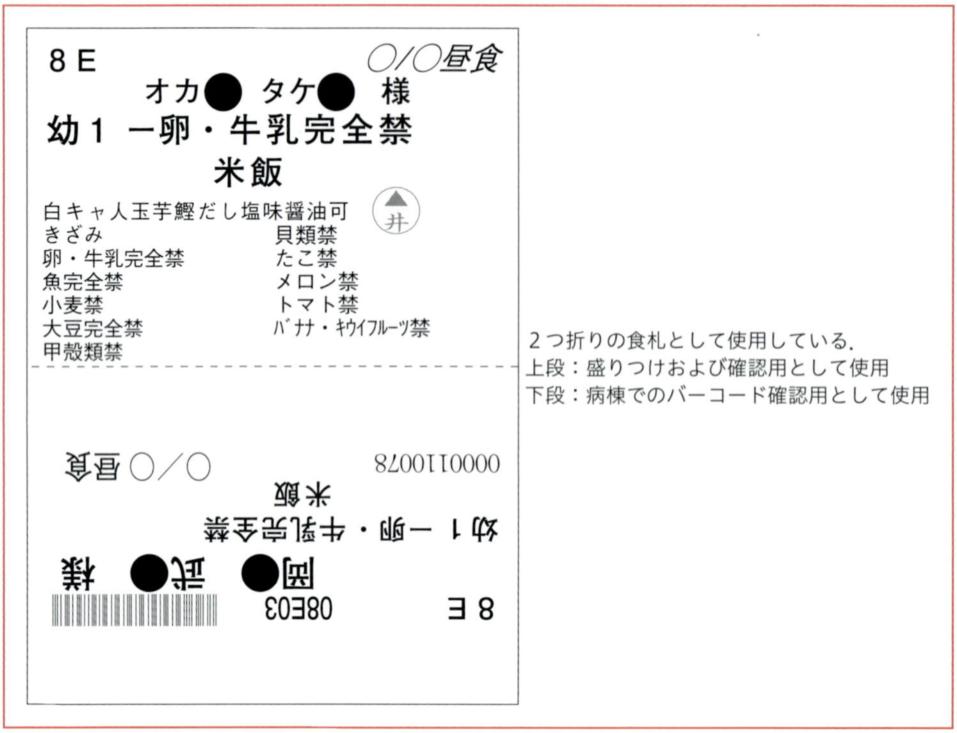

図 4-9 誤配膳防止を目指した食札（例）

2つ折りの食札として使用している．
上段：盛りつけおよび確認用として使用
下段：病棟でのバーコード確認用として使用

③ 調理師は，給食材料の原材料表示および献立内容を確認し，コンタミネーションに注意して調理を行い，調理後トレーにセットされた食事内容を確認して食札に印を押す（**図 4-9**）．
④ その後，アレルギー対応の調理を担当していない調理師により再度確認を行う．
⑤ 看護師は，食事内容および患児（者）を確認し，患児（者）認証を行って配膳をしている．

図 4-10 に安全管理のフローチャートを示した．

2）衛生管理

当院における衛生管理の基本的な考え方については，1997（平成 9）年 3 月 24 日付衛食第 85 号「大量調理施設衛生管理マニュアル」（最終改正：2017（平成 29）年 6 月 16 日生食発 0616 第 1 号）に基づき実施されている．

（1） 給食材料の衛生管理

使用する食材によっては 2 次汚染の恐れがあることから，**表 4-13** に示した区分によって管理している．

（2） 調理作業中の衛生管理

加熱調理（焼き物，蒸し物，煮物，揚げ物など）作業中の温度管理は，75℃以上の中心温度を確認後，さらに 1 分以上（二枚貝などノロウイルス汚染のおそれのあ

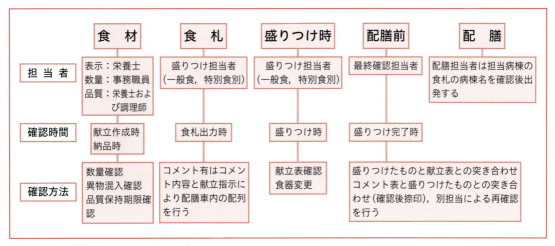

図 4-10 ■ 安全管理のフローチャート

表 4-13 ■ 使用食材別保管庫の設定温度

機器名	使用食材	
冷蔵庫	野菜専用	5℃
	鮮魚専用	5℃
	精肉専用	5℃
	飲料専用	5℃
冷凍庫	冷凍野菜食品専用	−20℃
	鮮魚専用	−20℃
	精肉専用	−20℃
	小児科おやつ専用	−20℃
野菜恒温・恒湿庫	野菜・果物専用	5℃
保冷用冷蔵庫	サラダなどの保管専用	3℃

る食品の場合には 85～90℃で 90 秒間以上）の加熱処理を行い，測定温度の記録を行っている．

　生食用の非加熱食材は，次亜塩素酸ナトリウム溶液で殺菌し，流水で十分すすぎ洗いを行ったのち，水切りザルに移し，専用まな板などで調理を行っている．

(3) 調理作業時間の管理

　限られた人員および作業時間内で調理業務を行うためには，効率的な作業が求められる．当院では，作業効率を高める手段として，野菜などの下処理時間の短縮化を図っている．具体的には，「カット野菜」の導入であるが，納入業者による衛生管理の徹底については十分な指導を行っている．

(4) 施設・設備の衛生管理

　「大量調理施設衛生管理マニュアル」の「器具等の洗浄・殺菌マニュアル」などに基づき実施している．

　また，施設の害虫駆除は，定期的（6 回／年，点検含む）に行い発生の防止に努めている．

（5） 職員の取り組み

衛生管理の基本は作業をする個人の意識にある．当院では，職場単位でリスクマネージャー（管理栄養士1名，調理師2名）を任命し，組織的な取り組みを行っている．

（6） 保存検食の取り扱い

原材料および調理済み食品の保存は，食品ごとに保存量50g程度をビニール袋に密封し，冷凍庫（−20℃）で2週間以上保存している．保存場所は，原材料を保存する冷凍庫は検収室に設け，調理済み食品の冷凍庫は調理室内に設置している．なお，その担当は，原材料を事務職員が行い，調理済み食品については調理師が行っている．

保存期間を過ぎた保存検食は，それぞれの担当者が適宜廃棄するが，日付の確認を怠ることのないよう十分に注意を払い作業を行っている．

7 栄養食事指導

1）集団栄養食事指導

当院において，現在定例的に取り組んでいる集団を対象とした栄養食事指導は次のとおりである．

① マタニティクラス（月2回）
② 産後教室
③ 1型糖尿病教室

2）個別栄養食事指導

当院における個別栄養食事指導は，成人では妊娠糖尿病や生活習慣病に対しての指導依頼が多くなっている．一方，小児では生活習慣病，食物アレルギー，成長不良および神経性食欲不振症に対する指導依頼が多い．

従来，対象が小児の場合には，保護者主体の指導を行ってきた．より一層指導効果を向上させるために，年齢に応じて患児本人への直接アプローチを取り入れるようにし，親子を対象とした指導の展開に努めている．

3）栄養指導媒体

当院で栄養食事指導に使用している媒体は，該当する治療食の食品構成や食事療法を進めるうえでのワンポイントを記載した資料など，栄養管理部門で作成したオリジナルの資料を活用・提供している．

施設事例　C 施設

1　施設の概要

　当医療センターは，1972（昭和47）年に設立された高齢者医療を専門とする急性期病院である．内科系，外科系，リハビリテーション診療科および放射線診断科の29診療科で構成され，医療法定床数は550床である．

　地域社会において高齢化が急速に進展するなかで，高齢者医療に対するニーズは増大し，多岐にわたっている．当医療センターは，高齢者を対象とする高度専門医療機関であり，高齢者に多い「血管病医療」，「高齢者がん医療」および「認知症医療」を重点医療として提供している．また，救急医療の強化や地域連携の推進などを図るとともに，高齢者の急性期医療を担う病院として，高齢者の生活の質（QOL）の確保，健康の維持・推進に貢献している．

　当医療センターにおける治療食の提供は，入院時食事療養（Ⅰ）の届出に基づいて行われている．また，入院時食事療養（Ⅰ）の届出に則るとともに，患者の生活の質（QOL）の向上に配慮した治療食の提供を恒常的に実施することを念頭に，管理栄養士による管理のもとで当医療センターが定める「栄養科業務運営要綱」に従って運営されている．

　3回の食事の開始時間は，朝食が7時，昼食が12時および夕食が18時である．配膳は，厨房内で治療食の調理，盛りつけを行った食器などをトレーにセットした後，温冷配膳車に格納して病棟まで搬送し，患者に配膳する中央配膳方式で行われている．

2　給食の運営形態と関連組織

1）入院時食事療養の運営形態

　当医療センターの運営形態は，栄養管理業務と献立作成を医療センター所属の管理栄養士が直営形態で行い，給食材料の調達，調理，盛りつけ，搬送・配膳，下膳および食器洗浄などは業者による委託形態で運営されている．また，病棟における栄養管理計画の作成や医療チームで行うNST活動，入院・外来患者に対する栄養食事指導は，すべて医療センター所属の管理栄養士が行っている．

2）入院時食事療養部門の位置づけ

　当医療センターは，地方独立行政法人によって運営されている．地方独立行政法人の主体は医療センターである．医療センターは，病院部門，医事部門および研究部門の3部門によって構成され，入院時食事療養部門は「栄養科」と称し，薬剤科などとともに担当副院長につながる中央診療部門に位置づけられている（図4-11）．

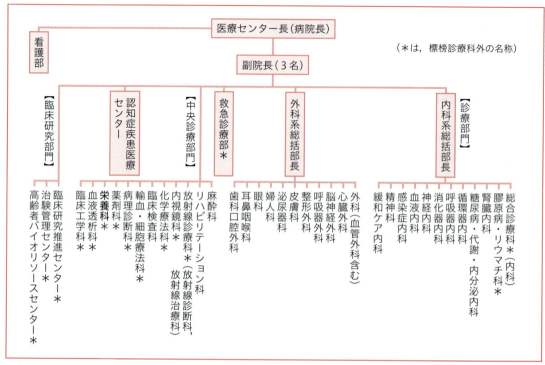

図 4-11 ■ 病院部門の組織

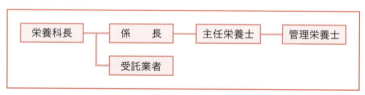

図 4-12 ■ 栄養部門の組織

3）栄養部門の組織

　栄養部門の管理運営責任者には，管理栄養士である栄養科長が配置されている．栄養科長につながる直営ラインは，係長（管理栄養士），主任栄養士（管理栄養士），管理栄養士で構成されている．一方，調理業務などの委託ラインは，栄養科長から受託業者へとつながっている（図 4-12）．

3　栄養・食事管理業務

1）食事基準および食品構成

（1）一般治療食

　当医療センターでは，毎月，一般治療食喫食患者について年齢別構成表を作成して

いる．一般治療食の食事基準は，この年齢別構成表を用いて推定エネルギー必要量を算出し，これに基づいて給与エネルギーを設定している．設定の方法は，一般治療食常食を喫食している患者の性別，年齢および身長より，「日本人の食事摂取基準」に基づいて推定エネルギー必要量を算定し，数値の階級分けを行うことで10種類の食事基準（食種）を設定している．

また，この10種類の食事基準（食種）ごと，それぞれの食品構成が設定されている（表4-14）．

（2）特別治療食の食事基準

当医療センターにおける特別治療食の食事基準は，疾病別および病態別に設定されている．現在設定されている特別治療食の食事基準は，全体で47食種となっている．このうち，食品構成が設定されているのは42食種である（表4-15）．

2）治療食の提供状況

（1）治療食の提供割合

当医療センター1日当たりの治療食提供数は，全体で平均1,150食程度である．その内訳は，一般治療食が53.0％および特別治療食が47.0％と，特別治療食の割合が高くなっている．

表4-14 一般治療食の食事基準および食品構成

食種		エネルギー(kcal)	たんぱく質(g)	脂質(g)	炭水化物(g)	食塩(g)	P：F：C	穀類 米	穀類 その他	いも類	豆・大豆製品	魚介類	肉類	卵類	乳類	野菜類 緑黄色	野菜類 その他	果物	海草類	油脂類	砂糖類	みそ
常食	特大	1,800	65〜70	37〜40	290	7	14〜16：19〜20：64〜65	275	5	50	45	70	50	25	ヨ80 200	150	200	75	2	10	10	12
	大	1,600	59〜64	35〜38	250	7	15〜16：20〜21：63〜64	225	5	50	60	70	50	25	200	150	200	75	2	10	10	12
	中	1,400	56〜61	33〜36	210	7	16〜17：21〜23：60〜61	175	5	50	60	70	50	25	200	150	200	75	2	10	10	12
	小	1,200	53〜58	31〜34	165	7	18〜19：24〜26：55〜57	120	5	50	60	70	50	25	200	150	200	75	2	10	10	12
全がゆ食	大	1,500	58〜63	35〜38	225	7	15〜17：21〜23：60〜61	200	5	50	60	70	50	25	200	150	200	75	2	10	10	12
	中	1,300	55〜60	33〜36	185	7	17〜19：23〜25：57〜58	150	5	50	60	70	50	25	200	150	200	75	2	10	10	12
	小	1,100	51〜56	31〜34	140	7	18〜19：25〜27：51〜53	90	5	50	60	70	50	25	200	150	200	75	2	10	10	12
五分がゆ食		1,050	50	25	155	6〜7	19：21：59	90	5	60	60	60	40	30	200	100	180	60	0	7	10	12
三分がゆ食		900	40	25	130	5〜6	18：25：58	65	0	40	70	40	0	30	400	60	110	75	0	0	5	12
流動食		700	25	20	110	5	14：25：62	45	0	5	0	0	0	5	400	野菜スープ 150		果汁 100	0	0	0	15

施設事例　**183**

表 4-15 特別治療食の食事基準および食品構成

食種		エネルギー (kcal)	たんぱく質 (g)	脂質 (g)	炭水化物 (g)	塩分 (g)	熱量構成比 P：F：C	米	穀類その他	いも類	豆・大豆製品	魚介類	肉類	卵類	乳類	緑黄色野菜	野菜その他	果物	海草類	油脂類	砂糖類	みそ
エネルギー調整食	1000	1,000	50	25	145	7	19：22：58	120	0	5	50	60	40	25	200	150	200	40	2	3	5	12
	1200	1,200	55	30	180	7	18：22：59	150	5	5	60	70	50	25	200	150	200	75	2	5	5	12
	1300	1,300	57	30	195	7	18：21：60	175	5	5	60	70	50	25	200	150	200	75	2	5	5	12
	1400	1,400	59	35	210	7	17：23：60	175	5	5	60	70	50	25	200	150	200	75	2	10	5	12
	1500	1,500	61	35	230	7	16：21：61	200	5	5	60	70	50	25	200	150	200	75	2	10	5	12
	1600（常のみ）	1,600	63	35	250	7	16：20：63	225	5	5	60	70	50	25	200	150	200	75	2	10	5	12
塩分・エネルギー調整食	1050 五分-塩分6g	1,050	50	25	155	6	19：21：60	90	0	60	50	60	40	30	200	100	180	缶60	0	7	10	6
	800-塩分6g	800	32	18	125	6	16：20：63	112	3	25	30	35	25	15	100	75	100	40	1	5	5	6
	1000-塩分6g	1,000	49	25	145	6	19：22：58	120	0	5	50	60	40	25	200	75	200	40	2	3	5	6
	1200-塩分6g	1,200	54	30	180	6	18：22：59	150	5	5	60	70	50	25	200	150	200	75	2	5	5	6
	1300-塩分6g	1,300	56	30	195	6	18：21：60	175	5	5	60	70	50	25	200	150	200	75	2	5	5	6
	1400-塩分6g	1,400	58	35	210	6	17：23：61	175	5	50	60	70	50	25	200	150	200	75	2	10	5	6
	1500-塩分6g	1,500	60	35	230	6	16：21：61	200	5	50	60	70	50	25	200	150	200	75	2	10	5	6
	1600 常-6g	1,600	62	35	250	6	16：20：63	225	5	50	60	70	50	25	200	150	200	75	2	10	5	6
たんぱく質・エネルギー調整食	1400-たんぱく40	1,400	40	40	220	6	11：26：63	ゆめごはん 390	5	20	30	60	40	25	200	150	200	75	2	20	6	6
	1600-たんぱく50 常	1,600	50	40	250	6	13：23：63	225	5	20	30	60	40	25	200	150	200	75	2	20	6	6
	（1500-たんぱく50 かゆ）	1,500	50	40	230	6	14：24：61	200	5	20	30	60	40	25	200	150	200	75	2	20	6	6
	1800-たんぱく60 常	1,800	60	47	280	6	13：25：62	255	5	35	40	70	50	25	200	150	200	75	2	25	6	6
	（1600-たんぱく57 かゆ）	1,600	57	47	230	6	14：26：58	200	5	35	40	70	50	25	200	150	200	75	2	25	6	6
たんぱく質調整食	たんぱく30 g 食	1,700	30	38	300	6	7：20：71	ゆめごはん 480	10	20	25	35	30	15	100	150	180	75	2	20	20	6
	たんぱく40 g 食	1,700	40	43	285	6	9：23：67	ゆめごはん 480	10	20	40	60	45	25	100	150	180	75	2	20	10	6
	たんぱく50 g 食	1,700	50	45	270	6	12：24：64	200	10	20	40	60	45	25	100	150	180	75	2	20	20	6

食種	区分	エネルギー	たんぱく質	脂質	炭水化物	食塩	P:F:C比														
透析食	常食	1,800	70	47	270	6	16:24:60	250	10	5	60	110	80	25	100	90	180	缶60	0	20	10	0
透析食	常食	1,600	60	42	240	6	15:24:60	225	10	5	40	90	60	25	100	90	180	缶60	0	20	10	0
透析食	全かゆ	1,500	57	43	220	6	15:26:59	175	10	5	40	90	60	25	100	90	180	缶60	0	20	10	0
脂質調整食	低脂肝 常	1,400	55	20	250	8	16:13:71	225	5	50	60	70	50	25	ヨ80	150	200	75	2	3	10	12
脂質調整食	低脂肝 全	1,300	55	20	230	8	17:14:78	200	5	50	60	70	50	25	ヨ80	150	200	75	2	3	10	12
脂質調整食	低脂低たん肝	1,400	30	20	270	6	9:13:78	540 (ゆめごはん)	5	50	40	40	25	15	100	150	200	75	2	5	10	6
脂質調整食	低脂膵 全	900	30	10	175	7	13:10:77	135	5	70	60	40	15	0	0	150	180	75	2	0	10	12
脂質調整食	低脂膵 五分	700	18	5	145	6	10:6:83	90	5	60	50	10	0	0	0	120	150	60	0	0	10	12
脂質調整食	低脂膵 三分	400	5	1	95	3	5:2:93	60	0	30	0	0	0	0	0	野菜スープ150	60	0	0	10	0
脂質調整食	低脂膵 流動	300	5	0	70	3	7:0:93	45	0	6	0	0	0	0	0	野菜スープ150	100	0	0	10	0
潰瘍食	全かゆ	1,300	51	35	190	7	16:25:60	135	5	60	70	70	50	30	ヨ80 200	120	180	缶60	0	10	10	12
潰瘍食	五分かゆ	1,120	41	30	170	7	15:21:61	90	5	60	60	60	40	30	ヨ80 200	100	180	缶60	0	7	10	12
上部消化管術後食	全かゆ（軟飯）	1,400	51	35	215	7	15:23:57	110	5	60	70	70	50	35	ヨ80 200	120	180	缶60	0	10	10	12
上部消化管術後食	全かゆ	1,200	50	35	172	7	17:26:57	110	5	60	60	70	50	35	ヨ80 200	120	180	缶60	0	10	10	12
上部消化管術後食	五分かゆ	1,050	40	33	155	7	15:28:58	80	5	60	60	60	40	35	ヨ80 200	100	180	缶60	0	10	10	12
上部消化管術後食	三分かゆ	900	31	25	130	7	14:26:60	45	0	40	60	45	0	30	450	60	110	130	0	7	15	12
上部消化管術後食	流動食	700	23	20	115	7	13:25:63	30	5	0	0	0	0	5	ヨ80 400	野菜スープ150	果汁100	0	0	0	15
低残渣食	低繊維 常	1,400	55	20	250	7	15:13:70	225	50	50	絹ごし60	70	40	25	200	60	120	60	0	0	10	12
低残渣食	低繊維 全	1,150	50	20	195	7	17:16:67	150	50	50	絹ごし50	70	40	25	200	60	120	60	0	0	10	12
大腸検査食		960	13.5	13.2	196	8.5	6:12:82															

片：かたくり粉　ヨ：ヨーグルト　缶：缶詰　果：果汁　ゼ：ゼリー

施設事例　185

全治療食提供数に対する一般治療食の内訳では，常食 28.8％，かゆ食などの軟食 24.0％，流動食 0.9％で，軟食の割合が高くなっている．
　一方，おもな特別治療食の内訳は，塩分・エネルギー調整食が 19.8％，エネルギー調整食が 4.5％，エネルギー・たんぱく質調整食が 1.7％およびたんぱく質調整食が 1.6％などであり，塩分・エネルギー調整食の割合が高くなっている．

(2) 摂食・嚥下機能低下への対応

　当医療センターの入院患者には，加齢や脳血管疾患後遺症などにより摂食・嚥下機能の低下を認める患者が多く，きざみ食，ブレンダー食およびとろみ食などの再加工調理を施行した治療食は，1 日当たりの提供総治療食数の 22.0％程度を占めている．
　また，これまでの観察により嚥下機能の低下した病状に対して，ゼリー状に調製した治療食が安全であると判定された患者には，ゼリー食を提供している．このゼリー食には，3 段階の食事基準（食種）が設定されており，もっとも嚥下しやすい形態に調製した「ステップ 1」から，これらの患者には比較的嚥下がむずかしい形態に調製した「ステップ 3」で，病状の軽快や摂食訓練などによってステップアップできるようになっている．一方，嚥下には特段問題はないが咀嚼に問題がある患者には，咀嚼に関する負担をできるかぎり軽減した「やわらか食」を提供している（表 4-16）．
　これらの治療食は，患者一人ひとりの病状や摂食・嚥下能力に応じて，主治医からの指示に基づいて提供されている．これら治療食の開始に当たっては，病棟担当の管理栄養士が患者の摂食の様子を観察し，担当看護師などと対応の検討を行うとともに，適応する治療食調製形態について助言を行っている．さらに，入院中はもとより退院後の食事の調製をはじめとした栄養食事指導を積極的に行うなど，患者の QOL 向上を目指した支援に努めている．

(3) 食事基準外などの個別対応

　高齢者である当医療センター入院患者には，低栄養傾向が認められることが多い．また，加齢に伴う消化・吸収能力の低下，義歯の不適応および発症前（入院前）の食習慣の違いなどから，食欲の低下が認められる患者も多い．
　提供する治療食の喫食状況を改善し，治療効果を高め，早期回復や退院につなげるためには，個々の患者の摂食能力，咀嚼・嚥下能力および食品や料理に対する嗜好など，食べやすさに十分配慮した食事サービスに努める必要がある．
　これら患者への治療食の提供に当たっては，食事の調理形態，使用食品材料の制限や禁止と代替食品などとともに，患者が食べたいと思っている主食（ごはん，パン，めんなど），主菜（魚・肉・卵・豆腐料理や煮物・焼き物・揚げ物・蒸し物など），副菜（酢の物，あえ物，浸し，煮物，サラダ・汁物など）の提供や，付加食品の活用などを含めて基本献立の展開による対応を行っている．
　最近の食事基準外など患者の病状や嗜好などに配慮して，個別の献立で対応している治療食の提供は，治療食総数の 10％前後となっている．

表 4-16 ■ 摂食・嚥下機能に即して段階的に調製した食事

	栄養量					熱量構成比	食品構成 (g)														
	エネルギー (kcal)	たんぱく質 (g)	脂質 (g)	炭水化物 (g)	塩分 (g)	P:F:C	穀類 米	穀類 その他	いも類	豆・大豆製品	魚介類	肉類	卵類	乳類	野菜類 緑黄色	野菜類 その他	果物類	海草類	油脂類	砂糖類	みそ
やわらか食	1,200	55	30	180	7	18:22:60	135	5	60	60	60	40	30	200	100	180	60	0	7	10	5
ゼリー食(ステップ3)	1,200	55	30	180	6	18:22:60	90	5	30	60	40	40	30	100	80	100	0	0	10	10	5
ゼリー食(ステップ2)	1,000	45	30	138	6	18:27:54	70	5	10	15	45	40	15	50	80	100	0	0	10	10	3
ゼリー食(ステップ1)	380	12	2.5	75	2	10:12:78	8.7	0	0	0	0	0	0	100	30	0	0	0	0	25	4

3) 食事せん

当医療センターには，電子カルテが導入されている．基本的には入院患者に対する治療食の開始，変更および停止などの指示は，情報の発生源である病棟において主治医がパソコンの画面に入力することで行っている．また，病棟における医療チームにより設定された栄養管理計画書に基づく治療食の指示は，病棟のパソコンに入力することで行われている．栄養部門では，これら治療食に関する指示情報を1日3回規定の時刻に取り込みを行い，これに基づいて治療食の配膳を行っている．

4) 食数管理

電子カルテを用いて病棟で主治医などによって入力された患者の治療食情報は，開始，変更および食止め（外泊や禁食）など食事せんとともに，食札，食数集計表，病棟別配膳表，治療食変更患者リストなどの帳票として，栄養科事務室に設置された端末機から毎食分を出力することができるシステムとなっている．このシステムでは，患者治療食数月報などの帳票も別途出力することができる．

5) 献立作成および献立表

(1) 献立サイクル

当医療センターの献立は，21日サイクルのサイクルメニューを基本としている．従来は，35日サイクルで運営されていた献立を，患者の在院日数の短縮を考慮して28日サイクルとし，さらに近年大幅な在院日数の短縮が図られたことを受けて，現在は21日間のサイクルメニューへと短縮が図られてきた．

(2) 個人対応献立

当医療センターが設定している食事基準で対応が困難な患者については，主治医または医療チームが発行した食事せんによる指示に基づき，管理栄養士が個々の患者に適応する食事基準を設定し，主治医または医療チームの了解のもとで具体的な献立を作成して対応している．設定した個人別食事基準と使用した献立表は，対応状況の記録とともに「個人対応記録表」に記載することになっている．

(3) 患者配布用献立表

① 今週の献立表

　一般治療食常食と一般治療食全がゆ食を喫食している患者には，1週間単位の献立表（B4判）を届けている．患者配布用の献立表は，高齢の患者にも見やすいように文字のポイントを大きくし，給与栄養目標量（エネルギー，たんぱく質，脂質，炭水化物および食塩相当量）とともに，その週の献立で使用している季節感のある食材や特色ある調理方法などを中心に，「料理言葉」や「旬の食材」などを栄養メモとして紹介している．

② エネルギー調整食・今週の献立表

　特別治療食のうち，エネルギー調整食を提供している患者には，エネルギー調整食を喫食している多くの患者が入院している内分泌科病棟の食堂掲示用，「エネルギー調整食・今週の献立表」を作成している．

③ ブレンダー食献立表およびゼリー食献立表

　各食事基準に基づいて調製した後の料理をブレンダー（ミキサー）にかけたブレンダー食，ブレンダー食などをゼラチンで固めたゼリー食は，患者にはその内容がわかりにくくなっている．それが喫食量の停滞を招く一因となっていることから，一皿ごとに料理名などを記載した「ブレンダー食献立表」および「ゼリー食献立表」を作成している．「ブレンダー食献立表」および「ゼリー食献立表」は，温冷配膳車に対応したトレー上の盛りつけ状態をイラスト化してB6判で作成し，毎食の治療食とともに該当患者のトレーに乗せて配布している．

6）臨床栄養管理

　当医療センターでは，管理栄養士が参加する医療チームによって，すべての入院患者について「栄養管理計画書」を作成している．「栄養管理計画書」に基づく臨床栄養管理で管理栄養士は，患者の栄養状態を判定して問題がある場合には主治医に，適切と考えられる栄養管理に関する提案を行い，「栄養管理計画書」の見直しを行ったうえで実施し，経過の観察を続けて定期的な評価と必要な場合にはさらなる「栄養管理計画書」の見直しを行うなど，問題が解決するまで継続的な栄養介入を実施している．実施した栄養介入の内容については，病棟訪問記録に取りまとめ診療記録としても活用している．

　病棟訪問記録の記載方法は，原則としてSOAP形式を用いて訪問のつど，過去形で記入している（表4-17）．

　管理栄養士は，NST（栄養サポートチーム）に専従として参画し，他の医療職種と共働して患者の栄養状態を観察・評価するなど，医療チームの一員として適切な栄養管理の推進に努めている．

表 4-17 ■ SOAP 形式による病棟訪問記録

S	患者や看護師の立場からの問題点，また，患者や看護師がどのように感じていて，どのように訴えているかなどについて記載する
O	医師の診察所見，臨床検査データ，治療食の喫食状況などについて記載する
A	医師の診断や意見，臨床検査データの解釈，ベッドサイドでの観察記録など得られた情報を根拠に，どのような栄養管理が必要とされているかを論理的に記載する（学会などが公表しているガイドラインに基づく場合にはその旨を記載）
P	当面の「栄養管理計画」と最終的な目標，また，患者への療養教育や栄養食事指導についても必要に応じて記載する

7）食事療養サービス

（1）適温サービス

喫食時の料理の温度は，食欲を左右する大きな要因である．食欲が衰えやすい高齢の患者に，少しでも喫食量が多くなるように，また，おいしいと感じられる温度で食べてもらうために，温かい料理は温かい状態で，冷たい料理は冷たい状態で病棟まで届ける手段として，温冷配膳車を中心とした適温給食を実施している．

（2）選択メニュー

食欲が衰えやすい高齢の患者の喫食を支援するために，朝食では毎日主食や汁物および主菜が異なる「ごはん食献立」と「パン食献立」の2種類の献立を用意し，患者に選択してもらえるようにしている．また，昼食では，週3回2種類の献立（「魚料理」か「肉料理」，「煮物」か「揚げ物」，「焼き物」か「蒸し物」，「ごはん献立」か「めん献立」などの組み合わせ）から，好みの献立を選択してもらえるようにしている．

（3）イベントメニュー

季節の移り変わりを感じる機会が乏しい高齢の入院患者に，地域の行事や歳時にちなんだ行事食や毎月の誕生会の祝い膳など，食事に楽しさを演出するイベントメニューを年間48回程度提供している．毎回のイベントメニューには，ふさわしいイラストを載せたメッセージカードを添えて届けている．行事食の献立には，対応が困難な一部の治療食を除き，多くの患者に提供できるような活用範囲が広く展開が容易な献立の採用に努めている．

ここでは，過去に実施した代表的なイベントメニューを例示する（**表 4-18**）．

8）給食関係調査

当医療センターは，高齢の患者を対象とした医療機関である．このため患者アンケート調査は，聞き取り調査に耐え得ると判断された患者を対象として，年4回程度提供された治療食に関する調査（量，味つけ，料理の温度など）を実施している．毎回の調査の結果は報告書に取りまとめ，栄養委員会で報告するとともに，献立作成など，患者サービス改善のための検討資料として活用している．

これまでに実施してきた給食関係調査のテーマおよび内容を次に示す．

（1）病院の食事に関する調査

食事の楽しみ，食事の時間（時刻），治療食の量，治療食の味つけ，料理の温度，

表 4-18 ■ 喜ばれたイベントメニュー

イベントメニューの名称		献立の内容
元旦のお祝い膳「頌春」 1月1日	朝食	加賀風雑煮，お節料理（祝鯛姿焼き，煮染め，紅白なます，数の子，伊達巻き，寿蒲鉾，栗きんとん，昆布巻き，金柑艶煮ほか）
お正月のお祝い膳「賀春」 1月2日	朝食	東京風雑煮，お節料理（車海老鬼殻焼き，かじき鮪塩焼き，錦糸巻，舞鶴蒲鉾，伊達巻き風友禅，お多福豆，筑前煮ほか）
南房総花便りのころ 1月27日	夕食	炊き込み五目ごはん【粥はカニ雑炊】，ハマチ幽庵焼き（大根おろし，杏甘煮添え），菜の花のからし和え，かき玉汁
節分に寄せて 2月3日	夕食	ごはん，お吸い物，尾頭付き鯛の生姜煮（ごぼう，木の芽添え），アオヤギの酢味噌和え，鬼打ち豆替わり（卵ボーロ）
ばらちらし寿司で祝う 「桃の節句」3月3日	夕食	ばらちらし寿司，ハマグリのお吸い物，ほうれん草のピーナッツ和え，ひなあられ，甘酒
寒さも彼岸まで「春の彼岸」 3月21日	昼食	山菜ごはん【粥は芋がゆ】，天ぷら盛り合わせ（穴子，あした葉，こごみ，タラの芽），長芋の酢の物，ぼた餅（牡丹餅）
灌仏会「花祭りのころ」 4月8日	昼食	菜の花ごはん【粥は青菜がゆ】，鳴門椀，鰆幽庵焼き（大根おろし，はじかみ生姜，大葉添え），白和え，甘茶替わり（紅茶）
陽春「陽炎のころ」 4月22日	夕食	若竹ごはん【粥は帆立てがゆ】，若竹汁，炊き合わせ（萌え黄，穴子豆腐，人参，ふき），グリーン浸し，水菓子（果実缶詰）
五月の風と祝う「端午の節句」 5月5日	夕食	寿司盛り合わせ（太巻き寿司，五目稲荷寿司），茶碗蒸し，天ぷら盛り合わせ（大正海老，生椎茸，オクラほか），酢の物，柏餅
夏の装い「水無月の宵」 6月1日	夕食	旬の穴子丼【粥は卵がゆ】，水無月椀（南瓜茶巾，よもぎ麩，椎茸，人参），いんげんのからし和え，香の物，抹茶ババロア
水面に映える早苗 「田植えのころ」6月15日	昼食	冷しうどん（錦糸卵，椎茸，胡瓜，ほうれん草，人参，海苔），揚げ茄子の酢醤油漬け，山葵和え，水菓子（西瓜）
七変化「紫陽花御膳」 7月1日	夕食	あじさいごはん（むきエビ，寿司そぼろ，炒り卵，鶏そぼろほか）【粥はイクラがゆと炊き合わせ】，清汁，酢の物，メロンゼリー
ほたる追いし「星まつり」 7月7日	夕食	七夕そうめん（西瓜，みかん缶，茗荷，かいわれ菜ほか），冷製茶碗蒸し，冷し鉢（豆腐，蒸し鶏，厚焼き卵ほか），水ようかん
炎暑に贈る「土用うなぎ」 7月26日	昼食	鰻丼【粥は白がゆと鰻白焼き】，きも吸い，従兄弟煮（さつま芋，小豆），和風サラダ，水菓子（クリーム西瓜）
暑中御見舞い「盆踊りの宵」 8月5日	夕食	冷や麦，晩夏の天ぷら盛り合わせ（穴子，キス，蓮根，いんげん，菊の葉）【粥は煮物盛り合わせ】，茄茄子の芥子味噌，水饅頭
栗おこわで祝う「菊の節句」 9月9日	夕食	栗おこわ【粥は栗がゆ】，カジキ鮪の照焼き，秋茄子の艶煮，秋風三色浸し，水菓子（ぶどう三色盛り合わせ）
敬老祝いに花添える 「ばらちらし寿司」9月15日	夕食	寿司（海老おぼろ，鶏そぼろ，炒り卵，イクラほか）【粥はイクラがゆと祝盛り合わせ】，長寿椀，菊花和え，紅白まんじゅう
月見饅頭を添えて 「十五夜の宵」9月20日	夕食	里芋ごはん【粥は里芋がゆ】，月見椀（鳴門精進，茄子，人参，いんげん，生椎茸），月見とろろ，山葵和え，月見団子
空・風澄みわたる 「秋のお彼岸」9月23日	夕食	菜飯【粥は青菜がゆ】，早紅葉椀，江戸前天ぷら（ハゼ，さつま芋，いんげん，生椎茸），秋風三色和え，水菓子（さわし柿）
きのこの便り「甘露のころ」 10月8日	夕食	松茸ごはん【粥は松茸がゆ】，秋風椀盛り（海老百合根蒸し，簾湯葉巻き，厚焼き卵，栗甘露煮），梅肉和え，白菜香味漬けほか
中秋美味「べったら市のころ」 10月20日	夕食	イクラ丼【粥はイクラがゆ】，石狩椀，卵の花炊き，香の物（べったら漬け），水菓子（梨と柿）
燈下親しむ「文化の日の宵」 11月3日	夕食	芋ごはん【粥は芋がゆ】，茶碗蒸し，錦秋炊き合わせ（紅葉茶巾，菊花豆腐，紅葉麩ほか），長芋の酢の物，紅葉まんじゅう
秋の実り「収穫祭のころ」 11月23日	夕食	きのこおこわ【粥は菊花がゆ】，吹き寄せ炊き（鶏肉，紅葉麩，蓮根，こんにゃくほか），厚焼き卵，菊花なます，りんご
山茶花薫る「師走の宵」 12月7日	夕食	鮭フレークごはん【粥は鮭フレークがゆ】，穴子蒸し椀（穴子清流蒸し，湯葉三色巻ほか），酢の物，白菜浅漬け，あんぽ柿
南瓜を炊いて「冬至のころ」 12月22日	夕食	赤飯【粥は小豆がゆ】，きのこのみそ汁，カキフライ，南瓜の甘煮，山芋のイクラ和え，抹茶ババロア
クリスマス「お楽しみ献立」 12月24日	夕食	カレーピラフ【粥はフレークがゆ】，揚げ鶏のおろし煮（人参グラッセ，野菜添え），カニのテリーヌ，フルーツポンチ，ケーキ
大晦日の宵に「年越しそば」 12月31日	夕食	五目そば（海老天ぷら，厚焼き卵，蒲鉾，生椎茸，油揚げ），さつま芋の甘煮，かぶと胡瓜の甘酢漬け

夜間の空腹感，使用している食器の評価，入院してからの食欲など．

（2）入院前の食生活に関する調査

食事への配慮，食事の時間（時刻），食欲，食事の喫食量，食品の組み合わせへの配慮，欠食の状況，料理の味つけ，牛乳の飲用状況，飲酒習慣，喫煙習慣など．

（3）食事サービスの評価に関する調査

治療を受けている診療科名，食事介助の必要性，入院前の食事療法の実施状況，治療食のことで相談したいこと，主治医からの食事の取り方の指示，管理栄養士・栄養士による食事療法の指導内容，今回の入院での栄養食事指導やベッドサイド訪問の有無，入院してからの食欲，退院後の食事に対する心配など．

（4）高齢患者の食嗜好に関する調査

● 例示した料理の嗜好度（嫌悪度）

① 主　　　食：ごはん，パン，うどん，日本そば，焼きそば，ラーメン，スパゲッティ
② 汁　　　物：みそ汁，すまし汁，コンソメスープ，ポタージュスープ，豚汁，中華スープ
③ 魚　料　理：まぐろの刺し身，秋刀魚の塩焼き，さばのみそ煮，さけのホイル蒸し，えびの天ぷら，あじフライ
④ 肉　料　理：焼き肉，ビーフシチュー，とりの唐揚げ，蒸しどり，肉炒め，豚カツ
⑤ 卵　料　理：生卵，温泉卵，ゆで卵，玉子焼き，スクランブルエッグ，茶碗蒸し
⑥ 豆腐料理：冷や奴，湯豆腐，揚げ出し豆腐，マーボー豆腐，白和え
⑦ 野菜料理：生野菜，野菜サラダ，酢の物，お浸し，野菜の煮物，野菜天ぷら，野菜炒め，ごま和え，漬物

（5）サイクルメニューの評価

当医療センターでは，毎食管理栄養士・栄養士が行う検食を用いた配食量の計量を行い，その記録を取っている．一方，毎食後に下膳された残食の水切り後の総量を計量して，残食記録表に記入することで残食調査を行っている．

この配食量と残食量の結果を用いて残食率を算出し，「サイクルメニューの評価」を行い，その評価を献立計画に反映させている．

ここでは，これまでに実施してきた「サイクルメニューの評価」に関する実施要領と集計表レイアウトの一部を紹介する（**表4-19～22**）．

4 品質・調理管理業務

1）業者選定と契約

業者の選定では，競争原理の導入による購入価格の適正化や一定レベルの品質を確保するため，事務部門が主催する見積業者選定委員会において審議を行っている．委

表 4-19　残食調査を活用した「サイクルメニューの評価」・「嗜好傾向の評価」実施要領〈例〉

1. 目　的
　　特定給食施設においては，「残食の量，内容および理由など実態を把握し，給食サービス改善のための資料として活用すること」と保健所から指導を受けている．
　　そこで，当院が実施している残食記録を活用して，「サイクルメニューの評価」とともに実施献立に関する「嗜好傾向」の実態を把握し，献立および調理などの改善・充実を図ることによって，患者の治療食に関するＱＯＬの向上に資することを目的とする．

2. 集計・評価の対象
　　4 月から翌年 3 月までに実施した朝食，昼食および夕食とし，21 日間のサイクルメニューの単位ごとに実施する．また，年度末には，年間の集計・評価を行う．

3. 調査の方法
　(1) 配食量の算出
　　　検食を担当した栄養士が，食事ごとに検食 1 人前の盛りつけ量と検食後の廃棄量とを計量し，差し引きにより 1 人当たり配食量（g）を算出して「検食簿」の所定欄に記録する．
　(2) 残食量等の記録
　　　食事ごと下膳後に，食器洗浄コーナーにおいて水切り後の残飯と残菜を計量し，「食器洗浄業務日誌」の所定欄に記録する．また，とくに目立った料理または食品などの名称を記録する．
　(3) 「残食調査中間集計表」の作成
　　① 「実施献立表」から献立番号順に，朝食，昼食および夕食の主食，主菜，副菜 1 および副菜 2 に該当する料理名を転記する．
　　② 「食器洗浄業務日誌」から残食の重量（kg）を転記する．
　　③ 「食数集計表」から食事ごとの喫食者数を転記する．
　　④ 残食重量（kg）を喫食者数で除して，1 人当たりの残食重量（g）を算出し記入する．
　　⑤ 「検食簿」から 1 人当たり配食量（g）を転記し，これで 1 人当たりの残食重量（g）を除して，残食率（％）を算出し記入する．
　(4) サイクルメニューの評価：「献立番号別残食率集計表」の作成
　　　「残食調査中間集計表」から朝食，昼食および夕食別に，各献立番号に該当する残食率を転記する．また，「食器洗浄業務日誌」からとくに目立った料理・食品などを転記する．
　　　朝食，昼食および夕食別に，平均残食率と標準偏差を算出し記入する．
　(5) 実施献立に関する嗜好傾向の評価：「食品材料・料理形態別集計表」の作成
　　　「残食調査中間集計表」から昼食および夕食について，主菜料理および副菜料理（野菜料理に限定）の別に，該当欄に当該残食率を転記する．ただし，献立構成によっては副菜は，2 か所に記入することがある．
　　　各食品材料および料理形態別の 21 日間の残食率と供食回数から，平均残食率と標準偏差を算出し記入する．

4. 結果の評価
　(1) サイクルメニューの評価
　　　「献立番号別残食率集計表」に基づき，『平均残食率＋標準偏差』以上の献立を「残食率が高い献立」とし，見直しの対象献立とする．とくに残食が目立った料理・食品などと嗜好調査の結果を踏まえて，献立の組み合わせ，使用した食材の量や品質および調理マニュアルなどについて検討を行う．
　　　検討の結果に基づいて，献立の組み替え，料理組み合わせの見直し，使用食材の入れ替え，使用量の訂正および調理マニュアルの見直しなどを実施する．
　(2) 実施献立に関する嗜好傾向の評価
　　　「食品材料・料理形態別集計表」に基づき，主菜については食品材料別および料理形態別の平均残食率と標準偏差について比較・検討を行う．副菜については料理形態別の平均残食率と標準偏差について比較・検討を行う．
　　　比較・検討の結果，残食率が高いと評価された食品材料および料理形態は，当院患者の嗜好性が低い食品材料および料理形態とする．嗜好性が低いと評価された食品材料および料理形態は，献立計画立案時などに見直しの対象とする．
　(3) 年間集計の評価
　　　「献立番号別残食率集計表」および「食品材料・料理形態別集計表」は，年間 17 サイクルについて集計を行い，(1) および (2) に準拠して比較・検討と評価，献立などへの反映を図っていくこととする．

5. 結果の報告など
　　各サイクルおよび年間集計によって得られた結果は，速やかに報告書に取りまとめて病院長の決裁を仰ぐとともに，直近の給食運営委員会において報告を行う．

表4-20 残食調査中間集計表

(年 月 日～ 月 日)

食区分	献立番号											
	実施年月	月日	月日	月日	月日	月日	月日	月日	月日	月日	月日	月日
朝食	主食											
	主菜											
	副菜1											
	副菜2											
	残量 (kg)											
	喫食者数 (人)											
	1人当たり残食量 (g)											
	1人当たり配食量 (g)											
	残食率 (%)											
昼食	主食											
	主菜											
	副菜1											
	副菜2											
	残量 (kg)											
	喫食者数 (人)											
	1人当たり残食量 (g)											
	1人当たり配食量 (g)											
	残食率 (%)											
夕食	主食											
	主菜											
	副菜1											
	副菜2											
	残量 (kg)											
	喫食者数 (人)											
	1人当たり残食量 (g)											
	1人当たり配食量 (g)											
	残食率 (%)											

施設事例

表 4-21 ■ 献立番号別残食率集計表

(　年　月　日〜　月　日)

献立番号	朝食		昼食		夕食	
	残食率(%)	備考	残食率(%)	備考	残食率(%)	備考
1						
2						
3						
4						
5						
6						
7						
8						
9						
10						
11						
12						
13						
14						
15						
16						
17						
18						
19						
20						
21						
平均						
標準偏差						

員会では，複数の業者から価格見積書を提出させ，必要に応じて米や肉類などではサンプルの提供を求め，比較検討を行って納入業者を決定している．

とくに，肉類，魚類および野菜類などの生鮮食料品の納入業者の選定では，衛生事故など不測の事態への対応が可能になるよう，危機管理の視点から複数の業者を併用するようにしている．

乾物や調味料など価格の変動が比較的少なく，ある程度長期の保管に耐えられる食品の契約は6か月単位，米や肉類の契約は3か月単位で単価契約を結んでいる．一方，魚類や野菜類などは，1か月単位で契約を結んでいる．

2) 発　注

使用食材のうち乾物類などある程度長期の保管に耐えられる食品の発注は半月単位の期間発注で行い，肉類や魚類，野菜類などの生鮮食品は1日単位で発注を行っている．生鮮食品は，1週間前に予定数量で仮発注を行い，前日に患者数に合わせて発

表4-22 食品材料・料理形態別集計表

(　年　月　日～　月　日)

区分	献立番号		1		2		3		4		5		6		7		8		9		10		19		20		21		回数	平均±標準偏差	平均±標準偏差
	食品材料	料理形態	昼	夕	昼	夕	昼	夕	昼	夕	昼	夕	昼	夕	昼	夕	昼	夕	昼	夕	昼	夕	昼	夕	昼	夕	昼	夕			
主菜	魚	煮																													
		焼き																													
		揚げ																													
		蒸し																													
	肉	煮																													
		焼き																													
		揚げ																													
		炒め																													
	卵	卵料理																													
	豆腐	豆腐料理																													
副菜	野菜	煮物																													
		揚げ物																													
		炒め物																													
		蒸し物																													
		お浸し																													
		和え物																													
		酢の物																													
		漬物																													

施設事例

注量の変更を行っている.

3）検　　収

　納入される食材の検収は,厚生労働省が指導している「大量調理施設衛生管理マニュアル」に準拠して作成した,当医療センターの「栄養科衛生管理マニュアル」に基づいて実施している.

　検収は,数量（重量や個数など）,品質および規格の確認とともに納品時間やそのときの検収室の室温を確認し記録している.肉類や魚類などの生鮮食品については,非接触温度計による表面温度（場合によっては,中心温度計を用いての中心温度）を測定して記録している.生鮮扱いの加工食品では,温度とともに消費期限の確認を,また,乾物類などでは賞味期限などの確認を行い,その結果を発注書控えの所定欄に記録して保管している.

5　安全・衛生管理

　当医療センター栄養関連部門における安全管理対策は,「大量調理施設衛生管理マニュアル」に準拠して作成した当医療センターの「栄養科衛生管理マニュアル」に基づいて推進している.当医療センターは,旧施設の隣接地に新築されたばかりである.旧施設の栄養部門に比べれば大幅に改善が図られているが,施設の構造上すべての課題を解消することはできていない.

1）厨房内の衛生管理

　厨房内における食中毒予防のための衛生管理は,当医療センターの「栄養科衛生管理マニュアル」に基づいて実施している.具体的な取り組みとしては,以下の項目について遵守・励行に努めている.実施した取り組みの状況は,所定の記録表に必ず記載している.この記録表は,3年間保管している.

　また,治療食の調製などに従事している受託会社職員が,「栄養科衛生管理マニュアル」に規定されている事項を適正に運用しているかを確認するために,医療センター所属の管理栄養士によって栄養部門による自主点検が定期的に実施されている.

（1）　施設・設備の衛生管理

　栄養部門における施設・設備の衛生管理では,有害微生物による汚染防止,異物混入の防止および害虫などの侵入防止を目的として,「栄養科衛生管理マニュアル」に定めるところにより保守点検と清掃を毎日行う.

（2）　調理機器類の衛生管理

　調理機器類の衛生管理では,機器類の故障・不具合や器具類の洗浄不良を原因とした食中毒菌による汚染を防止するために,「栄養科衛生管理マニュアル」に定めるところにより使用のつど,または調理作業終了後に洗浄・消毒を行う.

（3）　食材料の衛生的な取り扱い

　① 食材の衛生的な取り扱いでは,食材に由来する有害微生物による汚染や食中

毒菌の増殖の防止を目的として，生鮮扱いの食材などについては納品から調理にいたる品温を，食品衛生法の規定に基づいて設定した「栄養科衛生管理マニュアル」に定める保存温度（冷凍食品では-20℃以下，食肉類では10℃以下および生鮮魚介類では5℃以下など）に保つ．
② 納品された食材は，配送用の包装のまま食品保管庫や冷蔵庫・冷凍庫には持ち込まず，必ず栄養部門備えつけの洗浄・消毒済み専用容器に移し替えてから所定の場所に収納する．
③ 食材は，食品製造用水の流水で十分洗浄してから使用する．生食用野菜は，流水で洗浄した後消毒を行う．生食用野菜の消毒は，電解次亜水に浸漬する方法を用い，浸漬時間などは「栄養科衛生管理マニュアル」に定めるところによる．

(4) 調理中および調理後の衛生管理
① 原則として調理作業は，すべて喫食当日行う．
② 加熱不足による食中毒菌の残存防止を図るため，加熱調理中に中心温度計を用いて食品の中心温度を測定し，85℃以上であることを確認し測定時刻と中心温度を記録する．
③ 調理済みの料理が病原菌の発育至適温度帯に留まる時間を短縮するために，加熱調理後の料理を冷却するときは30分以内に中心温度を20℃付近まで下げる．また，調理終了から2時間以内での喫食の確保を想定して設定された調理作業手順書を遵守する．
④ 盛りつけや再加工調理を行うときには，作業に伴う有害微生物の汚染，食中毒菌の増殖および腐敗・変敗などを防止するために，必ず使い捨て手袋とマスクを着用する．使い捨て手袋は，取り扱う料理が変わるたびに取り替える．また，使い捨て手袋のまま厨房の外には出ない．
⑤ 納入食材および調理済みの料理は，「栄養科衛生管理マニュアル」の定めるところにより，各50gを清潔な保存容器に入れて密封し，-20℃以下の冷凍庫で14日間以上保管する．

(5) 調理業務従事者などの衛生管理
① 調理業務従事者などは，手指などを介した食中毒菌による汚染を防止するため，「栄養科衛生管理マニュアル」の定めるところによる手洗いを行う．
② 調理業務従事者などは，定期的な健康診断および月1回以上の検便検査を受ける（6〜9月は月2回以上）．また，10月から3月までに行う検便検査では，ノロウイルスの検査を付加する．
③ 栄養部門に所属するすべての職員は，作業開始前に体調，熱，化膿創について点検を行い，その結果を記録する．
④ 下痢，嘔吐，発熱などの症状や検便検査の結果が陽性となった場合には，医療機関で感染性疾病の有無を確認する．感染性疾病と診断された場合には，完治するまで調理業務に従事させない．また，化膿創が認められたときも同様とする．

2）誤配膳および異物混入防止対策

　栄養部門の業務にかかわるアクシデント・インシデントとして，発生件数の多いものに誤配膳と異物混入がある．

　誤配膳の防止対策として，献立表に合致した各治療食の調製，指定された食器への盛りつけとトレーへのセットの確認，また，盛りつけ後のトレーの配膳車への格納時に行う食札との最終確認は重要である．とくに，特別治療食および個人対応食では，毎回，担当する調理師などに誤配膳を発生させないよう指示を徹底している．さらに，病棟への搬送直前には，栄養士と調理師によるダブルチェックの励行に努めている．

　異物混入防止対策としては，検収時および下処理コーナーにおける食材の点検を重視している．また，盛りつけ時にも提供する治療食の品質管理の観点からも，異物の混入を防止する取り組みを徹底している．

　はからずも発生させてしまった誤配膳および異物混入などのアクシデント・インシデントは，発見または対応した職員に「アクシデント・インシデントレポート」を作成させている．レポートは，毎食の調理開始前に行われているミーティングで報告させ，再発防止策を検討するとともに重要な案件は院内安全管理委員会へ提出している．また，配膳前の点検で事故を未然に防止できた事例については，「栄養科インシデントレポート集」を作成して事例分析および再発防止に活用している．

6 栄養食事指導

　当医療センターでは，治療の一環として管理栄養士によって栄養管理された治療食の提供とともに，入院および外来患者に対する栄養食事指導に力を注いでいる．栄養食事指導では，医師からの栄養食事指導の依頼に基づき，食事療法が継続して実践できるように患者の支援を目指して実施している．

　主治医からの依頼を受けて実施する栄養食事指導は，各患者について電子カルテからの診療情報の把握とともに，栄養スクリーニングや栄養アセスメントを通じて食生活に関する情報を把握したうえで，これらの情報を総合的に判断して基本的には，疾病別の集団栄養食事指導と引き続いて実施される個別栄養食事指導につなげる形の指導計画を策定している．指導計画は，マニュアル化されているわけではないが，これまでの指導経験から栄養食事指導を担当する管理栄養士間でほぼ共通した内容で設定されている．

　個別の栄養食事指導は，前述の「栄養管理計画書」または主治医からの病態などに応じた指示栄養量の食事が，患者の食生活のなかで習慣的に実行できるようになることの支援を目指して，食事基準に基づく食品構成または具体的な献立例を示すなど実践的な指導を行っている．

　栄養食事指導の方法を糖尿病患者について例示すると，次のとおりである．
　① 個別栄養食事指導
　　　入院患者には「栄養管理計画書」または主治医からの依頼，一方，外来患者

には主治医からの依頼の内容とともに，個々の患者の食歴および病歴などを考慮して，個別具体的な内容の栄養食事指導を行っている．

② 集団栄養食事指導

糖尿病で入院中の患者および外来を受診中の患者を対象として，食事療法の進め方やシックデイルール*などを実践的に，講義または調理指導などを取り入れた集団対象の栄養食事指導を行っている．

なお，集団栄養食事指導は，医師および看護師などと連携・協力のもとで，計画的かつ定例的に開催している．

*糖尿病患者が感染病などにより血糖コントロールが困難となった状態をシックデイ（医学大辞典，南山堂より）といい，糖尿病の専門医がいるような病院等では，シックデイの患者に対応する方針（ルール）を決めている．

臨地・校外実習における学習課題とポイント（例）
入院時食事療養（病院給食）

学習の課題（項目）	学習のポイント
1. 実習施設の概要	
ⅰ 病床の規模と病床の種類	・許可病床数，病床の種類，入院・外来患者数
ⅱ 標榜診療部門	・特徴のある診療科など
2. 入院時食事療養関連	
ⅰ 届出の入院時食事療養	・「入院時食事療養Ⅰ」，特別食加算，食堂加算
ⅱ 運営形態	・直営・委託，委託業務の範囲，配膳方法
ⅲ 食事提供時間	・朝食，昼食，夕食，おやつ
3. 患者の状況	
ⅰ 入院患者	・年齢・性別構成，平均在院日数，診療科別構成
ⅱ 外来患者	・一日当たり受診者数，診療科別構成
4. 病院等医療機関の組織	
ⅰ 病院全体の組織	・院内組織図，事務分掌
ⅱ 入院時食事療養部門の組織	・部門の組織図，事務分掌
5. 入院時食事療養（給食）の運営	
【治療食の調製等を直営で運営している場合の管理栄養士・栄養士】	
ⅰ 部門管理者としての業務	・部門の経営管理，人事・労務管理，業務管理
ⅱ 部門監督者としての業務	・健康・服装チェック，勤務表作成，業務日誌等作成
ⅲ 部門職員としての業務	・管理栄養士の事務分掌，栄養士の事務分掌
【治療食の調製等を委託で運営している場合の管理栄養士・栄養士】	
ⅰ 委託（病院側）の業務	・委託側が受け持つ業務の範囲，契約内容・仕様書
ⅱ 受託（受託会社）の業務	・受託側が受け持つ業務の範囲，契約内容・仕様書
6. 栄養・食事管理	
ⅰ 一般治療食食事基準の設定	・一般治療食喫食患者年齢・性別構成表，荷重平均食事摂取基準計算表，一般治療食の種類，栄養比率
ⅱ 特別治療食食事基準の設定	・栄養管理の方法（成分別管理か疾病別管理か），特別治療食の種類
ⅲ 治療食の種類別食品構成	・一般治療食（食種別），特別治療食（食種別）
ⅳ 食事基準（約束食事せん）	・一般治療食食種別食事基準一覧，特別治療食食種別食事基準一覧，食事せんの取扱い，個別（基準外）対応，再加工調理
ⅴ 献立作成	・献立表の種類（食種），サイクルメニュー，行事食，選択食，個人対応献立，患者配布用献立表
ⅵ 栄養出納と栄養管理報告	・食品量表（栄養出納表），栄養管理報告書
7. 入院患者の栄養管理	
ⅰ 栄養スクリーニング	・方法，対象，実施時期，栄養スクリーニング表
ⅱ 栄養アセスメント	・身体計測，血液生化学検査，食事摂取量調査など評価のパラメータとその基準
ⅲ 栄養管理計画	・栄養管理計画（ケアプラン）書，患者への説明
ⅳ 計画の実施とモニタリング	・計画の実施状況，観察の間隔，パラメータと基準
ⅴ 栄養管理の評価	・栄養管理・評価のPDCAサイクル
8. 食数管理	
ⅰ 食数集計	・食事せんと集計システム
ⅱ 食札の作成	・食札様式，食事せんとの連携
ⅲ 食事（食種）変更	・連絡システム，食事変更の実際
ⅳ 食数集計と病棟別配膳	・配膳チェック表

学習の課題（項目）	学習のポイント
9. 給食材料管理	
ⅰ　給食材料費	・1人1日当たり給食材料費
ⅱ　業者選定と契約	・業者選定の方法，契約書・仕様書
ⅲ　発注	・発注書の作成・発注，使用区分と納品時間，食数変動への対応，価格変動への対応
10. 給食材料の検収	
ⅰ　検収の方法と記録	・検収の方法・時期・担当者・記録表
ⅱ　検収後の保管	・食品類別保管場所と温度，棚卸し
11. 衛生管理	
ⅰ　食品の衛生管理	・「大量調理施設衛生管理マニュアル」の遵守
ⅱ　調理作業の衛生管理	・「大量調理施設衛生管理マニュアル」の遵守
ⅲ　施設・設備の衛生管理	・「大量調理施設衛生管理マニュアル」の遵守
ⅳ　調理従事者の衛生管理	・「大量調理施設衛生管理マニュアル」の遵守
ⅴ　保存検食の取り扱い	・「大量調理施設衛生管理マニュアル」の遵守
12. 入院時食事療養調理の特徴	
ⅰ　調理機器	・ブレンダーなど使用目的が特有な機器
ⅱ　献立特性	・再加工調理（咀嚼・嚥下障害等）への対応
ⅲ　使用食材	・治療用特殊食品，濃厚流動食
ⅳ　食事の安全管理	・インシデント・アクシデントレポート，危機管理
13. 検食とその活用	
ⅰ　実施状況	・検食簿，検食結果集計表，結果報告書
14. 施設・設備管理	
ⅰ　食事療養部門のレイアウト	・調理室中心の平面図（含む大型機器のレイアウト）
15. 入院時食事療養の改善	
ⅰ　適時・適温サービス	・クイックサービス等調理作業の工夫，保温機器
ⅱ　選択食とイベントメニュー	・選択食献立，行事食献立など
ⅲ　個人対応	・治療上の理由による個人対応献立，アレルギー対応，禁止食品，調理形態，食事の盛りつけ量，QOL対応
16. 治療食関係調査	
ⅰ　食事満足度調査	・実施回数・調査票，集計結果表，結果報告書
ⅱ　嗜好調査	・実施回数・調査票，集計結果表，結果報告書
ⅲ　食生活習慣調査	・実施回数・調査票，集計結果表，結果報告書
ⅳ　残食調査	・実施方法，残食記録表，結果集計表，報告書
ⅴ　その他の調査	・食事摂取量調査，食事の温度調査，塩分濃度調査
17. 医療への管理栄養士の参加（チーム医療）	
ⅰ　栄養管理計画	・対象患者，医療スタッフ，手順，栄養管理計画書
ⅱ　糖尿病透析予防指導管理	・対象患者，医療スタッフ，業務の内容
ⅲ　摂食障害入院医療管理	・対象患者，医療スタッフ，業務の内容
ⅳ　栄養サポートチーム（NST）	・対象患者，医療スタッフ，業務の内容
ⅴ　その他のチーム医療	・褥瘡対策チーム，感染症対策チーム，緩和ケアチーム，摂食・嚥下対策チームなど
ⅵ　クリニカルパス	・対象患者，医療スタッフ，業務の内容
18. 栄養食事指導	
ⅰ　集団栄養食事指導	・対象患者，実施方法，参加者，栄養指導媒体など
ⅱ　個別栄養食事指導	・外来患者・入院患者，実施の状況，指導の内容など
ⅲ　在宅患者訪問栄養食事指導	・対象患者，実施の状況，指導の内容など

参考資料

- 204 　健康増進法（抄）
- 206 　健康増進法施行規則（抄）
- 207 　特定給食施設における栄養管理に関する指導及び支援について

健康増進法（抄）

第1章　総則

（目的）

第1条　この法律は，我が国における急速な高齢化の進展及び疾病構造の変化に伴い，国民の健康の増進の重要性が著しく増大していることにかんがみ，国民の健康の増進の総合的な推進に関し基本的な事項を定めるとともに，国民の栄養の改善その他の国民の健康の増進を図るための措置を講じ，もって国民保健の向上を図ることを目的とする．

（国民の責務）

第2条　国民は，健康な生活習慣の重要性に対する関心と理解を深め，生涯にわたって，自らの健康状態を自覚するとともに，健康の増進に努めなければならない．

（国及び地方公共団体の責務）

第3条　国及び地方公共団体は，教育活動及び広報活動を通じた健康の増進に関する正しい知識の普及，健康の増進に関する情報の収集，整理，分析及び提供並びに研究の推進並びに健康の増進に係る人材の養成及び資質の向上を図るとともに，健康増進事業実施者その他の関係者に対し，必要な技術的援助を与えることに努めなければならない．

（健康増進事業実施者の責務）

第4条　健康増進事業実施者は，健康教育，健康相談その他国民の健康の増進のために必要な事業（以下「健康増進事業」という．）を積極的に推進するよう努めなければならない．

（関係者の協力）

第5条　国，都道府県，市町村（特別区を含む．以下同じ．），健康増進事業実施者，医療機関その他の関係者は，国民の健康の増進の総合的な推進を図るため，相互に連携を図りながら協力するよう努めなければならない．

第2章　基本方針等

（基本方針）

第7条　厚生労働大臣は，国民の健康の増進の総合的な推進を図るための基本的な方針（以下「基本方針」という．）を定めるものとする．

2　基本方針は，次に掲げる事項について定めるものとする．

一　国民の健康の増進の推進に関する基本的な方向

二　国民の健康の増進の目標に関する事項

三　次条第1項の都道府県健康増進計画及び同条第2項の市町村健康増進計画の策定に関する基本的な事項

四　第10条第1項の国民健康・栄養調査その他の健康の増進に関する調査及び研究に関する基本的な事項

五　健康増進事業実施者間における連携及び協力に関する基本的な事項

六　食生活，運動，休養，飲酒，喫煙，歯の健康の保持その他の生活習慣に関する正しい知識の普及に関する事項

七　その他国民の健康の増進の推進に関する重要事項

3　厚生労働大臣は，基本方針を定め，又はこれを変更しようとするときは，あらかじめ，関係行政機関の長に協議するものとする．

4　厚生労働大臣は，基本方針を定め，又はこれを変更したときは，遅滞なく，これを公表するものとする．

第3章　国民健康・栄養調査等

（国民健康・栄養調査の実施）

第10条　厚生労働大臣は，国民の健康の増進の総合的な推進を図るための基礎資料として，国民の身体の状況，栄養摂取量及び生活習慣の状況を明らかにするため，国民健康・栄養調査を行うものとする．

2　厚生労働大臣は，独立行政法人国立健康・栄養研究所（以下「研究所」という．）に，国民健康・栄養調査の実施に関する事務のうち集計その他の政令で定める事務の全部又は一部を行わせることができる．

3　都道府県知事（保健所を設置する市又は特別区にあっては，市長又は区長．以下同じ．）は，その管轄区域内の国民健康・栄養調査の執行に関する事務を行う．

（調査世帯）

第11条　国民健康・栄養調査の対象の選定は，厚生労働省令で定めるところにより，毎年，厚生労働大臣が調査地区を定め，その地区内において都道府県知事が調査世帯を指定することによって行う．

2　前項の規定により指定された調査世帯に属する者は，国民健康・栄養調査の実施に協力しなければならない．

（食事摂取基準）

第16条の2　厚生労働大臣は，生涯にわたる国民の栄養摂取の改善に向けた自主的な努力を促進するため，国民健康・栄養調査その他の健康の保持増進に関する調査及び研究の成果を分析し，その分析の結果を踏まえ，食事による栄養摂取量の基準（以下この条において「食事摂取基準」という．）を定めるものとする．

2　食事摂取基準においては，次に掲げる事項を定めるものとする．

一　国民がその健康の保持増進を図る上で摂取することが望ましい熱量に関する事項

二　国民がその健康の保持増進を図る上で摂取することが望ましい次に掲げる栄養素の量に関する事項

イ　国民の健康摂取の状況からみてその欠乏が国民の健康の保持増進に影響を与えているものとして厚生労働省令で定める栄養素
　　ロ　国民の健康摂取の状況からみてその過剰な摂取が国民の健康の保持増進に影響を与えているものとして厚生労働省令で定める栄養素
3　厚生労働大臣は，食事摂取基準を定め，又は変更したときは，遅滞なく，これを公表するものとする．
（都道府県による専門的な栄養指導その他の保健指導の実施）
第18条　都道府県，保健所を設置する市及び特別区は，次に掲げる業務を行うものとする．
　一　住民の健康の増進を図るために必要な栄養指導その他の保健指導のうち，特に専門的な知識及び技術を必要とするものを行うこと．
　二　特定かつ多数の者に対して継続的に食事を供給する施設に対し，栄養管理の実施について必要な指導及び助言を行うこと．
　三　前二号の業務に付随する業務を行うこと．
（栄養指導員）
第19条　都道府県知事は，前条第1項に規定する業務（同項第一号及び第三号に掲げる業務については，栄養指導に係るものに限る．）を行う者として，医師又は管理栄養士の資格を有する都道府県，保健所を設置する市又は特別区の職員のうちから，栄養指導員を命ずるものとする．

第5章　特定給食施設等
第1節　特定給食施設における栄養管理
（特定給食施設の届出）
第20条　特定給食施設（特定かつ多数の者に対して継続的に食事を供給する施設のうち栄養管理が必要なものとして厚生労働省令で定めるものをいう．以下同じ．）を設置した者は，その事業の開始の日から1月以内に，その施設の所在地の都道府県知事に，厚生労働省令で定める事項を届け出なければならない．
2　前項の規定による届出をした者は，同項の厚生労働省令で定める事項に変更を生じたときは，変更の日から1月以内に，その旨を当該都道府県知事に届け出なければならない．その事業を休止し，又は廃止したときも，同様とする．
（特定給食施設における栄養管理）
第21条　特定給食施設であって特別の栄養管理が必要なものとして厚生労働省令で定めるところにより都道府県知事が指定するものの設置者は，当該特定給食施設に管理栄養士を置かなければならない．
2　前項に規定する特定給食施設以外の特定給食施設の設置者は，厚生労働省令で定めるところにより，当該特定給食施設に栄養士又は管理栄養士を置くように努めなければならない．

3　特定給食施設の設置者は，前2項に定めるもののほか，厚生労働省令で定める基準に従って，適切な栄養管理を行わなければならない．
（指導及び助言）
第22条　都道府県知事は，特定給食施設の設置者に対し，前条第1項又は第3項の規定による栄養管理の実施を確保するため必要があると認めるときは，当該栄養管理の実施に関し必要な指導及び助言をすることができる．
（勧告及び命令）
第23条　都道府県知事は，第21条第1項の規定に違反して管理栄養士を置かず，若しくは同条第3項の規定に違反して適切な栄養管理を行わず，又は正当な理由がなくて前条の栄養管理をしない特定給食施設の設置者があるときは，当該特定給食施設の設置者に対し，管理栄養士を置き，又は適切な栄養管理を行うよう勧告をすることができる．
2　都道府県知事は，前項に規定する勧告を受けた特定給食施設の設置者が，正当な理由がなくてその勧告に係る措置をとらなかったときは，当該特定給食施設の設置者に対し，その勧告に係る措置をとるべきことを命ずることができる．
（立入検査等）
第24条　都道府県知事は，第21条第1項又は第3項の規定による栄養管理の実施を確保するため必要があると認めるときは，特定給食施設の設置者若しくは管理者に対し，その業務に関し報告をさせ，又は栄養指導員に，当該施設に立ち入り，業務の状況若しくは帳簿，書類その他の物件を検査させ，若しくは関係者に質問させることができる．
2　前項の規定により立入検査又は質問をする栄養指導員は，その身分を示す証明書を携帯し，関係者に提示しなければならない．
3　第1項の規定による権限は，犯罪捜査のために認められたものと解釈してはならない．

第8章　罰則
第37条　次の各号のいずれかに該当する者は，50万円以下の罰金に処する．
　一　第23条第2項又は第32条第2項の規定に基づく命令に違反した者
第38条　次の各号のいずれかに該当する者は，30万円以下の罰金に処する．
　一　第24条第1項の規定による報告をせず，若しくは虚偽の報告をし，又は同項の規定による検査を拒み，防げ，若しくは忌避し，若しくは同項の規定による質問に対して答弁をせず，若しくは虚偽の答弁をした者

健康増進法施行規則（抄）

（特定給食施設）
第5条　法第20条第1項の厚生労働省令で定める施設は，継続的に1回100食以上又は1日250食以上の食事を供給する施設とする．

（特定給食施設の届出事項）
第6条　法第20条第1項の厚生労働省令で定める事項は，次のとおりとする．
一　給食施設の名称及び所在地
二　給食施設の設置者の氏名及び住所（法人にあっては，給食施設の設置者の名称，主たる事務所の所在地及び代表者の氏名）
三　給食施設の種類
四　給食の開始日又は開始予定日
五　1日の予定給食数及び各食ごとの予定給食数
六　管理栄養士及び栄養士の員数

（特別の栄養管理が必要な給食施設の指定）
第7条　法第21条第1項の規定により都道府県知事が指定する施設は，次のとおりとする．
一　医学的な管理を必要とする者に食事を供給する特定給食施設であって，継続的に1回300食以上又は1日750食以上の食事を供給するもの．
二　前号に掲げる特定給食施設以外の管理栄養士による特別な栄養管理を必要とする特定給食施設であって，継続的に1回500食以上又は1日1,500食以上の食事を供給するもの．

（特定給食施設における栄養士等）
第8条　法第21条第2項の規定により栄養士又は管理栄養士を置くように努めなければならない特定給食施設のうち，1回300食又は1日750食以上の食事を供給するものの設置者は，当該施設に置かれる栄養士のうち少なくとも1人は管理栄養士であるように努めなければならない．

（栄養管理の基準）
第9条　法第21条第3項の厚生労働省令で定める基準は，次のとおりとする．
一　当該特定給食施設を利用して食事の供給を受ける者（以下「利用者」という．）の身体の状況，栄養状態，生活習慣等（以下「身体の状況等」という．）を定期的に把握し，これらに基づき，適当な熱量及び栄養素の量を満たす食事の提供及びその品質管理を行うとともに，これらの評価を行うよう努めること．
二　食事の献立は，身体の状況等のほか，利用者の日常の食事の摂取量，嗜好等に配慮して作成するよう努めること．
三　献立表の掲示並びに熱量及びたんぱく質，脂質，食塩等の主な栄養成分の表示等により，利用者に対して，栄養に関する情報の提供を行うこと．
四　献立表その他必要な帳簿等を適正に作成し，当該施設に備え付けること．
五　衛生の管理については，食品衛生法（昭和22年法律第233号）その他関係法令の定めるところによること．

（栄養指導員の身分を証す証票）
第10条　法第24条第2項に規定する栄養指導員の身分を示す証明書は，別記様式第二号による．

（法第16条の2第2項第二号の厚生労働省令で定める栄養素）
第11条　法第16条の2第2項第二号イの厚生労働省令で定める栄養素は，次のとおりとする．
一　たんぱく質
二　n-6系脂肪酸及びn-3系脂肪酸
三　炭水化物及び食物繊維
四　ビタミンA，ビタミンD，ビタミンE，ビタミンK，ビタミンB_1，ビタミンB_2，ナイアシン，ビタミンB_6，ビタミンB_{12}，葉酸，パントテン酸，ビオチン及びビタミンC
五　カリウム，カルシウム，マグネシウム，リン，鉄，亜鉛，銅，マンガン，ヨウ素，セレン，クロム及びモリブデン

2　法第16条の2第2項第二号ロの厚生労働省令で定める栄養成分は，次のとおりとする．
一　脂質，飽和脂肪酸及びコレステロール
二　糖類（単糖類又は二糖類であって，糖アルコールでないものに限る．）
三　ナトリウム

特定給食施設における栄養管理に関する指導及び支援について

厚生労働省健康局がん対策・健康増進課長通知
平成25年3月29日　健が発第0329第3号

　特定給食施設の栄養管理に関しては，健康増進法（以下「法」という．）に基づき実施されているところである．
　平成25年度から開始する健康日本21（第二次）の推進に当たり，特定給食施設における栄養管理に関する指導及び支援については，下記の事項に留意の上，対応方よろしくご配慮願いたい．
　なお，特定給食施設の指導等に係る事務は，都道府県（政令市及び特別区を含む．以下同じ．）の自治事務（地方自治法第2条第8項）であり，本通知は，地方自治法第245条第1項の技術的助言であることを付言する．
　また，本通知の施行に伴い，平成15年4月30日付け健習発第0430001号厚生労働省健康局総務課生活習慣病対策室長通知「健康増進法等の施行について（特定給食施設関係）」は廃止する．

記

第1　特定給食施設に関する指導及び支援に係る留意事項について
1　現状分析に基づく効率的・効果的な指導及び支援について
　(1)　管理栄養士又は栄養士の配置状況を分析し，未配置施設に対して効率的な指導計画を作成し，指導・支援を行うこと．
　(2)　利用者の身体状況の変化などの分析により栄養管理上の課題が見られる施設に対して，課題解決に資する効果的な指導計画を作成し，指導・支援を行うこと．
　(3)　病院及び介護老人保健施設については，管理栄養士がほぼ配置されていること，医学的な栄養管理が個々人に実施されていることから，個別指導の対象とするのではなく，必要に応じて，地域の医療等の質の向上を図る観点から専門職としての高度な技能の確保に向けた取組について，職能団体の協力が得られるよう調整を行うこと．
　(4)　事業所については，利用者に応じた食事の提供とともに，特定健診・特定保健指導等の実施もあわせ，利用者の身体状況の改善が図られるよう，指導・支援を行うこと．
　(5)　特定給食施設に対し，栄養管理の状況について報告を求める場合には，客観的に効果が評価できる主要な項目とすること．例えば，医学的な栄養管理を個々人に実施する施設に対し，給与栄養目標量や摂取量の平均的な数値の報告を求める必要性は乏しいこと．また，求めた報告については，的確に評価を行い，管内施設全体の栄養管理状況の実態やその改善状況として取りまとめを行い，関係機関や関係者と共有する体制の確保に努めること．
　(6)　栄養改善の効果を挙げている好事例を収集し，他の特定給食施設へ情報提供するなど，効果的な実践につながる仕組みづくりに努めること．
2　特定給食施設における栄養管理の計画と指導計画の改善について
　(1)　管理栄養士又は栄養士の配置状況，利用者の身体状況の変化など栄養管理の状況について，評価を行うこと．
　(2)　施設の種類によって管理栄養士等の配置率が異なることから，施設の種類別に評価を行うなど，課題が明確となるような分析を行うこと．なお，学校への指導については，教育委員会を通じて行うこと．
　(3)　評価結果に基づき，課題解決が効率的・効果的に行われるよう，指導計画の改善を図ること．
　(4)　評価結果を改善に生かすために，栄養管理上の課題が見られる場合には，施設長に対し，課題解決への取組を促すこと．また，栄養管理を担う職員について，専門職としての基本的な技能の確保を図る必要がある場合には，職能団体の協力が得られるよう調整を行うこと．
3　その他，指導及び支援に係る留意事項について
　(1)　健康危機管理対策の一環として，災害等に備え，特定給食施設が担う役割を整理し，施設内及び施設間の協力体制の整備に努めること．
　(2)　特定給食施設以外の給食施設に対する指導及び支援に関しては，地域全体の健康増進への効果の程度を勘案し，より効率的・効果的に行うこと．

第2　特定給食施設が行う栄養管理に係る留意事項について
1　身体の状況，栄養状態等の把握，食事の提供，品質管理及び評価について
　(1)　利用者の性，年齢，身体の状況，食事の摂取状況及び生活状況等を定期的に把握すること．
　(2)　(1)で把握した情報に基づき給与栄養量の目標を設定し，食事の提供に関する計画を作成すること．
　(3)　(2)で作成した計画に基づき，食材料の調達，調理及び提供を行うこと．
　(4)　(3)で提供した食事の摂取状況を定期的に把握するとともに，身体状況の変化を把握するなどし，これらの総合的評価を行い，その結果に基づき，食事計画の改善を図ること．
2　提供する食事（給食）の献立について
　(1)　給食の献立は，利用者の身体の状況，日常の食事の摂取量に占める給食の割合，嗜好等に配慮するとともに，料理の組合せや食品の組合せにも配慮して

作成するよう努めること．
(2) 複数献立や選択食（カフェテリア方式）のように，利用者の自主性により料理の選択が行われる場合には，モデル的な料理の組合せを提示するよう努めること．
3 栄養に関する情報の提供について
(1) 利用者に対し献立表の掲示や熱量，たんぱく質，脂質及び食塩等の主要栄養成分の表示を行うなど，健康や栄養に関する情報の提供を行うこと．
(2) 給食は，利用者が正しい食習慣を身に付け，より健康的な生活を送るために必要な知識を習得する良い機会であり，各々の施設に応じ利用者等に各種の媒体を活用するなどにより知識の普及に努めること．
4 書類の整備について
(1) 献立表など食事計画に関する書類とともに，利用者の身体状況など栄養管理の評価に必要な情報について適正に管理すること．
(2) 委託契約を交わしている場合は，委託契約の内容が確認できるよう委託契約書等を備えること．
5 衛生管理について
給食の運営は，衛生的かつ安全に行われること．具体的には，食品衛生法及び「大規模食中毒対策等について」の別添「大量調理施設衛生管理マニュアル」その他関係法令等の定めるところによること．
6 災害等の備えについて
災害等に備え，食糧の備蓄や対応方法の整理など，体制の整備に努めること．

第3 健康日本21（第二次）の個別目標の評価基準に係る留意事項について
健康日本21（第二次）の目標である「利用者に応じた食事の計画，調理及び栄養の評価，改善を実施している特定給食施設の割合の増加」に関する評価については，下記の基準を用いて行うこと．
(1) 「管理栄養士又は栄養士」の配置状況（配置されていること）
(2) 「肥満及びやせに該当する者の割合」の変化の状況（前年度の割合に対して，増加していること）．なお，医学的な栄養管理を個々人に実施する施設は，対象としないこと．

第4 管理栄養士を置かなければならない特定給食施設の指定について
法第21条第1項の指定の対象施設について
法第21条第1項の規定により管理栄養士を置かなければならない特定給食施設として，健康増進法施行規則（以下「規則」という．）第7条に，
・医学的な管理を必要とする者に食事を提供する特定給食施設であって，継続的に1回300食以上又は1日750食以上の食事を供給するもの
・それ以外の，管理栄養士による特別な栄養管理を必要とする特定給食施設であって，継続的に1回500食以上又は1日1500食以上の食事を供給するもの

が規定されたが，これらの施設を指定する場合の運用の留意点は以下のとおりである．
1 規則第7条第1号の指定の対象施設（一号施設）について
(1) 規則第7条第1号に掲げる特定給食施設（以下「一号施設」という．）とは，病院又は介護老人保健施設に設置される特定給食施設であって，1回300食以上又は1日750食以上の食事を供給するものをいうこと．
(2) なお，一号施設は，許可病床数300床以上の病院又は入所定員300人以上の介護老人保健施設に設置されている特定給食施設をいうこと．
2 規則第7条第2号の指定の対象施設（二号施設）について
(1) 規則第7条第2号に掲げる特定給食施設（以下「二号施設」という．）とは，
・生活保護法に規定する救護施設及び更生施設
・老人福祉法に規定する養護老人ホーム，特別養護老人ホーム及び経費老人ホーム
・児童福祉法に規定する乳児院，児童養護施設，福祉型障害児入所施設，情緒障害児短期治療施設，児童自立支援施設
・独立行政法人国立重度知的障害者総合施設のぞみの園法の規定により設置する施設
・障害者の日常生活及び社会生活を総合的に支援するための法律に規定する障害者支援施設
・事業所，寄宿舎，矯正施設，自衛隊等（以下「事業所等」という．）
であって，1回500食以上又は1日1500食以上の食事を供給するものをいうこと．
(2) 法第21条第1項の指定の対象施設となる特定給食施設が，一号施設及び二号施設又は複数の二号施設を対象として食事を供給する場合にあっては，1(2)に該当する場合を除き，これらの施設に供給する食事数の合計が1回500食以上又は1日1500食以上である場合には，二号施設とみなされること．
この場合，病院又は介護老人保健施設に対し1回に供給する食事数については，許可病床数又は入所定員（1日に供給する食事数については，許可病床数又は入所定員の3倍の数）とみなして取り扱うものとすること．
(3) 一号施設及び二号施設以外のものをも対象として食事を供給する特定給食施設にあっては，1(2)に該当する場合を除き，一号施設及び二号施設に供給する食事数が1回500食以上又は1日1500食以上

である場合には，二号施設とみなされること．
　　　　この場合，病院及び介護老人保険施設に対して供給する食事数の算定方法については，(2)の後段で示した取扱いに準じて取り扱うこと．
3　その他社会福祉施設等に食事を供給する特定給食施設について
　(1)　法第21条第1項の指定の対象施設となる特定給食施設が法令等により栄養士を必置とされている複数の社会福祉施設及び児童福祉施設（以下「社会福祉施設等」という．）に限り食事を供給するものにあっては，それぞれの社会福祉施設等に配置されている栄養士が各施設において栄養業務を行っていることに鑑み，法第21条第1項の指定の対象施設となる社会福祉施設等に供給される食事数が1回500食以上又は1日1500食以上となるものがある場合には，二号施設とみなされること．
　(2)　事業所等に対し食事を供給する特定給食施設にあっては，当該給食施設により事業所等に供給される食事が主として事業所等に勤務又は居住する者により喫食され，かつ，事業所等で勤務又は居住する者の概ね8割以上が当該給食施設で供給する食事を喫食するものであって1回500食以上又は1日1500食以上供給する場合，二号施設とみなされること．

MEMO

MEMO

MEMO

MEMO

MEMO

臨地・校外実習のための 特定給食管理運営事例集

2018年9月1日　第1版第1刷発行

編　者　芦　川　修　貳
　　　　田　中　　　寛
　　　　藤　井　　　茂
発行者　木　村　勝　子
発行所　株式会社　学建書院

〒113-0033　東京都文京区本郷 2-13-13 本郷七番館 1 F
　　　　　　TEL　(03)3816-3888
　　　　　　FAX　(03)3814-6679
　　　　　　http://www.gakkenshoin.co.jp
印刷所　あづま堂印刷㈱
製本所　㈲皆川製本所

Ⓒ Shuji Ashikawa et al., 2018. Printed in Japan ［検印廃止］

JCOPY ＜(一社)出版者著作権管理機構　委託出版物＞
本書の無断複写は著作権法上での例外を除き禁じられています．複写される場合は、そのつど事前に、(一社)出版者著作権管理機構（電話 03-3513-6969，FAX 03-3513-6979）の許諾を得てください．

ISBN978-4-7624-0888-5

「できる」栄養士・管理栄養士の養成に最適なテキスト

実力養成のための給食管理論

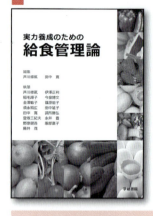

編集	北海道文教大学	芦川修貮	東京家政大学	田中 寛
執筆	文教大学	伊澤正利	服部栄養専門学校	稲毛順子
	独立行政法人国立精神・神経医療研究センター	今泉博文	東京栄養食糧専門学校	金澤敏文
	駒沢女子大学	篠原能子	独立行政法人国立病院機構 横浜医療センター	須永将広
	オフィス田中	田中延子	昭和女子大学	調所勝弘
	和洋女子大学	登坂三紀夫	華学園栄養専門学校	永井 豊
	帝京平成大学	野原健吾	十文字学園女子大学	服部富子
	国際学院埼玉短期大学	藤井 茂		

B5判／2色刷／317頁／定価（本体3,500円＋税）ISBN978-4-7624-0887-8

- 給食計画論や給食実務論の内容を盛り込み，「給食管理」に重点をおいたテキスト．
- 「施設種別の給食運営」をより詳しく学べる，実践的な内容．

もくじ
第1章 給食の概念
A 給食の定義と目的
B 特定給食関係法令と行政指導
第2章 給食の栄養・食事管理
A 給食施設における栄養・食事管理
B 献立の計画・作成・評価
C 栄養・食事管理の評価
D 給食と栄養指導
第3章 給食の調理管理
A 食材管理
B 調理作業管理
C 安全・衛生管理
D 危機管理と災害・事故発生時の対応
第4章 給食の施設・設備管理
A 施設・設備管理
第5章 給食の組織・人事管理
A 給食の組織
B 人事・労務管理
第6章 給食の原価管理
A 原価管理
B 収入と支出のバランス
第7章 給食の事務管理（帳票管理）
A 帳票と帳票管理
B 事務管理（帳票管理）の実際
第8章 施設種別の給食運営
A 学校給食
B 入院時食事療養（病院給食）
C 児童福祉施設（保育所）給食
D 高齢者福祉施設
E 事業所給食

手順の再確認，作業の統一化に！ 目からウロコの調理技術！

調理場における 衛生管理＆調理技術マニュアル

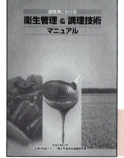

編纂　平成23年3月文部科学省スポーツ青少年局学校健康教育課
A4判／カラー／77頁／定価（本体1,000円＋税）／ISBN978-4-7624-0878-6

- 野菜の洗い方・切り方，卵の扱い方・ゆで方，下味・調味，乾物の戻し方，だし汁の取り方など，目からウロコの調理技術！　大量調理ならではの調理のポイントやひとことアドバイスが役立つ．

安全で安心な給食を．食中毒ゼロをめざした目でみる衛生管理

学校給食調理従事者研修マニュアル

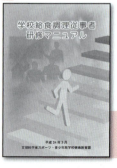

編纂　平成24年3月文部科学省スポーツ・青少年局学校健康教育課
A4判／カラー／138頁／定価（本体1,800円＋税）／ISBN978-4-7624-0884-7

- 文科省の好評マニュアルを書籍化．現場で役立つ実践的な情報が満載！
- 学校給食調理員の標準的研修プログラムに準拠．

(株)学建書院　〒113-0033 東京都文京区本郷2-13-13 本郷七番館1F／TEL 03-3816-3888／FAX 03-3814-6679
URL http://www.gakkenshoin.co.jp